元汇医镜

［清］敲蹻道人　撰

板存前门外杨梅竹斜街中间

路北永盛斋刻字铺

中医古籍出版社

图书在版编目（CIP）数据

元汇医镜/（清）敲蹻道人撰；席春生等校注．－北京：中医古籍出版社，2018.7

ISBN 978－7－5152－1376－7

Ⅰ.①元…　Ⅱ.①敲…②席…　Ⅲ.①中国医药学－中国－清代

Ⅳ.①R2－52

中国版本图书馆 CIP 数据核字（2016）第 266759 号

元汇医镜

（清）敲蹻道人撰　席春生等校注

责任编辑　刘　婷

封面设计　陈　娟

出版发行　中医古籍出版社

社　　址　北京东直门内南小街 16 号（100700）

印　　刷　北京紫瑞利印刷有限公司

开　　本　710mm×1000mm　1/16

印　　张　18.25

字　　数　280 千字

版　　次　2018 年 7 月第 1 版　2018 年 7 月第 1 次印刷

印　　数　0001~3000 册

书　　号　ISBN 978－7－5152－1376－7

定　　价　69.80 元

元汇医镜刊行序

国医之不振，兹已极矣。上焉者，墨守古法，不思研进；下焉者，略窥方书，侈然自足。致令古圣先哲苦心孤诣所遗留之微言精义，湮而不彰。浅识之夫，或且肆为诋毁，提倡废弃。吾人厕身医界，蒿目时艰。丁兹存亡绝续之交，能无栋折榱崩之惧乎？

夫病症以时代而不同，学术因研究而进步。自神农尝草而定药性，黄帝论病而著《内经》，厥后深思之士、悯时之哲，积经验而成方书，竭思虑而阐理论，代有传人，蔚为大观。但以科学未兴，又兼事属草创，故善为取譬，涉想入微，是其所长；多方附会，不求甚解，是其所短。泊夫西医东渐，出其勇往迈进之研究，与夫敏妙惊人之手术，以与国医相角逐，遂觉故步自封、瞠乎其后矣。夫祖先艰难创业，子孙安而享之，其恣意挥霍，荡其先业者无论矣。即不谋发展以述先志，但求自保以守先业者，亦讵得谓为象贤令子乎？

《元汇医镜》一书，门分类别，方验证备，述国医之源流，集先哲之故训，诚医界数千年来薪传菁萃也。所愿读是编者，毋徒承嗣师说，以探讨古圣先贤之微言精义已也。当更思本固有之学术，作改进之研究，用科学之组织，弥国医之缺憾，俾克发挥而光大之，庶不愧为国医界象贤之令子。抑亦斯编刊行之微意也夫？

是为序。

古乐郊朱昆山拜序

自序　天道人医论

医者意也，惟志惟善，莫不以心术而求取精微，然后渐开通彻，识觉奥窍。博悟格物，方可豁达阴阳。天之定数，理之法数，地养人生，乖戾而淳善乎？盖阴阳者，即无极动静之真机。无极一萌，化为太极，而太极即太乙之精。气从窅冥中来，枢而发之，自感先天交合之理，而后方有两仪、三才、四象、五行、六合、七返、八卦、九宫、十极之变化矣。是故圣人知此法窍，顿开机缄①，辟破鸿濛②，即千变万化，亦由此而得也。

原夫体立天之道曰阴与阳，立地之道曰柔与刚，立人之道曰仁与义，而究其根原者，皆属一脉之端本也。谓此大圣人者，即儒所云盘古开辟，始立天地之祖；道云元始天尊，立教为先；释云太初古佛，为西天二十八祖之始祖。凡三教之原，乃一圣所化，而尊称不一矣。奈因宗范各立而后派分，固执专门者甚多，而弊谬毁谤者亦复不少。大抵究其实，得真命脉者，能有几人哉？

夫从今而弃古，大道已废。其不闻自初劫天地人造生物化皆本于道。嗣后三皇修之，以备功成寿永，超出天地之外。继裔燧人氏钻木取火，宜遗裕后；有巢氏构木为巢，遗预民立；伏羲氏画卦书图，造方策而立天之象；女娲氏自补乾天之亏盈，喻自补者乃己之修养也；神农氏撰百草济疗民疾，辨药性始究息脉；有熊氏问岐伯而作《内经》，考针灸、例百草，而发明《灵枢》之《素问》；巫彭、伊尹创煎丸药，斯后立按摩并经络养生等法，无一不备，亦施预后世矣。

夫天地间之至真者，莫大于阴阳。阴阳即动静，静而长，动而消，长则满，满而则溢，溢即有亏。亏以息补，补之又盈，盈极能虚，虚则能通，通则能变。变达日久者，无欲知空，空即穴工。而圣凡之道，即人鬼

---

① 机缄：犹关键。指事物变化的要紧之处。
② 鸿濛：宇宙形成前的混沌状态。

分界之地，借此而成造化。惟圣者践形尽性，始能为此也。喻天即人，原无二致。盖言乾坤之阖辟，即人身中之呼吸；昼夜之潮汐，即人周身之脉息。故《内经》曰：五运六气，而民病因之。《易》曰：以道阴阳之奥，阐明其指。伏羲卦位分两仪之体象，文王卦位明五行之精微，对待、流行、交感之妙，解而发明先后二天之理，原属一也。盖天地间有形、有气、有质、有体，皆禀于此，故万物得其真气，而变化莫测，体之者亦无尽矣。

乾卦者尽于午，坤卦者尽于子，当应二至①之节令，为此天地之中冲也，而上下以判人身之上下，所以有升有降而运行不息也。离体尽于卯，坎体尽于酉，当应二分②之节令，为此阴阳之中半也，而左右以分人身之左右，所以有清有浊而沐浴生杀也。圆图象天，其阳在东南，故天不足西北，人身之耳目，所以左明于右也；方图象地，其刚在西北，故地不满东南，而人身之手足，所以右强于左也。夫人之一身配合天地，不过体此阴阳之道耳。故曰：医与道相为表里，只在先后之悟。

先天即生身立命之祖气，始知父母未交之前先有此气，故释家曰父母未生以前本来面目，识此以修成佛；道家曰无极之乡天地灵根，一点真阳修此金仙。故《中庸》曰："博厚配地，高明配天，悠久无疆。如此者，不见而章，不动而变，无为而成。天地之道，可一言而尽也。其为物不贰，则其生物不测。天地之道，博也，厚也，高也，明也。"此言先天之气无所不能也。后天者，有形，有质，有无情，有有情，有湿化，有风生，均禀阴阳鼓气而形成。古圣曰：凡一切有形者，皆不能长久，故有死生之委任矣。今人浸失先天之学，以后天求之，认为养身立命因名利所缚，老之将至，犹不参究，悔之晚矣。

夫医易道，古今不一，有神医，有人医。神医者，先治己，而后济人有准。曰：如何是治己之法？由壮岁，用志不息，方搜群集，觅阅丹经子书，访求至人，谨恳授受，方知贯一之学，而道可道。以精气合元神为之

---

① 二至：夏至、冬至。
② 二分：春分、秋分。

服槩①料，以无漏泄为之调养，以采摄归洧为之炮制，以丹成九还为之服槩，以立命而弗死为之痊愈，以了脱超凡为之医毕。古圣曰：惟吾色身一大虚幻是患也，备防其可不畏？光阴迅速，到头来空空堕去，业满尸骸。若夫体此真修，而道成显化，度世无不应验；或著方术而用药，或祝国而佑民，或起死而嘘枯，普济浇漓之厄，何用多劳？遍观宇宙之内，亦在刹那之间，而神主之，乃天医，足可为之医道，是道也。大凡人医者，遵古方而诚习，法地之术，只可医人，治己者犹难也。其修合之运用，以草、木、石、虫、谷为之药料，以四时刨挖为之采取，以咀片拣炙为之法制，以群药凑合为之加减，以缓急攻补为之佐使，以分数轻重为之进退，亦有用则当，亦有用则不当，俱治后天有形之症，庶几乎可疗之也。凡有形之患，不过感天地六淫之气，而轻则易治，重则难疗，亦在染之轻重、气之强弱，亦有客不敌主者，亦有主不敌客者。夫先天渐衰，而后天必弱；先天气绝，后天必死。故有形治有形，其理尚可存焉。

盖人之元神，譬如一切田禾、树植之根蒂，无土不能培养，土即后天精中之真意，必须神火生土，无中而物有所立。若无水润，则枯燥亦难生也，水即先天元阳中之祖气。气之生时，惟赖元神而统帅，故神摄气亦同行而同处。夜藏入丹田，下达寓祖基；昼觉出于心窍，上通寓髓海。机发二目，瞻视万类，而能随心变化，邪正之窥，在乎一瞬之机耳。莫不由先天水生、火燠、木发、土养、金杀五者，即生克之本，故本立而形体亦以此立也。生克虽关乎五，其要在三。三者，精气神也，缺其一而命急殆也。譬如久病之人，服药先效而后复发者，何也？奈因先天真火虚寒，后天相火邪盛，故而长有失精之患。凡医治者，或用参、桂、黄芪、锁阳、琥珀、鹿茸、紫河车等，依然走泄之甚也。不然，或精以枯、元气大败，或日耗阳痿亏歇，或邪气胜于正气，服此草药俱无功矣。夫识看希圣希仙修养者，医自悔焉。惟吾思之，补四言曰：

　　神农之道，岐黄遗编。贤愚同学，普济圣凡。

　　人各能习，用不一般。浅深之说，智志极研。

---

① 槩：指人身中元精、元炁、元神，为上品先天妙药。

励搜群集，格物博参。临机辨证，神慧形观。

表里虚实，危积异端。诊真细考，方药盘桓。

先立主宰，次书方验。若遇将危，至险治艰。

贤医医此，返己自观。人各如是，光阴速限。

倏忽易过，不待转完。可畏深思，病因何原。

名利心重，欲情自牵。昼劳心虑，夜放肾拴。

虚极容邪，无自悔愆。或感寒暑，如临深渊。

轻可缓步，重堕邙山。欲求慈救，妙医亦难。

余遇者多，留心在焉。脉决至危，默悲胆寒。

怜念日久，感遇至贤。指示天道，栽培结缘。

普施医药，待侣择贤。逐日返躬，省察自偏。

经书子集，性理洪范。二帝三王，先贤格言。

体真搜髓，儒释道原。大乘中乘，下乘贯涵。

三教之中，各有真传。剥去皮毛，实学志专。

头头是道，念念格天。道心人心，识愚识贤。

世伪事多，讹染有年。愿正敦伦，单丝线难。

时欲化解，不破谜团。仁淳诱掖，奈众习潜。

欲利名重，故舍慈船。无法可施，世网弊愆。

因果自造，善恶终填。种瓜得瓜，恁凭他焉。

种豆得豆，秋收本还。余虽处世，日观心酸。

默思人为，匪事愍寒。一旦返责，己愚甚焉。

种类不一，观乎德先。忽然豁觉，弃职归山。

抛却名利，避隐世樊。励行培养，累积神全。

微有余暇，慈念弗捐。极研搜髓，著书四函。

《鎔爐易考》，先天始原。《道源精微》，玄中规范。

《敲蹻洞章》，出世法言。《元汇医镜》，方脉纂诠。

预后永世，世宜坦俟。希圣希天，医人警贤。

出尘在尘，皆可学焉。上至王公，下至庶泮。

贤者能圣，愚者能贤。人各易进，不费艰难。

故《大学》曰："知止而后有定，定而后能静，静而后能安，安而后能虑，虑而后能得。物有本末，事有终始。"物者，亦非外来之物，本身所有之灵物，是真物矣。孔子曰："回之为人也，择乎中庸。得一善，则拳拳服膺，而弗失之矣。"道家曰真铅，曰元精；释家曰种子，曰地果。凡三教之金言，在乎贤愚之辨耳。用之深者，超凡入圣；用之浅者，延年益寿。

若夫真参实悟，必当究诘《易考》之精微。盖《易》之书，"与天地为准，故能弥纶天地之道。仰以观于天文，俯以察于地理，是故知幽明之故；原始反终，故知死生之说；精气为物，游魂为变，是故知鬼神之情状。与天地相似，故不违；知周乎万物，而道济天下，故不过；旁行而不流，乐天知命，故不忧；安土敦乎仁，故能爱。范围天地之化而不过，曲成万物而不遗，通乎昼夜之道而知，故神无方而易无体。"故曰："一阴一阳之谓道，继之者善也，成之者性也。仁者见之谓之仁，知者见之谓之知，百姓日用而不知，故君子之道鲜矣。显诸仁，藏诸用，鼓万物而不与圣人同忧，盛德大业至矣哉！富有之谓大业，日新之谓盛德，生生之谓易，成象之谓乾，效法之谓坤，极数知来之谓占，通变之谓事，阴阳不测之谓神。"故至人穷理尽性，知人知天，亦识万物之阴阳。

阴阳之道，不过体此升降之理。微阳宜养，而亢龙有悔；微阴宜惜，而坚冰可畏。所以阳极则热，阴盛则寒。微者甚之基，盛者衰之渐。故上士不治已然，治未然也。宜降不宜升者，防剥之再进；宜升不宜降者，培复之始生。畏剥所从衰，须从观始；求复之渐进，宜向临行。盖不易以立其体，而后变易以致其用，不通变不足以知常，不守常亦不足以达变。易医之理，括于此矣。

业医者诚志融会《内经》，合之四圣之书，则阴阳聚散，剥复消长，一以贯之。运一寻之木转万斛之舟，拨一寸之机发千钧之弩，易危为安，转乱为治。尔当体思，古圣为医，实不易也。所谓天地好生之心，圣贤仁德之精习也。非穷理尽性、格物致知，不足以为至学矣。

余以浅率直言，发于至当之天理也。盖医道乃地仙之术，以天德而求通，以至善而感慧，不然，临机迟钝。故孟子曰："人之有德慧术知者。"

5

《葆生旨》曰："学者先思义，次医劝戒兮。怒甚偏伤气，思多太伤神。神疲心易役，气弱病相萦。勿使悲欢极，常令饮食匀。再三防夜醉，第一戒晨嗔。"盖养生之道，寡思虑以养神，寡嗜欲以养精，寡言语以养气。摄生者，宜及精神之富；节用者，宜及物力之饶。

时　光绪戊申戊午己亥，北平太寿山桃源观敲蹻道人盼蟾子刘撰

《元汇医镜》出版说明

《元汇医镜》，是清末著名养生大师、全真南无派第20代宗师刘名瑞的道医学专著。为使各位读者能够更好地了解和阅读这部著作，现对本书作者、内容、版本及这次整理情况略作说明。

一、刘名瑞道长生平简介

刘名瑞（1839—?），字琇峰，号盼蟾子，别号敲蹻道人，生于清末道光己亥年甲戌月丙午日（1839年10月20日），顺天府宛平县齐家司桑峪社灵水村人。据《南无道派宗谱》记载：名瑞自幼疾病缠身，家运坎坷。弱冠，父母双亡，自竭苦志。及壮岁，参入军伍。因军功，职赏部厅队官。因公务至江南沛县，遇友人，赐以丹经，因感叹世事浮沉，遂弃职归山，隐遁玄门，皈依南无派。著有《道源精微歌》《敲蹻洞章》《澄爝易考》及《元汇医镜》等，力主三教贯通之学。光绪二十六年（1900年）后隐居于京东次渠村，灭迹藏形，绝无知者。为南无派第二十代宗师。

刘名瑞自感世事浮沉，弃职后历经数年，遍访大江南北名山古刹间隐世高人。后皈依全真南无派，拜在全真南无派第十九代高道甄有虚门下，得其真传金丹火候、大丹秘诀及道医、道术。后又在京都遇全真龙门派第九代宗师柳华阳，更加系统地学习了龙门派内丹养生学奥旨。柳华阳指出："道，理通三教，不分彼此，实乃一枝三叉也。"

由于得到了真传直指，加上刘名瑞本人勤学苦练及其高尚的人格品质，令其声名鹊起。因其凤禀灵根，敏而好学，凡儒、释、道、医、天文、地理、律历、易学术数、道教科仪等先贤之学，无不潜心研究，故在诸多领域皆有非凡建树，取得了丰硕的成果。归隐之后，他本着慈悲度世心怀，以医术和道术济危救难，泽被一方生灵，在当时名动一时。

二、《元汇医镜》具体内容

《元汇医镜》之所以取名曰"元汇医镜"，大有深意。诚如刘名瑞道长的弟子曹大益在该书下部序言中解释道："元者玄也，取其深远之意也。《中庸》曰：'君子之所不可及者，其唯人之所不见乎？《诗》曰：相在尔室，尚不愧于屋漏。《传》曰：故君子必慎其独也。'探赜索隐，钩深致远，静守动取，有不玄者乎？汇者类也，取其触类旁通，生慧之意也。心与肾相隔八寸四分之远，远相亲相恋，二六时中常观自在菩萨，日久有不生慧者乎？医者意也，以医者之志意迎取病者之病症，望闻问切即知病在某经络中，或针或药，如探囊之取物，有不得意者乎？镜者明也，取朱子'半亩方塘一鉴开'之意也。诊证时人之病症，观读前圣之医经，即如藻鉴之持，妍媸何不毕露，善恶安有遁情？医书医理，有不明者乎？世之有其名者必有其实，因其实者始获其名。"

《元汇医镜》这部医学专著，内容非常丰富，诚如朱昆山序言中所说："《元汇医镜》一书，门分类别，方验证备，述国医之源流，集先哲之故训，诚医界数千年来薪传菁萃也。"全书共分上下两部，有五卷：卷一详述医家五运六气、四诊的基本理论及方法；卷二论述脉学及各家论脉之说，尤其是奇经八脉理论最具特色；卷三记述医学源流、掌故及妇幼伤寒等，尤以十月胎形图最为独特；卷四汇录古今各派大量方剂，以及辟谷、急救、白喉等治疗手段，尤以丸药、膏药、药酒最具特色；卷五专论天人性命之学，涉及人内在之器量性情、精神气血，以及外在的声音、形貌、行为等。其书特点，亦如其徒曹大益在下部序中所说："其中泄前圣之所未发，补前圣之所未备者，多多矣。十月胎形图、手纹三关图、观形察色图、诊脉九道图、眼科摘要图，审其脉即知其人之富贵贫贱寿夭，相小儿即知其命之生死修短，此数条，尤其泄补中之最大者，其余之德慧术知之处难以言语表白，何可胜数？人有万有不齐之伤感，即有万有不齐之脉，按以讨之人有百年不遇之奇症，即有百年不遇之良方以应之。卷中丸散膏丹杂记良方，酌量得宜，百发百中，用之者不可改头换尾，画蛇添足，以显扬己之丑态也。倘有与吾同志者，熟读此一书，即能贯乎诸前圣之书理，熟读诸前圣之书未能彻悟乎？此一书之理，前圣之医书，医则医矣。如理而止此，则兼性命而并言者也。善夫！善夫！口诵心唯，玩索乎其所当然；朝乾夕惕，涵泳乎其所以然。穷渺搜髓，为之不厌。究竟到山穷水

2

尽之处，左右逢源，头头是道，手舞足蹈，有莫知其所以然而然者，惟读此书为然也。吾故曰：理从难解翻成悟，化入无痕始觉奇。当此之时，医圣可称矣，地仙有望矣。"

三、《元汇医镜》版本情况

据《中国医籍大辞典》记载，《元汇医镜》有三个刻本：光绪三十四年戊申（1908 年）刻本、宣统二年庚戌（1910 年）刻本及"民国"己巳（1929 年）北京永盛斋刻本。从我们了解的情况来看，前两个刻本，应该是同一个。《元汇医镜》书稿完成于光绪三十四年，初刻本由永盛斋刻字铺经两年，于宣统二年完成。而"民国"己巳年的版本，与初刻本版式、字体大致相同，内容只是作了个别补充。除了扉页题记将"光绪戊申年"改为"民国己巳年"之外，在第四卷最后还补充了一页内容，即"灵痧药"一方。

前后两个刻本比较而言，初刻本印刷质量为上，其中文字清晰，错讹也相对较少。而后面民国刻本，虽然版式和初刻本相同，但一些文字则出现了丢失或错误。比如，卷五中《心性合说》篇中"藐珠宝如砂石"的"砂"字丢失，而《一气合说》中"小人之声……不能结续祖焉"，"焉"误为"来"，等等。因此，这两个版本，并非仅仅是更换扉页重印而成。

自 1929 年后直到 20 世纪末，原书一直没有再版。2010 年，我们有缘从一位旅居海外的侨胞手中重金购得《元汇医镜》"民国"己巳年原版的复制件，经过整理，收录在《敲蹻道人全集》中，以影印的形式，于 2012 年由宗教文化出版社正式出版。之后，《元汇医镜》被《中国古医籍整理丛书》收录，2015 年由中国中医药出版社出版了简体整理版。

以上，就是市面上流传的《元汇医镜》四个版本。

四、本次校点整理的缘起及经过

早在 2010 年，即在《敲蹻道人全集》面世之前，我们就开始着手整理《元汇医镜》，当时已将所有文字录入电脑。考虑到这是一部重要的道医学专著，里面牵涉到大量的专业中医药知识，关乎人之健康乃至性命，慎重起见，我们先后请了几位中医专业人士，协助我们进行了一些校点工作。只是因为能够参考的版本太少，加之其他一些具体原因，故拖拖拉拉几年，几易其手，效果都不太理想。

《元汇医镜》作为一部道医学专著，与其他医学古籍大有不同。它是立足于丹道，站在道家天人合一的角度来阐述医学的，故不只拘泥于治病，而且论及预防、养生及天人性命之学，其体系恢宏，绝非一般寻常医家之论所能比。医道虽同源，而其用则有天壤之别。对于一些名词的理解上来说，甚至是差之毫厘，谬以千里。比如，道家的"斃"，迥然不同于医家的"药"，两者不能相提并论；而医家的"气"也不能等同于道家的"炁"，两者岂能混为一谈？所以，整理道医学专著，需要掌握道家丹道体系相关知识，方能避免诸多错误。

2016 年，承蒙中医古籍出版社同人提供帮助，我们的校点工作，才又得以继续。而今，经过一年多的整理，工作基本完成。

五、本次校点整理的方法和体例

1. 本次点校所用版本：以"民国"己巳年（1929 年）刻本为底本，以宣统二年（光绪戊申）刻本为参校本，同时参考中国中医药出版社 2015 年的整理本。

2. 标点和分段：原版为繁体竖排，且无标点，段落往往一段到底。这次点校，对原著进行标点和分段，并依照今人习惯，改竖排为横版。

3. 规范用字：《元汇医镜》这部道医学专著中，充斥着大量的疑难字、生僻字、异体字、通假字、古字、错别字及专用字，即便对于专业人士，也有一种难以卒读之感。点校中我们分门别类，采取了不同的处理方法。第一条原则，尽量规范用字，采用简化字，以便于读者阅读，对于无碍著者原意的异体字、通假字、生僻字，尽量化繁为简；第二条原则，规范中医药名、病名用字，同时考虑具体情况对个别用字进行保留；第三条原则，尊重道家的传统做法，保留极少数异体字及专用字。如此等等，以尊重传统用法为准。为了维护著作原貌，尊重著者原意，点校中除明显刊刻错误外，尽量不妄改一字。

4. 为便于读者阅读，所有点校之处，均不出校记。个别字词，略作解释，以供读者参考。

因校者水平所限，另因参考版本太少，其中错误在所难免，敬请同道批评指教。

目 录

《元汇医镜》卷之一

运气便览

司天者，天之气也。在泉者，地之气候。

遇时子午之年，少阴君火司天，岁气热化，亦为丁火，火者主少阴心经。阳明燥金在泉，燥金者，肺与大肠交合表里之谓，为之庚辛金者是也。

丑未年，太阴湿土司天，岁气湿热，发于阴柔，阴湿之土，乃足太阴也。太阳寒水在泉，寒水者，足膀胱之经，属壬癸之表里，故有往来之状。

寅申年，少阳相火司天，岁气火化之候，少阳相火者，乃三焦浮流之火。厥阴风木在泉，厥阴风木者，厥阴肝经也。

卯酉年，阳明燥金司天，岁气燥化之候，少阴君火在泉。

辰戌年，太阳寒水司天，岁气寒化之候，太阴湿土在泉。

己亥年，厥阴风木司天，岁气风化之候，少阳相火在泉。

五运太过主病

六壬年，岁木太过，风气流行，脾土受邪。民病飧泄，食减体重，烦宛肠鸣，胁支满，甚则忽忽善怒，眩冒癫疾。为金所复，则反胁痛而吐，甚则冲阳绝者死。

六戊年，岁火太过，炎暑流行，肺金受邪。民病为疟，少气、咳喘、血溢、泻、嗌燥、耳聋、中热、肩背热，甚则胸中痛，胁支满，背髀并两臂痛、身热、骨痛、为浸淫。为水所复，则反谵妄、狂越咳喘，息鸣、血溢、泄泻不已，甚则大渊绝者死。

六甲年，岁土太过，雨流湿行，肾水受邪。民病腹痛、清厥、意不乐、体重、烦宛，甚则肌肉痿、足痿不收、善行瘛、脚下痛、中满食减，四肢不举。为风所复，则反腹满、溏泄、肠鸣，甚则太溪绝者死。

六庚年，岁金太过，燥气流行，肝木受邪。民病胁满、小腹痛、目赤、背痒、耳聋、体重、烦冤、胸痛引背，甚则喘咳、逆气、背肩尻阴股膝髀腨骱足痛。为火所复，则暴痛、胠胁不可反侧、咳逆，甚而血溢，太冲绝者死。

六丙年，岁水太过，寒气流行，邪害心火。民病身热、烦心燥悸、上中下寒、谵妄、心痛，甚则腹大、胫肿、喘咳、寝汗、憎风。为土所复，则反胀满、肠鸣、溏泄、食不化、渴而妄冒，神门绝者死。

五运不及主病

六丁年，岁木不及，燥乃盛行。民病中清，胠胁小腹痛、肠鸣、溏泄。为火所复，则反寒热、疮疡、痈痤、痈肿、咳而衄。

六癸年，岁火不及，寒乃盛行。民病胸痛、胁支满、膺背肩髀两臂内痛、郁冒、朦昧、心痛、暴喑，甚则屈不能伸，髋髀如别。为土所复，则反骛溏、食饮不下、寒中肠鸣、腹痛注泄、暴挛痿痹、足不能任身。

六己年，岁土不及，风气盛行。民病飧泄霍乱、体重身痛、筋骨繇复，肌肉𥆧酸、善怒。为金所复，则反胸胁暴痛，下引小腹，善太息，气客于脾，食少味。

六乙年，岁金不及，炎火盛行。民病肩背瞀重，衄嚏、血便、注下。为水所复，则反头脑户痛，延及囟顶，发热、口疮、心痛。

六辛年，岁水不及，湿乃盛行。民病腹满身重、濡泄寒疡流水，腰股痛发、腘腨股膝不便，烦冤足痿清厥、脚下痛，甚则跗肿，肾气不行。为木所复，则反面色时变，筋骨并辟，肉𥆧瘛，目视𥆤𥆤，肌肉胗发，气并膈中，痛于心腹。

六　气

岁有六气分主，有南面、北面之政。先知此六气所在，人脉至寸尺应之。太阴所在其脉沉，少阴所在其脉钩，厥阴所在其脉弦，太阳所在其脉大而长，阳明所在其脉短而涩，少阳所在其脉大而浮。如是六脉，则谓天和。不识不知，呼为寒热。攻寒令热，脉不变而热疾已生；制热令寒，脉如故而寒病又起。欲求其适，安可得乎？夭折之来，率由于此。

大寒至二月春分，为初之气，厥阴风木主令。经曰：厥阴之至，其脉弦（一云：沉短而散）。其脉乍大乍小，乍长乍短，盖万物未萌之象。

春分至四月小满，为二之气，少阴君火主令。经云：少阴之至，其脉钩（一云：紧细而微）。其脉浮大而却短，盖物虽生而未成茂也。

小满至六月大暑，为三之气，少阳相火主令。经云：少阳之至，其脉大而浮（一云：乍疏乍数，乍短乍长）。其脉洪大而长，盖物茂而气热也。

大暑至八月秋分，为四之气，太阴湿土主令。经云：太阴之至，其脉沉（一云：紧大而长）。其脉缓大亦长，盖湿热变作，林木浸润也。

秋分至十月小雪，为五之气，阳明燥金主令。经云：阳明之至，其脉短而涩（一云：浮大而短）。其脉紧细而微，盖草木凋零，天地肃杀也。

小雪至十二月大寒，为六之气，太阳寒水主令。经云：太阳之至，其脉大而长。其脉沉短以敦，盖万物闭塞，阳气伏藏也。

凡五运之脉，虽识体状，又须追寻六气交变、南政北政、司天在泉，少阴之脉应与不应，详推之亦可得也。

论南政北政

运用十干而起，则君火不当其运也。盖六气以君火为尊，五运以湿土为尊，故甲己土运为南政。盖土以成数贯金、木、水、火，其在位居中央，君尊南面而行令，余四位以臣事之，北面而受令，所以有别也。而人脉应之，甲己之岁，二运南面，论脉则寸在南而尺在北。少阴司天，两寸不应，乃以南为上、北为下，正如男子面南受气，尺脉常弱；女子面北受气，尺脉常盛。凡二禀之原，理本一同，先阳者沉下必盛，先阴者沉下必弱。若男女尺脉相反，则男子失精，女子失血，故不应六气之位。盖少阴居中，而厥阴居右，太阴居左，此不可易也。其少阴则主两寸尺。厥阴司天，在泉当在右，故右不应；太阴司天，在泉当在左，故左不应，依南政而论尺寸也。

论气运加临尺寸脉候不应交反说

经曰：阴阳交者死。谓岁当阳在左，脉反见右；岁当阳在右，脉反见左，左右交见是谓交。若左独然，或右独然，是不应，非交也，惟寅申巳亥辰戌丑未八年有之。经曰尺寸反者，谓岁当阴在寸，而脉反见于尺；岁当阳在尺，而脉反见于寸，尺寸俱反方谓反。若尺独然，或寸独然，是为不应，非反也，惟子午卯酉四年有之。若遇此脉，不可遽以为寒热而妄攻治之也。

南北政尺寸二脉不应

不应者，谓阴之所在，脉乃沉细，不应本脉也。若覆手诊之，则沉为浮，细为大矣。尺寸本无上下，今以上下字言之，以别南北二政、司天在泉所主耳。

歌曰：

南政寸上尺居下，北政寸上尺下推。

三阴司天不应上，在泉于下不应之。

太阴须诊左寸尺，厥阴右手尺寸持。

少阴脉兼两寸尺，此理微妙细推知。

按：脉不应，专指三阴而言，然少阴君主也，故主两寸两尺。所以少阴司天，两寸不应；少阴在泉，两尺不应。子之左丑属太阴，故太阴司天，左寸不应；太阴在泉，左尺不应。子之右亥属厥阴，故厥阴司天，右寸不应；厥阴在泉，右尺不应。但看三阴所在，司天主寸，在泉主尺，不论南政北政，此要法也。

辨男女左右手脉法

昔炎帝之济民疾也，参天地，究人事，以立脉法。嗟乎！脉者，先天之神也，故其昼夜出入，莫不与天地同一而合之。夫神寤则出于心而见于眼，故脉昼行阳则二十五度；寐则栖于肾而息于精，故脉夜行阴亦二十五度。其动静栖息，皆与天地昼夜四时相合。以此天道右旋而主乎生物，则男子先生右肾，右属阳，为三魂降精气，赤以镇丹田，故男子命脉在右手尺部；地道左旋，主乎成物，则女子先生左肾，左属阴，为七魄降真气，黑以镇子宫，故女子命脉在左手尺部。故男子病，右手尺部命脉好者，病虽危不能死也；女子病，左手尺部命脉好者，病虽危不能死也。

天之阳在南而阴在北，故男子寸脉盛而尺脉弱，阳在寸而阴在尺也；

地之阳在北而阴在南，故女子尺脉盛而寸脉弱，阳在尺而阴在寸也。阳强阴弱，天之道也，非反也。反之者，病也。故男得女脉为不足，女得男脉为太过。左得之病在左，右得之病在右。男左女右者，天地定位也，非反也。故男子左脉强而右脉弱，女子右脉强而左脉弱。天以阴为用，故人之左耳目明于右耳目；地以阳为使，故人之右手足强于左手足。阴阳互用也，非反也。

凡男子诊脉，必先伸左手；女子诊脉，必先伸右手。男子得阳气多，故左脉盛；女子得阴气多，故右脉盛。若反者，病脉也。男子以左尺为精府，女子以右尺为血海，此天地之神化，所以别男女、决生死也。苟不知此，则男女莫辨，而生死懵然也。

望色辨真

夫五脏有五色，皆见于面，或如发如丝，成点成片，隐于皮里。故扁鹊云："青欲如苍璧之泽，不欲如蓝；赤欲如帛裹朱，不欲如赭；白欲如鹅羽，不欲如盐；黑欲如重漆，不欲如炭；黄欲如罗裹雄黄，不欲如黄土。"凡五色贵者，精彩光润为要，含而不露是妙也。若败象见者，而寿不永矣。

青色者属木，主风，主寒，主痛，乃肝经之色也。怒气伤肝者色必青，不为大逆。若面色忽如马肝，望之青而近之黑，此为大逆。春见微青者平也，深青者病也，青而白者绝也，脾病见之多难治也。

黄色者属土，主湿，乃脾经之色也。黄如橘黄而明者，热也；黄如熏黄而暗者，湿也。身目俱黄，湿热疸病也。四季见微黄者平也，深黄者病也，黄而青者绝也，肾病见之多难治也。

赤色者属火，主热，乃心经之色。心热者颜先赤，脾热者则鼻先赤，肾热者则颐先赤也。夏见微赤者平也，深赤者病也，赤而黑者绝也，肺病见之多难治矣。

白色者属金，主气血不足，乃肺经之本色。凡见白者，大肠滑泄，水谷不分，欲作吐利也。如伤寒面白若脂者，由发汗过多，或脱血所致也。秋见微白者平，深白者病，白而黑者绝，肝病见之多难治矣。

黑色属水，主寒，主痛，乃肾经之本色。凡黑色见者，脏腑欲绝，其疾甚危，而寿期将尽也。冬见微黑者平，深黑者病，黑而黄者绝，心病见之多难治矣。

青色见于太阴、太阳及鱼尾正面口角。如大青蓝叶怪恶之状者，肝绝，主死。若翠羽、柏皮者，只是肝邪，或惊病，或风病，或目病之属矣。

红色见于口唇及三阴三阳上下。如马肝之色、死血之状者，心气绝，主死。若橘红、马尾色者，只是心病，怔忡惊悸，夜卧不宁之属矣。

白色见于鼻准正面，或如枯骨及擦残汗粉者，肺绝。如腻粉、梅花、白绵者，只是肺邪痰嗽等症，亦主有服。

黄色见于鼻，干燥如土之形，脾绝而死。若桂花杂以黑晕者，只是脾病，饮食不快，四肢倦怠，妻妾之累也。

黑色见于耳，或轮廓内外、命门、悬壁。若污水烟煤之状，为肾气已绝，则死。若似蜘蛛网眼，若乌羽之泽者，只是肾虚火邪乘水之病。

耳目口鼻四处有黑色起，贯入命门，必死。病人及健人黑色，若白色入两目及口鼻，死在三日中。

扁鹊曰：按明堂察色，入门户为凶，不入为吉。所谓门户者，阙庭，肺门户；目，肝门户；耳，肾门户；口，心门户。若有黑色之气入者，皆死。白色见冲眉上肺有病，入阙庭夏死。黄色见鼻上者脾有病，入口者春死。青色见人中者肝有病，入目者秋死。黑色见颧上者肾有病，入耳者六月死。赤色见颧上者心有病，入口者冬死。盖色发于五脏，见之于五处，各入本脏之门户。若被克甚，即为死期将至矣。

耳者，肾之窍。凡耳轮红润者生，或黄或白或青或黑而枯燥者死。薄而白，薄而黑，皆为肾败。凡耳聋、耳中痛，皆属少阳胆热，可治。若耳聋、舌卷、唇青者，皆属厥阴肝经，难治。

口者，脾之窍。口唇焦干为脾热，焦而红者吉，焦而黑者凶。口唇赤肿，热甚也。口唇青黑者，冷甚也。口苦者胆热也，口甜者脾热也，口淡者胃热也，口燥咽干者肾热也。口燥舌干欲饮水者，阳明胃热；口禁难言者，痉风也。若口流涎唇色紫者，胃气虚寒也。若腹痛口吐涎水者，乃虫痛也。若唇舌卷，环口舌鰲黑，口张气直，垂如鱼口，气出不反，口唇颤摇不止，皆为不治之症。

上下唇皆赤，心火也。若上唇赤下唇白，肾虚而心火不降也。人中肿，脾绝也。唇四围白者，或带肿，皆如此也。

上唇拳缩，阳明胃热也。

前当门二齿燥肿，即阳明毒热。

病人唇口忽干，不治。病人唇口肿，齿焦者，死。

病人阴阳俱竭，齿如熟小豆，其脉驶者，死。

病人齿忽变黑者，死。病人脉绝，口张足肿者，死。齿龈痛者，脾热也。

齿苦痛者，或为肾虚髓不能充满，亦为虫痛。

鼻者，肺之窍。色青，腹中痛兼冷者，死。微黑者水气，黄者小便水难，白者气虚，赤者肺热亦为胃热。鲜赤者，有留饮。鼻中窒塞，心肺之热，必有外感。鼻孔干燥，阳明血热，将衄也。鼻孔黑如煤烟者，阳毒热深也。鼻孔滑而黑者，阴毒冷极也。鼻准赤烂生疮者，肺生风热也。鼻口下人中生疮者，肺气发热。鼻焦齿枯，烦渴无汗，脉坚实亦带数，阴绝而阳独在，不治。

病人鼻口耳目有黑色起，入口角者，死也。

病人黑色，自额上发际下，至鼻准、两颧者，死。若白色入目及口鼻，死在三日之中矣。

验舌苔论

舌乃心之窍也，凡舌鲜红者吉。舌上苔白而滑者，表虚有寒；赤白，丹田虚热，胸中有寒。舌苔黄而燥渴者，热盛也；苔黑而燥渴者，热甚而尤极也。舌苔黑而滑者，阴极而寒。若舌卷焦黑而燥者，阳毒热深。舌青而苔滑者，阴毒冷极。舌肿胀燥裂而生芒刺者，极热过甚。此症六脉若微细者，当用补药；若洪数者，当用泄心解毒之剂。凡验舌，亦必须诊脉，必内外合一，始得其真准矣。

凡舌硬舌强如缩者，神气昏乱，言语不清者，死。若有阴阳异病，舌出数寸者，死。舌卷卵缩者，死。舌见红色为之内热。舌见纯红，内有黑形如小舌者，即邪热结于里。舌见红色，而有小黑点者，胃中蓄热欲发斑也。舌见淡红，中有红星，而心火侮脾土，欲发黄。舌见红色，尖有黑者，青甚乃水虚火实，肾有邪热。舌见淡红，中有一红，四围纯黑，即余毒与邪火郁结心胞。舌见红色，有裂纹如人字者，君火燔灼也。舌见红色，有点如虫蚀之状，乃毒热甚也，其水火不济之兆也。舌见红色，内有干硬黑色，形如小舌，长有刺者，热结炽盛，毒流大肠，金受火克。舌见红色，内有黑纹者，阴毒入于厥阴肝经，肝主筋，故舌见如丝形。舌尖白而根黄，系表证，而未能罢。舌边白中黑，而脉沉微者难治，滑浮者可治，沉实者宜下之也。

舌尖白苔二分，黑根一分，必定身痛恶寒，危证。舌如灰色，中间有黑晕两条，即热邪乘肾与命门也。舌中见白苔，外有微黄者，必泄。若舌独见微黄，乃初得病之由发谵语失汗，表邪入里也。舌始白而终变黄者，表邪传里，热人于胃。舌苔左白而自汗者，不可下之。舌苔右白而滑者，病在肌肉而往来寒热，亦当半表半里。若左白，即邪结入脏内，难治也。舌围白而中黄，必烦渴而作呕。舌见黄有黑点者，邪遍六腑，渐入五脏。舌见黄而尖白，表少里多。舌见黄而涩，有隔瓣，即热毒入胃也。舌四旁微红，中央灰黑色者，失下所致也。舌见黄而黑点乱生，谵语，脉实者生，脉涩者死。舌见黄，中黑至尖者，热毒已深。舌外淡红，中淡黑者，如恶风而表未罢，色见于灰黄不恶风，脉浮者可下，恶风恶寒宜双解；色见灰黑而有纹者，脉实宜下。舌根微黑尖黄，脉滑者急下。舌根微黑尖黄，隐现一纹，脉实，大下。

以上系伤寒三十六舌苔之验法。

辨面目色

面目之色，亦当紧要细辨。

面青目内白睛赤，怒气伤肝。面黄如橘，色肥光而唇赤者，脾实也。面黄，惨惨不乐，久视之唇白枯者，脾虚也。面白唇白，无精彩而光华者，肺积。脸赤唇白，心经虚热炎上。面赤腻垢者，心实也。脸赤，久视或白或赤，下虚之症。面目悉黄者，疸生也。面皮黄黯不明者，脾积腹痛。面色青者，寒气也。面青身疼，寒邪在经，伤寒日久。面赤目赤微热，别无他症，邪出于表，战汗而解之也。面赤而渴者虚，面黄目青者生，青如草兹者死。病人面黄目赤者生，赤如衃血者死。病人面黄目白者生，如枯骨者死。病人面黄目黑者生，黑如炲者死。病人面黑目白者死，面赤目青者六日死。病人面黄目青九日及死，面赤目白者十日死。病人面白目黑者死，面黑目白者八日而亡。病人面青目黄者五日及死。病人面无精彩光辉，若土色而不受饮食者，四日死。病人面黑，目精直视，恶风者死。病人面黑唇青，面青唇黑，皆死。病人面黑，两胁下满，不能自转侧者死。病人足肿，面苍黑者死。

　　病人荣卫竭绝而面浮肿者，死也。病人面目俱青者死。目上下胞肿者，脾气虚热。目内外皆赤者，心热。目内陷者，少阴绝。病人目直视者死，肩息者，一日死。病人头目久痛，卒视无所见者死。病人阴阳竭绝，目眶陷者死。病人阴结阳绝，目精脱，惚恍者死。病人眉系倾者，七日死。眉骨内陷者，肺绝。小儿囟门肿起，膀胱绝；囟门下陷者，肾气绝。病人肉臭者，为之肉败，不可治。病人腰肿，重不能动，起止犹难，手不得自举者，骨绝。病人膝骨如冰，恶寒欲极，闭目静卧，言见鬼神，是为阳绝。目下微肿起如卧蚕，即腹中有水气，胁下胀痛，或表或里，观乎轻重。病人爪甲青者死，爪甲白不治。病人手足爪甲下肉黑，八日死。病人手掌肿无纹者死。病人脐肿反出者死。病人阴囊与膝胫俱肿者死。病人汗出不流，舌卷者死。病人发直者，十五日死。病人发如干麻，善怒者死。病人发与眉冲起者死。病人足肿，两膝大如斗者，十日而死。病人遗尿不觉者死。病人臭如尸者，必死。病人目赤者病在心，白者在肺，黑者在肾，黄者在脾，青者在肝。

　　若诊视目病者，观赤脉从上而往下生者，即太阳病也；从下而往上生者，阳明为患；从外角而入内角者，即少阳之病。

　　诊寒热瘰疬者，先视目中赤脉。从上下至瞳子，见一赤脉，一岁而死；见脉半，岁半而死；见二脉，二岁而死；见二脉半，二岁半及死；见三脉，三岁及死。

　　太阳之脉，其终戴眼反折瘛疭，其色白，绝汗乃出，出则死。

　　少阳终者，耳聋，百节皆纵，目睘（音穷）系绝，一日半死。其死也，色先青白乃死。

　　阳明终者，口耳动作，善惊妄言，色黄，其上下经盛，不仁则终矣。

　　少阴终者，面黑齿垢，腹胀闭，上下不通而终矣。

太阴终者，腹胀闭，不得息，善噫善呕，呕则逆，逆则面赤。不逆则上下不通，不通则面黑皮毛焦而终。

厥阴终者，中热嗌干，善溺心烦，甚则舌卷囊缩，战而终矣。

肝病皮黑，肺之日庚辛死。

心病目黑，肾之日壬癸死。

脾病唇青，肝之日甲乙死。

肺病颊赤白睛，心之日丙丁死。

肾病面肿唇黄，脾之日戊己死。

汗出发润，喘不休，肺气绝，主死。

阳病独留，体如烟熏，直视摇头，口不能言，心气先死。

唇吻青，四肢漐漐汗出，肝先绝。

环口黧黑，虚汗发黄，脾脉先绝。

皮肉着骨者死，遗尿不知者死。

肛门如竹筒，大便不禁不知觉者死。

吐痰如蟹沫者死。

病人卧有边及不宁者死。

形肉已脱，九候虽调犹死。

闻　声

夫五脏有声，而声有音。闻其声，辨其音，方知富贵贫贱、祸福寿夭。造生物化之本，原属于禀也。

肝声呼，音应角，讽而直。音声相应则无病，角乱则病忿，在于肝。

心声笑，音应徵，和而长。音声相应则无病，徵乱则病虑，在于心。

脾声歌，音应宫，大而和。音声相应则无病，宫乱则病败，在于脾。

肺声哭，音应商，轻而劲。音声相应则无病，商乱则病痿，在于肺。

肾声呻，音应羽，沉而深。音声相应则无病，羽乱则病耗，在于肾。

外伤则邪气有余，故发言壮丽，且先轻而后重；内伤则元气不足，故出言懒怯，且先重而后轻。

声如瓮中言者，痰火升而塞于肺；声如室中言者，中风散而传于经。

言而微，日续复费言，此为夺气。因于暑，汗，烦渴而喘，静则多言，披衣不敛，或言语善恶不避亲疏者，即神明气乱也。

病人五脏已夺，神明不守，声嘶者死。

病人寻衣缕缝，谵语摸床者，不治也。

痰火咳嗽，久而声嘶哑，渐至不出声者死。

病人阴阳俱绝，失音不能言者，不治。热病亦可疗治。

妊娠失音不语，俟产后自能言语也。

小儿病，忽作鸦声者，急死。

问　原

经云：必须问审根由，病与今之所方病，然后各切以循其脉。凡诊，先问年之少长。《内经》云：年长则求之于腑，年少则求之于经，年壮则求之于脏。问形体之肥瘦，肥人多湿，瘦人多火。

饮　食

肝病好酸，心病好苦，脾病好甘，肺病好辛，肾病好咸。内热好冷，内寒好湿。安谷则康，绝谷则死。

梦　寐

阴盛则梦大水恐惧，阳盛则梦相殴相杀。上盛则梦飞，下盛则梦堕。甚饱则梦予，甚饥则梦取。肝盛则梦怒，肺盛则梦哭。短虫多则梦聚众，长虫多则梦相击殴伤。

起　居

肺病好曲，脾病好歌，肾病好吟，肝病好叫，心病好妄言。

论二便通塞

热则小便黄赤，大便硬塞；寒则小便溺于清白，而大便下利清谷。

论识标本

先病者为本，次病者为标。病发有余，本而标之，先治本，缓治标；病发不足，标而本之，先治标，缓治本。

凡未诊病，必尝贵后贱，虽不中邪，病从内生，名曰脱营。尝富后贫，名曰失精。五气留连，病有所并。诊之不在脏腑，不变形躯。诊之而疑，不知病名。身体日减，气虚精枯，病深无气，洒洒然时惊，病深者，以其外耗于卫，内夺于荣是也。

凡病，问其昼增而夜减，乃阳病有余，气病而血不病也；夜增而昼减，乃阴病有余，血病而气不病也。

问昼则发热，夜则安静，是阳气自旺于阳分也；昼则安静，夜则发热烦躁，是阳气下陷于阴中也，名曰热入血室。昼则发热烦躁，夜则发热烦躁，是重阳无阴也，当亟泻其阳，峻补其阴。

问昼则恶寒，夜则安静，是阴血自旺于阴分也；昼则安静，夜则恶寒冷战，是阴气上溢于阳中也，名曰寒入气。黄夜则恶寒冷战，昼则恶寒冷战，是重阴无阳也，当亟泻其阴，峻补其阳。

昼恶寒，夜烦躁，饮食不入，病名阴阳错交。阴阳错交变者，死也。

《甲乙经》云：所问病者，问所思何也，所惧何也，所欲何也，所疑何也。问之以察阴阳之虚实，辨脏腑之寒热。疾病之所生，不离阴阳。脏腑寒热虚实，辨之分明，治之亦无误，可保无过，是其道也。

王海藏曰：常人求诊，拱默，惟令切脉，试其能治病否。且脉，人之血气附于经络，热胜则脉疾，寒胜则脉迟，实则有力，虚则无力。至于得病之由及所伤之物，岂能以脉知之乎？故医者不可不问其由，病者不可不说其故。

东坡苏轼有云：脉之难明，古今所患也。至虚有盛候，大实有羸状，疑似之间，便有死生之异。士大夫多秘所患，以验医之能否。吾未修道之先，平生有疾，请医疗治，必尽告所患，使医了然，知疾所在，虚实寒热先定于胸中，然后诊脉，疑似不能惑也。吾求疾愈而已，岂以困医为事哉？

问病欲得寒，欲见人者，病在腑也；病欲得温，不欲见人者，病在脏也。

问其发热恶寒，寒热间作，蒸蒸燥热，发于肌肉之间者，内伤也；发热恶寒，寒热并作，拂拂①发热于皮毛之上者，外感也。

问其口不知味，饮食不下，手足不和，两胁俱热者，内伤之证也。

问其饮食知味，腹中亦和，二便如常，筋骨疼痛，不能动摇，非扶不起，外感证也。

问其恶风，身居露地，大风起处却不知恶，惟恶窗隙些小贼风，亦是内伤证也。

问其鼻流清涕，头痛自汗，日久或渐渐鼻中气短，微喘，乃元气不足以息，怯不欲言，是为内伤证也。

问其小便频数而不渴，初以劳役得之，渐渐食少，或小便黄赤，大便常难，或涩或结或虚坐，常有些，如痢非痢，或泄黄糜，或溏泄，或结而不通者，皆内伤证也。

问其心下痞，或胸中闭塞，如刀割之痛，二者亦互作而不并出，有时胃脘当心而痛，上支两胁如刺，四肢不收，无力以动，而懒倦嗜卧，皆内伤证也。

问其脐下相火气动，直上冲胸而不可遏，其气无止息，甚则高喘，皆内伤证也。

问其头痛，常常有之而不间者，外感证也。

问其积痛不移者，血病也；走痛不常者，气病也。

问其痛处，按之而已者，虚病也；按之而痛愈甚者，实病也。

问其走注则为风，拘急则为寒，烦渴则为暑，重涩则为湿。或好于喜淫，或触于惊恐，或伤于饮食，或深居简出而伤暑，皆为受病之因，所以贵乎问之也。

昔人有喉间痛痒，诸医不效。偶遇一医，问其平日好食斑鸠，乃知鸠爱食半夏之苗而贻毒，治以生姜而愈。

唐汝正治小儿风热，通身俱愈，惟头顶不痊。问其因，乳母好饮热酒。知其贻毒，仍用本方，倍加葛根、黄连而遂愈。

---

① 拂拂：通"茀茀"。茂盛，此形容热势高。

妇人产后，先问坐草难易，恶露多少，饮食迟早，生子存亡。当辨形伤血伤，各有不同；补气补血，各有其异。饮食失节宜调中，生子不存兼开郁。

问其所欲，以知其病。如欲热者知为寒，欲冷者知为热；如好静恶动者知为虚，烦躁不平者知为实；恶食宜知伤食，恶风须知伤风。嗜甘脾虚，嗜辛肺病，嗜酸肝虚，嗜咸肾弱，嗜苦心病，此皆顺应而易治。若心病受咸，肺伤欲苦，脾虚喜酸，肝病好辣，肾衰嗜甘，此为逆候，病轻必危，危者必死。治得其法，服药预防，可以回生矣。

切　脉

凡初学切脉，须覆一筛药绢罗，画三部于绢上，教之者先衬以琴弦验弦，以小粟验滑，以刮竹验涩，以截葱管验芤，以败絮验濡。任意手法，令学者轻重按之，消息寻取，久之自真。脉诀图形，亦可参考。

诊　脉

凡诊脉者，须以平旦为纪。气血未乱，经脉未盛，络脉调均，乃可斟诊。若遇仓卒，不拘此例。

凡诊脉者，必先扪其手心手背，手心热则内伤，手背热则外感。次按其心胸至小腹有无痛处饱闷，然后切脉。

人臂长则疏下指，人臂短则密下指。

男子先诊左手，女子先诊右手。左为人迎，右为气口，人迎脉大于气口是外伤也，气口脉大于人迎是内伤也。左大顺男，右大顺女。男脉在关上，女脉在关下。男子尺脉常弱，女人尺脉常盛。此二句大概言之，若执一定，恐未尽然。必须参考后论诸节，自知详细也。男得女脉为之不及，病在内也；女得男脉为之太过，病在四肢。左得之病在左，右得之病在右，随脉取之，定无失也。

持脉要法

持脉之道，其要有三：曰举，曰按，曰寻。轻手循之曰举，重手取之曰按，不轻不重摇手取之曰寻。

初持脉时，须用轻手候之，若不得其脉，以重手取之。其脉附于肉下，近及于骨者，阴也，脏也，肾肝之应也。不轻不重，中而取之，其脉应于血肉之间者，即阴阳相交冲和之应，脾胃之应也。若浮中沉三部皆不见脉，则摇手而寻之，然后有形，若隐若现，乃阴阳伏匿之脉也。三部皆然。

察脉六字

察脉之形，须识上下、来去、至止六字。若不察此，即阴阳混杂，而虚实不明也。上者为阳，来者为阳，至者为阳；下者为阴，去者为阴，止者为阴。自骨肉之下而发于皮肤之上曰上，气之升也；自皮肤而沉于骨肉之内曰下，气之降也；自尺而出于寸曰来，阳生于阴也；自寸而回于尺曰去，阴生于阳也。应曰至，息曰止。此六字，不可不知。

脉有提纲

取脉之道，理各不同，名亦非一。如虚软牢石之类，五脏败绝之形，种种差别。《脉经》论脉，只有二十四种，增长、短、去数、散，皆非也。《素》《难》、仲景论脉，只别阴阳，初无定数。如《素问》之鼓、搏、喘、横，仲景之慄、平、荣、章、纲、损、纵①、横、逆、顺之类是也。况脉之来，又非单至，必曰浮而弦、浮而数，或沉而紧、沉而细之类。然其提纲之要，总不外于浮、沉、迟、数、滑、涩之六脉也。浮、沉二脉，轻手、重手取之也；迟、数二脉，以呼吸自取之也；滑、涩二脉，则察往来之形也。浮为阳，轻手而得之，即芤、洪、散、大、长、濡、弦，皆可以轻手得之，俱从阳，浮之类也。沉为阴，重手得之，即伏、实、短、细、牢、石，皆可以重手得之，俱属阴，沉之类也。迟者至少而止多也，数者至多而止少也。一息六至为数，而疾、促、紧、滑，皆至数之多也。或曰：滑类乎数，涩类乎迟，何也？然脉虽似，而理则殊。何则迟数之脉，直以呼吸取之？察其至数之疏数也，滑涩之脉，往来难易之不同也。

① 纵：原作"从"，据《伤寒论·平脉法》改。

察其来去之形状也。数为热，迟为寒。滑为阴气有余而血多气少，故曰滑；涩为阳气有余而气多血少，故曰涩。所以取义不同者也。

色脉相参

大凡诊法，须要色脉相参。夫脉者，五脏之原；色者，五脏之华。古法望而知，诊而知，盖谓此也。若诊之，脉虽病而色不病，乃新病也；色脉俱病者，久病也。色已病而脉不病者，不久病也。以其脏气之衰，不能华于面，故脉虽未病，非无病也，惟赖饮食之气助之也。

凡诊脉，先以观色为之捷径。当以脉参色，勿以色参脉也。经曰：色之与脉，当参相应。其不相应者，此病之谓也。

平脉直论

吾身之血气，即天地之阴阳。分而言之，曰气曰血；合而言之，脉并运行，气血互环，气动而血行，血住而气停，即阴阳合一是也。古之"眽"字，从血从辰，所以使气血各分派而行经络也。今之"脉"字，从肉从永，所以使肌肉长久而保天年也。

凡脉有三：一曰立命之本，二曰精气合神，三曰助形经道，所谓天和是也。至于折一肢、瞽一目者，亦不能害生，而脉不可须臾失也，失则绝命害生也。脉随四时，以验盛衰，气血盛则脉盛，气血衰则脉衰，气血和则脉平，气血乱则脉病，气血壮则脉充，气血微则脉小，气血热则脉数，气血寒则脉迟。长人则脉长，短人则脉短，性紧则脉紧，性缓则脉缓，室女尼冠则脉濡，婴儿稚子则脉急。

脉为气血之体，气血为脉之用。且气血能使脉之盛衰，则灵枢旋运，无所不周。盖因谷入于胃，脉道运行，谷气多则气血荣昌，脉亦盛矣；谷气少则气血微弱，脉亦衰矣。故经曰：四时以胃气为本，脉无胃气者必死。脉乃承太乙天真之元气，而一点元精造来，即祖基也。

三部九候

三部者，寸关尺也；九候者，浮中沉也。寸应天为上部，关应人为中部，尺应地为下部。每部之脉各有浮中沉三候，浮象天，中象人，沉象地，三三如九，故曰三部九候。

寸关尺者何也？盖人以手腕后高骨为关，从关至鱼际，鱼际者即手掌下横纹是也。诊此而得同身一寸，名曰寸部。从关至尺泽，得同身一尺，名曰尺部。寸部属阳，实得寸内九分，阳数九也；尺部属阴，实得尺内一寸，阴数十也。阳出阴入，以关为界，名曰部。

浮中沉者何也？盖三部之中，六腑之脉常浮，而六腑为阳；五脏之脉常沉，而五脏属阴；胃气之脉，常在浮沉之间，故胃为五脏六腑之本。而轻手诊之以为浮候，重手诊之以为沉候，不重不轻诊之以为中候。故诊脉常以平旦，令病者端身默坐，医者澄心息虑，初以中指揣按高骨关位，次下前后二指轻重按之。须得消息之中，三部之内，大小浮沉迟数同等，尺寸阴阳高下相均，男左女右，强弱相应，四时之脉，不相背戾。室女尼姑当濡而弱，婴儿稚子脉宜神疾。三四岁者，呼吸之间脉当七至，比常人而不同。如此者，乃为平和也。其或一部之中，独大独小，偏疾偏迟，左右强弱之相反，及四时男女之相背，皆病脉也。若形气相得者生，三五不调者病。然而他醉莫与诊视，自醉莫诊他人。或者远来乘车，跃马坐舟，趋走必待憩歇，方可诊视。总而言之，不及平旦为准也。如病势紧急，须当临机分辨而诊。

寸部应上焦，心肺居上也；关部应中焦，肝脾居中也；尺部应下焦，肾命居下也。左寸，心与小肠动脉之位，君火也；右寸，肺与大肠动脉之位，燥金也；左关，肝与胆动脉之位，风木也；右关，脾与胃动脉之位，湿土也；左尺，肾与膀胱动脉之位，寒水也；右尺，命门与三焦动脉之位，相火也。

李时兰曰：《内经》脉论，尺内两旁则季胁也。季胁在胁骨之下，带脉上一寸八分，是其候也。尺外以候肾内，尺里以候腹中，两尺脉外部候肾内部。

上古诊法有三：其一者，十二经之动脉，分天地人三部九候，以调虚实；其二者，以喉旁人迎与右手寸口之脉相参诊，取四时若引绳，大小齐等而曰平，偏盛曰病；其三者，独以气口而分寸关尺，内以候脏之吉凶。而今废其二，止气口之诊行于世，而又失其传，可胜惜哉！

夫以循环之序言之，两尺水生左关木，左关木生左寸火，左寸火生右关土，右关土生右寸金，右寸金生左尺水。两尺外候肾部，内候腹里，大小肠、膀胱腑，俱在其中。附上（即两关部），左外以候肝，内以候膈（经曰：膈为中焦，血之原也）；右外以候胃，内以候脾。上附上（两寸部），右外以候肺，内以候胸中（经曰：胸为上焦，气之原也），左外以候心，内以候膻中（经曰：膻中，臣使之官，喜乐出焉。是气海之栈户）。前以候前，后以候后。上竟上者（两寸至鱼际），胸喉中事也；下竟下者（尽尺脉之动处），小腹、腰、股、膝、胫、足中事也。此尺水生生不绝，如子母之相亲。以对待之位而言者，左寸火克右寸金，左关木克右关土，右关土克两尺水，两尺水克左寸火。左刚右柔，有夫妇之别也。

《内经》三部九候之法

黄帝问于岐伯曰：何谓三部？答曰：有下部，有中部，有上部，部内各有三候。三候者，有天，有地，有人。必指而导之，诚领以辨，真而确真也。

上部天，两额之动脉（在额两旁，动应于手，乃足少阳脉气所行）；上部地，两颊之动脉（在鼻孔两旁，近于巨髎之分，动应于手，足阳明脉气之所行）；上部人，耳前之动脉（在耳前陷者中，动应于手，手少阳脉气之所行）。中部天，手太阴肺脉也（在掌后寸口中，是谓经渠，动应于手）；中部地，手阳明大肠脉也（在手大指、次指歧骨间，合谷之分，动应于手）；中部人，手少阴心脉也（在掌后锐骨之端，神门之分，动应于手）。下部天，足厥阴肝脉也（在足大指本节后二寸陷中是）；下部地，足少阴肾脉也（在足内踝后跟骨上陷中，太溪之分，动应于手）；下部人，足太阴脾脉也（在鱼腹上越筋间，直五里下，箕门之分沉取，动应于手。候胃气者，当取足跗之上，冲阳之分，动应于手）。取脉者，宜详之也。

下部天以候肝，地以候肾，人以候脾胃之气也。

中部天以候肺，地以候胸中之气，人以候心也。

上部天以候头角之气，地以候口齿之气，人以候耳目之气也。

九候之相应，上下若一，不得相失。一候后则病，二候后则病甚，三候后则病危。所谓后者，应不俱也。

持寸口脉

十二经中皆有动脉，独取右手寸口之脉，以候五脏六腑之气，何也？盖寸口者，即手太阴之动脉也。凡人一呼，脉行三寸；一吸，脉行三寸。呼吸定息，脉行六寸。一日一夜，凡人行一万三千五百息，脉行五十度，周于一身。漏水下百刻，荣卫行阳二十五度，行阴亦二十五度，为一周也，故五十度复会于手太阴。寸口，五脏六腑之所终始，故取于寸口是法也。

凡欲诊察，皆以肺心脾肝肾各候一动。五十动若不止者，五脏皆足。内有一止，则知一脏之脉不至而败，故寸口为五脏六腑所居之地。持用者，以候其气耳。

或寸口太过而不及，或寸口之脉中手短者曰头痛，或寸口脉中手长者曰足胫痛，或寸口脉中手促上击者曰肩背痛，或寸口脉沉而坚者曰病在中，或寸口脉浮而盛者曰病在外，或寸口脉沉而弱者曰寒热及疝瘕、小腹痛，或寸口脉沉而横者曰胁下有积，或腹中横积作痛，或寸口脉沉而喘者曰寒热。故《内经》云：其有寸口脉平而死者，何也？盖肾间动气为十二经生气之原本，原本独绝于内，故寸口脉平而死。

陈氏辨脏脉息数尺度

夫人之脉，乃血之隧道也，非元气逐使则不能自行，故血为脉，气为息，脉息之名由此而分。呼吸者气之橐籥，动应者血之波澜。其经以身寸度之，计十六丈二尺。一呼脉再动，一吸脉亦再动，呼吸定息脉五动，闰以太息则六动。一动一寸，故一息脉行六寸，十息六尺，百息六丈，二百息十二丈，七十息四丈二尺，计二百七十息，漏水下二刻，尽十六丈二尺，营周一身。百刻之中，得五十营，故曰：脉行阳二十五度，行阴亦二十五度。息者，以呼吸定之，一日计一万三千五百息。呼吸进退既迟于脉，故八息三分三毫三厘方行一寸，八十三息三分三毫行一尺，八百三十三息三分行一丈，八千三百三十三息行十丈，余六丈二尺计五千一百六十七息，通计一万三千五百息，方行尽一十六丈二尺，经络气周于一身，一日一夜大会于风府者是也。

脉神者阳也，阳行速，犹太阳一日一周天。息炁①者阴也，阴行迟，犹太阴一月一周天。如是则应周天之常度，配四时之定序也。（刘盼蟾曰：脉神者阳，内藏知觉变化属阴；息炁者阴，内藏育冥物造属阳。化者能变能成，造者能现能生。二者既济，阳中有阴，阴中有阳。若夫知此造生物化之理，亦可仙乎？凡医之喻，以配四时，而验症奈何？应之者曰：小德川流，大德敦化，而言其内外俱真之理医治者。）

故应春肝脉弦细而长，夏心脉浮大而洪，季夏脾脉软大而缓，秋肺脉浮涩而短，冬肾脉沉濡而滑，各以其时而候旺相休囚，脉息亦无太过不及之患，故曰平人。以五脏六腑皆禀气于胃，故脉以胃气为本，气以黄色为生，取其资成也。合本脏气三分，微似弦洪缓涩沉，则为平脉。若真脏脉见者，不治矣。参悟形色，博记而后可为精学。

损至脉现

脉有损至者，何也？至者之脉，一呼再至曰平，三至曰离经，四至曰夺精，五至曰死，六至曰绝命，此谓之至脉。何以谓损？一呼一至曰离经，再呼一至曰夺精，三呼一至曰死，四呼一至曰命绝，此损脉也。至脉从下上也。

问曰：损之为病者，何也？曰：一损损于皮毛，皮聚而毛落也。二损损于血脉，血脉虚极，不能营于五脏六腑。三损损于肌肉，肌肉消瘦，饮食不能生于肌肤。四损损于筋，筋缓不能收持也。五损损于骨，骨痿不能起离于床也。

治损之法维何然？损其肺者，益其养气，而勿用苦辛，寡言则宜。损其心者，调其荣卫，莫善于寡欲也。损其脾者，调节饮食，适防寒暑。损其肝者，缓其中忿，须宽恕，勿暴怒。损其肾者，益其精气，须励行而寡欲。戒之哉！宜勉志！此乃治五损也。

脉有一呼再至、一吸再至，有一呼三至、一吸三至，有一呼四至、一吸四至，有一呼五至、一吸五至，有一呼六至、一吸六至，有一呼一至、一吸一至，有再呼一至、再吸一至，呼吸再至。脉来如此，何以别知其

---

① 炁：指人身先天元炁。

病？然脉来一呼再至、一吸再至，呼吸定息。凡脉五至，闰以太息。不大不小，不长不短，不浮不沉，不滑不涩，应手中和，意思欣欣，难以名状，故曰胃气常存，亦曰平和。若一呼三至，一吸二至，为适得其病。前大后小，即头痛目眩；前小后大，即是胸满气短。

一呼四至，一吸四至，病欲甚。脉洪大者苦烦满，沉细者腹中痛，滑者伤暑热，涩者中雾露。一呼五至，一吸五至，其人当困。沉细夜加，浮大昼加，不大不小，虽困可治。其间有大小不一者，为难治也。

一呼六至，一吸六至，为之死脉。沉细夜死，浮大昼死。

一呼一至，一吸一至，名曰败损。人虽行走，犹当着床，所以血气皆不足也。

再呼一至，再吸一至，名曰无魂。无魄者，当死也。人虽能行，名曰行尸。上部无脉，下部有脉，虽困亦无大害。

五脏动止

凡诊平人之脉，候五十动而不止者，五脏皆足，即无病矣。四十动一止，一脏无气，却后四年而死。三十动一止者，二脏无气，却后三年而死。二十动一止者，三脏无气，却后二年而死。十动一止者，四脏无气，岁中死。经云：脉不满五十动而一止，一脏无气。但凡人之吸，随阴而入，呼者随阳而出。今吸不能至肾，至肝而还，故知一脏无气，而肾气先尽也。

脉息迟数

凡人一呼脉二动，一吸脉二动，呼吸定息脉又一动。盖呼出于心肺，吸入于肾肝，呼吸之间脾受于谷味，故一息脉五动为平，五脏俱有真气。一息脉六动曰数，数则为热；一息脉三动曰迟，迟则为寒。脉来数而时一来复止曰促，主积聚气痞，忧思所成；脉来缓而时一止复来曰结，主伤寒热痢，下之则平。脉动而中止，不能自还，待息复动曰代，代者死脉也。经曰：脉一动一止者，两日死；脉两动一止者，四日死；三动一止者，六日死；四动一止者，八日死；五动一止者，十日死；十动一止者，一年后春草萌而死；二十动一止者，二年后清明节而死；三十动一止者，三年后立夏节而死；四十动一止者，四年后小麦熟而死；五十动一止者，五年后草枯而死。盖圣人秘断死生之理，乃仰观俯察，内窥外考，博悟格物，神而明之，缕证至验。嗣后有云：健人脉病号行尸，病人脉健亦如之。

《内经》曰：形气有余，脉气不足者死；脉气有余，形气不足者生。仲景曰：脉病人不病，名曰行尸，以无祖炁，卒昏眩仆不识人者死。人病脉不病，名曰内虚。以无谷神，虽困无害，渐补而渐温之可缓。《脉诀批谬》曰：健人脉病号行尸，病人脉健亦如之。谓此脉病人病一同非也，与《内经》相违，与仲景相反，而且不知有本矣。夫善医者，不视人之肥瘦，察脉之病否而已，焉有脉不病而犹死者哉？

或曰：子之言虽有理，其如经所谓脉不应病，病不应脉，觉有及也，果何云乎？李时兰曰：经所谓脉与病相反者，如形盛反脉细，少气不足以息者死；而形瘦脉反大，胸中多气者死；热病反脉静，泄而反脉大，脱血而反脉实，病在中反脉虚，病在外反脉涩。脉结伏者，内无积聚；脉浮结者，外无痼疾。若有积聚，脉不结伏；若有痼疾，脉不浮结。皆为脉不应病，病不应脉者，死候至也。兹曰：人病犹战伐之不宁。又曰：脉健犹纪纲之尚在。既谓之健，必可治疗，岂与号行尸者共称之哉？况《脉经》云：寸关尺大小浮沉迟数同等，虽有寒热不解者，亦为阴阳脉平，剧当曰愈。虽然，又有形肉已脱，九候虽调犹死也。夫曰虽调，其无神字可知，比之健字，大有径庭，子又有何疑哉？

脉贵有神

李东垣曰：不病之脉，不求其神，而神无不在也；有病之脉，则当求其神之有无，谓如六数七极热也。脉中有力，言有胃气，即有神矣。为泄其热，三迟二败，寒也。脉中有力，即神有也，为去其寒。若数极迟败中，不复有力，为之无神，将何所持也？苟不知此，而遽泄之去之，神将何所依而主也？故《内经》曰：脉者，气血之先。血气者，即人之神也。

呼吸浮沉

以脉中而定五脏，凡呼出心与肺，吸入肾与肝，呼吸之间，脾受谷气，其脉在中。心肺俱浮，浮而大散者心，浮而短涩者肺。肝肾俱沉，牢而长者肝，濡而来实者肾。脾为中州，其脉在中也。

五脏平脉

肺脉浮涩而短，心脉浮大而散，脾脉缓而大，肝脉弦而长，肾脉沉软而滑，此平脉之本也。

肺合皮毛，肺脉循皮毛而行。持脉指法，如三菽之重。按至皮毛而得者为浮；稍加力，脉道不利为涩；又稍加力，不及本位曰短。

心合血脉，心脉循血而行。持脉指法，如六菽之重。按至血脉而得者为浮；稍稍加力，脉道粗者为大；又加力，脉道阔软为散。

脾合肌肉，脾脉循肌而行。持脉指法，如九菽之重。按至肌肉，如微风轻飐①柳梢之状为缓；稍加力，脉道敦实者为大。

肝合筋，肝脉循筋而行。持脉指法，如十二菽之重。按之至筋，而脉道如筝弦相似为弦；次稍加力，脉道迢迢而为长。

肾合骨，肾脉循骨而行。持脉指法，按之至骨上而得者为沉；次重按之，脉道无力为濡；举指来疾流利者为滑。

四时平脉

春脉弦者，肝属东方甲乙之木，与胆为之表里。如万物之将萌，似植类而始生，枝叶逢时亦初发。故其脉之来，濡弱而长曰弦，反此以为病。何谓之反然？其气来实强，是谓太过，病在外；气来虚微，是谓不及，病在内。气来厌厌聂聂，如循长竿末梢曰平；益实而滑，如循长竿曰病；急而劲益强，如新张弓弦曰死。春脉微弦曰平，弦多胃气少曰肝病，但弦无胃气曰死。胃而有毛曰秋病，毛甚曰今病，故春以胃气为本。

夏脉钩者，心属南方丙丁之火，与小肠为表里。如万物之始茂，似垂枝而布叶，皆下曲，亦如钩，故其脉之来疾去迟而曰钩，反者为病。何谓之反然？其气来实强，是谓太过，病在外；气来虚微，是谓不及，病在内。其脉来累累如环，如循琅玕曰平；来而益数，如鸡举足曰病；前曲后倨，如操带钩曰死。夏脉微钩曰平，钩多胃气少曰心病，但钩无胃气曰

---

① 飐（zhǎn 斩）：风吹物使其颤动。

死。胃而有石曰冬病，石甚曰今病。暴暑传染脉大变，故夏以胃气为本。

秋脉毛者，肺属西方庚辛之金，与大肠为表里。如万物之始终，似草木而华繁叶茂，逢秋杀而渐落，其枝尚能独存，亦如毫毛，故其脉之来，如轻虚以浮，故曰毛。反者为病。何谓反然？其气来实强，是谓太过，病在外；气来虚微，是谓不及，病在内。其脉来蔼蔼如车盖，按之益大曰平；不上不下，如循鸡羽曰病；按之萧索，如风吹毛曰死。秋如微毛曰平，毛多胃气少曰肺病，但毛无胃气曰死，胃而有弦曰春病，弦甚曰今病，秋以胃气为本。

冬脉石者，肾属北方壬癸之水，与膀胱为表里。如万物之始藏，盛冬时而水凝如石，故其脉之来者，沉濡而滑，故曰石，反者为病。何谓反然？其气来实强，是谓太过，病在外；气来虚微，是谓不及，病在内。脉外上大下锐濡滑，如雀之啄啄连属，其中微曲者曰病；来如解索，去如弹石曰死。冬脉微石曰平，石多胃少曰肾病，但石无胃气曰死，石而有钩者夏病，钩甚曰今病，冬以胃气为原。

胃者，水谷之海，受五味，能敛能生，化津液合先天，返精而变髓，故四时皆以胃气为致本。盖土为四季之用，神各所从，职十二辰内分，值七十二候，进土之德，各十八日。

凡有病与无病，变化死生之要，以在二土之功勋矣。胃土属阳，主乎竖；脾土属阴，主乎平。脾土宜湿，湿甚则潦；胃土宜燥，燥甚则熯。故戊己而合一，可为中州。况脾土守而不走，和而不流，统摄诸血；胃土周行于阳分，运百脉，通而不滞，升而能降，帅从诸气。脾脉来如鸡践地，和柔相离。其来如水之流，此谓太过，病在外；若来如鸟之啄粟，如水之下漏，是脾之衰见也。长夏以胃气为本，胃惟软弱曰平，弱多胃少曰脾病，但代无胃曰死，软弱有石曰冬病，石甚曰今病。

过有不及

春肝脉合，弦细而长。太过则实强，令人善怒，忽忽眩冒头疾；不及则微虚，令人胸痛引背，两胁胠满。

夏心脉合，洪而微实。太过则来去皆盛，令人身热肤痛为浸润；不及则来盛去反盛，令人心烦，上咳唾，下泄气。

长夏脾脉合，沉而濡长。太过则如水之流，令人四肢不举；不及如雀之啄，令人九窍不通，名曰重强。

秋肺脉合，浮而短涩。太过则中坚旁虚，令人逆气背痛，愠愠然；不及则毛而微，令人呼吸气少，必有喘声。

冬肾脉合，沉而紧实。太过则如弹石，令人解㑊脊痛，少气而不能言；不及则来去如数，令人心悬如饥，眇中清，脊中痛，腹满，小便变赤。

此太过不及，脉之大要，审而调之，为上医之良工也。

五邪十变

五邪者，自病为正邪，从前来者为实邪，从后来者为虚邪，从所胜来为微邪，从所不胜来为贼邪。正邪以经取之，实邪虽病自愈，虚邪虽病可治，微邪虽病自瘥，贼邪大逆十死不治。假令春得肝脉为正邪，得心脉为实邪，得脾脉为微邪，得肺脉为贼邪，得肾脉为虚邪。五邪相干，别有十变。心脉大甚者，心邪自干心也；微大者，小肠邪自干小肠也；心脉缓甚者，脾邪干心也；微缓者，胃邪干小肠也；心脉涩甚者，肺邪干心也；微涩者，大肠邪干小肠也；心脉沉甚者，肾邪干心也；微沉者，膀胱邪干小肠也；心脉急甚者，肝邪干心也；微急者，胆邪干小肠也。此五邪十变之大略，余仿此而推之。

论脉阴阳

脉有三阴三阳，浮、滑、长为三阳，沉、短、涩为三阴。沉而滑为一阴一阳，沉滑而长为一阴二阳，浮滑而长时一沉为一阴三阳。浮而涩为一阳一阴，长而沉涩为一阳二阴，沉涩而短时一浮为一阳三阴。各以其经所在辨证，须识顺逆也。

浮之损小，沉之实大，为阴盛阳虚；沉之损小，浮之实大，为阳盛阴虚。

又，数来居寸口，数者主热；沉之而得，则热入于心；浮之而得，则热入于小肠。迟居左尺，迟主寒也；沉之而得，则寒入于肾；浮之而得，则寒入于膀胱。此以浮沉为阴阳也。

来疾去徐，为上虚下实，此以来去为阴阳也。

阳脉居阴部而反阳脉见者，为阳乘阴，虽时沉涩而短，此为阳中伏阴。阴脉居阳部而阴脉反见者，为阴乘阳，虽时浮滑而长，此为阴中伏阳。

又，关之前者，阳之动也，脉当九分而浮，过者曰太过，减者曰不及，遂上鱼为溢，为外关内格，此阴乘之脉。关之后者，阴之动也，脉当一寸而沉，过者曰太过，减者曰不及，遂入尺为覆，为内关外格，此阳乘之脉。故曰覆溢，是其真脏之脉，人不病而自死，以此脉而分阴阳也。大率阳邪来见浮洪，阴邪来见沉细。察其色，听其声，审其起居嗜好梦寐而参伍之，可以见矣。

阴阳主病

凡脉大、数、浮、动、长、滑俱为阳，沉、涩、弱、弦、短、微俱为阴，此三阴三阳也。阳病见阴脉者，反也，主死；阴病见阳脉者，顺也，主生。关前为阳，关后为阴。阳数则吐血，阴微则下利；阳弦则头痛，阴弦则腹痛；阳数则发汗，阴微则自下；阳数口生疮，阴数加微，必恶寒而烦挠不得眠也。阴附阳则狂，阳附阴则癫。得阳属腑，得阴属脏。无阳则厥，无阴则呕，阳微则不能呼，阴微则不能吸。呼吸不定，胸中气短，依此阴阳以察病焉。

寸口脉浮大而疾，为阳中之阳，病苦烦满，身热，头痛，腹中甚热。

寸口脉沉小而细，为阳中之阴，病苦悲伤不乐，恶闻人声，少气时汗，阴气不通，臂不能举。

尺脉沉细者，为阴中之阴，病苦两胫酸疼，不能久立，阴气衰，小便余沥，兼阴下湿痒。

尺脉滑而浮大者，阴中之阳，病苦小腹痛满，不能溺，溺即阴中作痛，大便亦然。

尺脉牢而长，关上无脉，此为阴缚于阳，其人苦两胫肿，少腹引腰痛。

寸口脉壮大，尺中无脉，此为阳缚于阴，其人苦腰背痛，阴中伤而足胫寒，以回阳渐补而止痛。

风伤阳，寒伤阴。阳病阴顺，阴病阳逆。阳病易治，阴病难疗。若在肠胃之间，以药和之；若在经脉之间，针灸病已。

寒热标本

凡诊寒热，当以迟数二脉为标，虚实为本。且如热证见数脉，按之不鼓，滑利而虚，此乃气不足，虚火游行于外，非真热也，当以不足而治。若诊果实，方为有余。

若寒证见迟脉，按之鼓击，涩滞而实，为此邪气太盛，实火伏匿于内，非真寒也，当以有余治之。若诊果虚，方为不足。

龙渊翁曰：凡持寒热虚实者，不问脉之浮沉大小，但持指下有力为实为热，无力为虚为寒，最为切当也。

病有虚实

脉虽辨别，虚实二字：邪气盛则实，精气夺则虚。脉盛，皮热，腹胀，前后不通，闷瞀，曰五实；脉细，皮寒，气少，前后泄痢，饮食不进，曰五虚。

诸病皆出者为虚，入者为实；言者为虚，不言者为实；缓者为虚，急者为实；外痛内快为外实内虚，外快内痛为外虚内实。其有心腹皮肤内外而俱痛，按之而止者，虚也；按之而痛者，实也。《内经》所谓皮虚则热，脉虚则惊，肉虚则重，筋虚则急，骨虚则痛，髓虚则堕，肠虚则溏泄，三阳实三阴虚则汗不出，三阴实三阳虚则汗不止。

若夫脉浮而缓，自汗恶风，法当解肌；脉浮而紧，无汗恶风，法当发汗。此谓表证之一虚一实也。脉伏而牢，腹痛秘结，法当下之；脉沉而弱，厥冷自利，法当温之。此谓里证之一虚一实也。内实之证，心下牢强，腹中痛满，前后不通，干呕而无物出者死；内虚之证，厥阴烦躁，吐利而不止者死。是不可不知，此其大略也。若夫神而明之，引伸触类，变化无穷，存乎其人矣。

表里虚实

明脉之道，须辨表里虚实四字。表，阳也，腑也。凡寒暑燥湿风之邪袭于经络而未入于脏腑者，皆属于表也。里，阴也，脏也。凡喜怒悲忧恐之气蕴于心腹之内，而不能越散；或甘酸辛苦咸之积留于脏腑之内，而不能通泄，皆属于里也。虚者，元气之自虚也，精神耗散，气力衰竭也。实者，邪气之实也，正气本虚，邪乘虚而入之，邪正相并则实也，非元气之自实也。故虚者补其正气，实者泄其邪气，为此大法也。

知脉虚实

虚实者，脉之刚柔也。按之浮中沉皆有力为实；迟大而软，按之豁然空者为虚。虚实皆以内之有余不足占之，故以按而知也。经曰：其气来实弦，为之太过，病在外；气来虚微，为之不及，病在内。血实脉实，血虚脉虚，亦皆偶而言之。论表里虚实，必以此二脉中藏也。经曰：脉举之滑，按之微，看在何部，以断其脏。又，按之沉、小、弱、微、短、涩、软、濡，俱为脏虚。其脉举按皆盛者，实也。又，长、浮、数、疾、洪、紧、弦、大，俱为脏实。其脉浮而实大者，腑实也；轻手按之滑，重手按之平者，腑虚也。左右寸口沉结实大者，上实也；左右寸口弱而微者，上虚也。左右尺脉伏而涩者，下实也；尺中脉浮而涩者，下虚也。尺中微、涩、短、小，俱属下虚也。

许叔微曰：浮缓为表虚，伤风解肌；浮紧涩而有力为表实，伤寒发汗。沉而无力为里虚，可温；沉而有力紧实为里实，可下。此论伤寒表里虚实。凡此，学者非单论脉而有虚实之理。

长短脉说

长短者，脉之盈缩也。脉盈过于本位曰长，脉缩不及本位曰短。长有现于尺寸，有通现于三部；短只现于尺寸。盖必质于中，而后知过于中为长，不及于中为短也。故《内经》曰：长则气治，短则气病。脉有三阴三阳，而长短在其中，是亦偶而言之。又曰：人长脉长，人短脉短。乃因人形体而言之。若论贤人君子之脉，必宽静脉长，方能得其海量洪阔，其脉长静，往来有根也。

辨反关脉

病人平素无正取脉，须用覆手取之，脉必见也。此属反关脉，与正取同断。若平素正取有脉，后因病诊之无脉者，若以反手取之而脉出者，即阴阳错乱，宜和合阴阳而剂①之也。若覆取正取俱无脉者，必死矣。若见恶脉，又当覆手取之，必与正取相同。元气若绝，必难治矣。若与正取不同，乃阴阳错综，未必死。

辨胎脉息

动脉入产门者，有胎（谓出尺脉之外，曰产门，是其处动也）。尺中脉数而旺者，胎脉也（一云细滑而不绝者是；一云脉微是经脉闭塞而成胎；或带数是血盛之脉而受孕也）。左手尺脉浮洪者为男，右手尺脉沉实者为女。关部脉滑者与左右同断也（《素问》曰：滑为多血少气，欲有子也）。左手寸口脉浮大为怀男，右手寸口脉沉细为怀女。足太阳膀胱脉洪大是男，手太阴肺脉洪大是女。阳脉皆为男，阴脉皆为女。阳中见阴为女，阴中见阳为男。手少阴脉动甚者，妊子也。

两手尺脉俱浮洪为二男，俱沉实为二女。左手脉逆者，为三男（逆者子乘母也，即己所生之脉，谓之水行乘金，金行乘火，亦名为逆也）。右手脉顺者为三女（顺者母乘子也，即生己之脉，谓金行乘水，水行乘木，亦名顺也。为之有胎之深，当细辨可知也）。寸关尺部大小迟疾皆相应者，是怀一男一女（一云足太阳、手太阴脉俱洪者，一男一女）。脉滑而疾，三月胎候；但疾不散者，五月也；关上一动一止者，一月是；二动一止者，二月是。

中冲足阳明胃脉连胞络，脉来疾滑者，受孕及九旬。尺脉沉细而滑，或离经，夜半觉痛，日中而生。一云：左乳先有核者为男，右乳先有者是女。

---

① 剂：调解，调和。

平脉病脉

凡诊三部之脉，大小迟数一准，于尺寸阴阳相符，并男女左右强弱相应，与四时之脉不相反者，无病也。老人脉带弱，壮人脉带盛，男子尺弱而寸盛，女子尺盛而寸弱，瘦人脉显，肥人脉隐，皆无病也。其六部之内，若有一部独大独小，独迟独疾，与众脉不同者，一脏病也。若左右之脉强弱相反者，病也。凡六脉虽然相应，恐有太过不及之偏，或不应四时，不顺乎平脉，男女左右不分者，皆病也。若病脉见之，在上曰上病，在下曰下病，在左曰左病，在右曰右病。左脉不和，为病在表，为阳，在四肢；右脉不和，为病在里，为阴，亦在脏腑。

血气之应

人身藉以养者，血气耳。肺主气，肾纳气；心主血，肝藏血。血为阴，荣中而为主也；气为阳，卫外以为固也。此阳包阴而阴居内。气实则满，气虚则喘，血寒则凝，热则淖也。故治气不必调其血，而治血者必须导其气也。顾脉为气血之先，而血流必附气，气动则依血，血气相依则无病也。然有血实气虚者，有气实血虚者，有血气俱实者，有血气俱虚者。气阳也，血阴也。浮涩之脉，气也；沉滑之脉，血也。浮之而数，沉之而迟，气有余而血不足也；沉之而盛，浮之而衰，血有余而气不足也。洪紧之脉，血气俱实；微弱之脉，血气俱虚。浮弦者，阳中伏阴也；沉实者，阴中伏阳也。中缓之脉，血气相入而阴阳相和也。促者阳脉之极，故多出而逼于寸口；结者阴脉之极，故多入而近于尺泽。气耗则脉散，血滞则脉伏。此血气之应也。

脉病相反

病在阴阳表里，脉应阴阳表里，斯为相应，则病易愈。反者为逆。曰：何谓反？病在阳而见阴脉，病在阴而见阳脉，或脉沉而病在表，或脉浮而病在里，皆为逆也。大抵阳病见阴脉难治，阴病见阳脉易愈。虽然，阴病病久而形羸，脉反强实者，为逆也；阳病病久而身凉，脉带微者，此邪气减，反为之吉也。要知得病之初脉沉细，数日之后脉变浮大者，邪气自里而表，病将愈也；得病之初脉本浮大，经及数日，变为沉细实者，即病入里，病将进也。此其大要之至。

不内不外

察脉必以人迎、气口分内外所因者，乃学诊之要道也。所以《脉赞》云：关前一分，人迎主之。然有三因，不可不考。如疲极筋力，尽神度量，饮食饥饱，呼叫走气，房室劳逸，及金疮踒折，虎狼虫毒，鬼疰客忤，坠压溺水等因，外非六淫，内非七情，内外不收，必属不内不外。虽曰人迎紧盛伤于寒，气口紧盛伤于食，殊不知饮食入胃，能助发宿蕴。其所以应于气口者，由七情郁发，因食助见，本非宿食能应气口。且如阳宿食则脉浮大而微涩，宿食不化则脉沉紧；阴宿食则脉数而滑实，宿食成瘕脉则沉重，皆伤于胃也。宿食窒塞，则上部有脉，下部无脉，其人当吐不吐者死。此等名证，何曾应于气口？亦如疲极筋力，则脉弦数而实，筋骨则痛，皆伤肝也；疑思则滑，神耗则散，皆伤心也；诵谈耗气，脉濡而弱，呼叫走气，脉散而急，皆伤肺也；房劳失精，两尺浮散，男子遗精，女子半产，弦大而革，皆伤肾也。各与气口无与？况脏寒蛔厥，脉自微而浮，反为紧滑；胃虚不食，其脉必缓，亦有微涩；五饮停伏，浮细而滑；久蓄陈积，沉细而软；形虚自汗，脉皆微濡；挥霍变乱，脉自沉伏；僵卧坠下，脉则细滑；踒折伤损，瘀血在内，疝瘕症癖，并五内作痛，脉皆弦紧；中寒症结，脉则迟涩；五积六聚，食饮痰气，伏留不散，隧道节滞，脉皆促结；且消中热，尺中洪大；癫狂神乱，关上洪疾；气实脉沉，血实脉滑，气血相搏，脉亦沉实；妇人妊娠，脉滑调和。

六淫外伤六经

左手关前一分为人迎，以候天之寒暑燥湿风热。中伤于人，其邪自经络而入，以人迎纳之，故曰人迎。前哲方论，谓太阳为诸经之主，凡感邪，例自太阳为始。以此考寻经意，似若不然，若何？风喜伤肝，寒喜伤肾，暑喜伤于包络，湿喜伤脾，热喜伤心，燥喜伤肺，而以暑热一气，燥湿同源，亦无别论。以类推之，风当自少阳而入，湿当自阳明而入，暑当自三焦而入，寒当自太阳而入。《内经》云：阴为之主，阳与之正，别于阳者，知病从来。此之谓也。然至人调其脏气，而淫邪不入，故先七情而后六淫。凡诊治者，必先明其脏气，而运气亦次之，以为次第也。

足太阳伤寒，左手尺中与人迎皆浮紧而至盛。浮者足太阳膀胱脉也，紧者伤寒，盛者病进。其证头项腰脊疼痛，无汗恶寒，不畏风，此足太阳膀胱脉也。然膀胱者，州都之官，津液出焉，则津液府施于膀胱为当。津液同为津液府，乃肝胆之津液耳。

足阳明伤湿，右手关上与人迎皆涩细而长也。涩者足阳明胃脉也，细者伤湿，长者病袭。其证关节疼痛，重痹而弱，小便涩秘，大便飧泄。

足少阳伤风，左手关上与人迎皆弦浮而散。弦者足少阳胆脉，浮者伤风，散者病至。其证身热，恶风自汗，项强胁满。盖胆者清净之腑，肝藏血开窍于目；泣①，肝之液也。肝之余气溢入于胆，故胆在肝短叶之上，相并而居，内藏精汁三合，其汁清净也。

手少阳伤暑，左手尺中与人迎皆洪虚而数。洪者手少阳三焦脉也，虚者伤暑，数者病增。其证身热，恶寒头痛，状如伤寒（眉批：寄壬水之中），烦渴。心主于三焦为表里，心主脉历络三焦，手少阳脉遍属三焦，其治各有异。上焦如雾，中焦如沤，下焦如渎，各有法象，不偏在下，安可诊于尺也？《难经》曰：上部法天，主胸以上至头，即上焦；下部即中下焦，分诊明也。

足太阴伤湿，右手关上与人迎皆濡细而沉。濡者太阴脾脉也，细者伤湿，沉者病着。其证脚弱，关节烦痛，四肢冷，腹胀满。《素问》曰：脾与胃以膜相连，胃受五谷，脾气磨而消之。（刘时一曰：脾土属阴，胃土为阳。阴承阳化，气通祖房。阳受阴造，修士构庄。心肾相息，后天反央。己化真信，戊变意良。戊己恰洽，上下相当。脾土者守，号曰中黄。胃土流行，能收能放。卧土立土，表里和强。后天根本，圭一玄纲。譬如碾磨，阴承运阳。入食磨化，病也无妨。后天不绝，先天可养。）

足少阴伤寒，左尺中与人迎皆沉紧而数。沉者足少阴肾脉，紧者伤寒，数者病传。其证燥苦，口干而渴，背恶寒，反发热倦怠。肾之所摄者

---

① 泣：眼泪。

精，胞之所藏者溺，精溺之泄，同出一经。（盼蟾子曰：同出一门，内有隔户。盖凡医失此一节，不究精生之地处，故《道源精微》所云："气发则成窍，机息则窅茫。"根生于脊里，蒂系于坎水中央。逆修即天道，顺行人鬼乡窦。若曰精出膀胱，为津液之府，然五脏六腑皆有津液，非膀胱之所专主，故曰：膀胱合肾，为津液之府。）

足厥阴伤风，左关上与人迎皆弦弱而急。弦者足厥阴肝脉也，弱者伤风，急者病变。其证自汗，恶风而倦怠，及少腹急痛。夫厥阴肝脏，与胆为之表里，受东方之正气，禀少阳为之七，故分枚亦七，而丝络附于正脊，下行腰胯，气枢于左旋，故欲生风动气，幸与胆汁镇之。

手厥阴心包伤暑，在右尺中与人迎皆沉弱而缓。沉者心包脉也（眉批：藏癸水之中），弱者伤暑，缓者神倦。其证往来寒热，状如疟疾，烦渴眩晕，背寒而面垢，夜梦恐怯，昼则疑闷，时忘不安。

上分布六经感伤外邪之脉也。除燥热外，叙此四气，以为宗兆。若其传变，自当依六经别论，详究所伤。或热燥伤于心肺，亦当依六经推明理例调治。如四气兼并，六经交错，亦当随其脉证审处明白，或先或后，或合或并，在络在经，入表入里。四时之动，脉与之应；气候以时，自与脉期；微妙在脉，不可不察；察之有纪，从阴阳始；始之有经，从阴阳生，是此之谓。

六气为病

凡六气之伤人，寒为痛，暑为昏，风为缓，湿为重，气为痹，血为厥。故脉紧为寒，缓者为风，虚者为暑，沉濡者湿，促大者气，芤滑者血。凡一经之中，皆有表里，表阳里阴。六阴六阳合为十二经，在腑为表为阳，在脏为里为阴。浮则为腑，沉则为脏也。

七情脉论

七情之脉，内伤五志。喜则脉缓（缓，一作散），悲短（短，一作紧），忧涩，思结，恐沉，惊动，怒急（急，一作激）。

五情侮反受邪

人之五脏，配木火土金水，以养魂神意魄志，而生宜不息。凡怒喜思忧恐，为之五者。夫怒则魂门弛张，木气奋激，肺气乘之，故脉弦涩；喜则神庭融溢，火气赫羲，肾水乘之，故脉沉散；思则意含不宁，土气凝结，肝木乘之，故脉弦弱；忧则魄户不闭，金气涩聚，心火乘之，故脉洪短；恐则志室不遂，水气旋却，脾土乘之，故脉沉缓。盖此五情，动以不正，侮所不胜。经所谓"不恒其德，恃其能乘而侮之，甚则所胜来复，侮反受邪"，此之谓也。

歌曰：

浮风虚暑滑多痰，实壅弦劳迟主寒。

洪数热多芤失血，涩为血少缓虚疺。

紧痛沉里濡多汗，促结伏脉痰郁顽。

短是气虚长是积，动惊牢弱骨痛酸。

革崩半产细伤湿，散为气耗代亡焉。

相类脉辨

浮而有力为洪，浮而无力为芤。

浮而迟大为虚，虚甚者为之散。

洪散俱大，甚散无力，浮而柔细为濡。

沉行骨间，伏行骨上。牢大有力，弱细无力。三至为迟，有力为缓，无力为涩，有止为结，迟甚为败。浮大而软为虚，迟小而实，缓大而慢。迟缓同慢，有三至四至之异，大慢小衰之别。数而弦急为紧，流利为滑。数而有止为促，数甚为极，数见关中为动。滑则如珠，数则六至。细迟短散，时有一止曰涩；极细而软，重按之如绝者曰微。微涩俱小，而微无力。浮而柔细曰濡，沉而柔细曰弱。濡弱极软而细者，有浮沉之异。虚与芤同，皆以按而见，但虚脉浮大而迟，按之无力；芤类浮也，按之边有中空者是。浮沉有力为实，弦急弹手为紧。弦与紧之异，弦左右无而中直如弦，紧左右双弹而有如转索。

沉而实大，微弦而长者，为之牢。

沉伏牢同归下也，按之有余者曰沉，按之实大长弦者曰牢，按之不见者脉行筋下曰伏。

实牢弦紧皆兼长脉，涩微动结皆兼短脉。洪而有力为实，实而无力为洪。

轻诊即见，重按如欲绝者，微也。

往来如线而长者曰细也，浮细如线曰濡，濡类芤也，按之如无。沉细如绵曰弱，沉而极细如绝曰微，沉而极细不断曰细。

弦细同直长之形，同收敛之义，亦有小大之分。弦如弦直，细如线细。

脉来缓，时一止，复来者曰结；脉来动而中止，更来小数，中有还者反动，亦曰结，即阴脉是也。脉来动而中止，不能自还者曰代。

脉有相乘，有纵横顺逆者，何也？水行乘火，金行乘木曰纵；火行乘木，木行乘金曰横；水行乘金，火行乘木曰逆；金行乘水，木行乘火曰顺。

脉有伏匿者，伏匿在于何脏而言伏匿也？然谓阴阳更相乘更相伏也。脉居阴部反见阳脉者，为阳乘阴也，脉虽时沉涩而短，此阳中伏阴也；脉居阳部反见阴脉者，为阴乘阳也，脉虽时浮滑而长，此阴中伏阳也。重阴者癫，重阳者狂，脱阳者见鬼，脱阴者目盲也。

迟疾长短

呼者，脉之头也。初持之来疾去迟，此为出疾入迟，为内虚外实；初持脉来迟去疾，此为出迟入疾，为内实外虚。脉洪大紧急，病速进在外，苦头发热、痈肿；脉细小紧急，病速进在中，为寒，为疝瘕积聚、腹中刺痛也。

脉沉重而直前绝者，病血在肠间也。

脉直前而中散绝者，病消渴（一云浸淫痛）。

脉沉重，前不至寸口，徘徊绝者，病在肌肉遁尸。

脉沉重而中散者，因寒食成癥。

脉左转而沉重者，气癥，阳在胸中。

脉右转出，不至寸口者，内有肉癥。

脉累累如中止不至，寸口软者，结热在小肠膜中，伏留不去。

脉累累如贯珠不前至，有风寒在大肠，伏留而不去。

脉直前左右弹者，病在血脉中，衃血。

脉后而左右弹者，病在筋骨中。

脉前大后小，即头痛目眩。

脉前小后大，即胸满气短。

上部有脉，下部无脉，其人当吐，不吐者死。

上部无脉，下部有脉，虽困而无所苦。

灾怪恐怖

问曰：脉有灾怪者，何谓也？答曰：假令人病得太阳之脉，脉与病形症相应，因为作汤，当送汤之时，病者大吐若下痢，病腹中痛。因我前此来诊脉时不见此病，今反变易，故名灾怪也。若问何故？吐痢或因服药，今发者，或前医用药与今医用药相反相恶。凡乱服汤丸，恐变灾怪之症。

问：人病恐怖，其脉何类？曰：脉形如循丝，累累然，其面白色而形脱。

问：人愧者，其脉何类？曰：其脉自浮而弱，面形乍白而乍赤。

问：人不能饮，其脉何类？曰：其脉自涩，而口唇干燥也。

鬼祟脉论

鬼祟之脉，各从其位。以意推之。心脉常浮，瘟劳血鬼；肝脉频数，当是土地社神；肾脉弦急，定主落水而死；肺脉浮数，外路邪神刀伤；脾宫得紧，数犯土神而时疫同来。禳之则吉，药之可愈也。

凡脉若邪者，乍大乍小，乍疏乍数，即鬼祟之脉。

平人起法

何以知春得病？无肝脉也。夏得病，无心脉；秋得病，无肺脉；冬得病，无肾脉；四季之月得病，无脾脉也。

假令肝病，西行、食鸡肉得之，当以秋发，得病在庚辛日。家有腥死，女子以明要为灾。否者，若感金银物得之也。

假令脾病，东行若食雉兔肉及诸木果实得之。否者，当以春发，得病在甲乙日也。

假令心病，北行若食豚鱼得之。否者，当以冬发，得病在壬癸日。

假令肺病，南行若食马肉及獐鹿肉得之。否者，当以夏发，得病在丙丁日。

假令肾病，中央若食牛肉及诸土中物得之。否者，当以长夏发，得病在戊己日。

假令得旺脉，当于县官家得之。

假令得相脉，当以嫁娶得之，或相庆贺者得之。

假令得胎脉，当于产乳家得之。

假令得休脉，其人素有宿病，不治自愈也。

假令得囚脉，当于囚徒家得之。

假令得死脉，当于死丧感伤家得之。

此以大概言之。

古燕李时兰曰：若必欲如是，恐不尽然也，是在学人神明意慧而已。

何以知人露卧得病？阳中有阴。

何以知夏月得病？诸阳入阴也。

何知饮食中毒？浮之无阳，微细之不可知。

但有阴脉来疾去疾，此为水气之毒。脉迟者，食干物得之。

扁鹊脉法

寸口中，前后溢者，行风。

寸口中，外实内不满者，三风四温。

寸口者，劳风。劳风者，大病亦发，驶行汗出亦发。软风者，上下微微扶骨，是其诊也。表缓腹内急者，软风也。猥雷实来者，飘风。

从阴趋阳者，风邪。一来调，一来速者，鬼邪也。阴缓阳急者，表有风来入脏也。阴急者，风已抱阳入腹。上逑逑，下宛宛，不能至阳，流饮也。上下血微，阴强者，为漏癖；阳强者，酒癖也。伛偻不过，微反阳，澹浆也。

阴扶骨绝者，从寸口前顿趋于阴，汗水也。来调四布者，欲病水。

阴脉不偷，阳脉伤，复少津。寸口中，后大前锐，至阳而实者，癖食。小过阳一分者，七日癖；二分者，十日癖；三分者，十五日癖；四分者，二十日癖；四分中伏不过者，半岁癖。敦敦不至胃阴一分，饮䬸饵癖。外勾者，久癖也。

内卷者，十日以还。外强内弱者，裹大核也。

并浮而弦者，汁核也。

并浮而紧数，如沉者，病暑食粥（一作微）。

有内紧而伏者，麦饭若饼。

寸口脉倚阳，紧而细以微，瓜菜皮也；若倚如紧，荠藏菜也。

碛碛无数，生肉癖也；附阳者，多肉癖也。

小倚生，浮大如故，生麦豆也。

脉证相反

脉证相反而不可治者，如春夏浮涩，秋冬浮大，老人太过，少壮不及。

心痛脾痛，失血泄痢，中恶金疮，浮洪俱忌。伤寒热病，腹满水气，中毒发狂，沉细不吉。

产后溃痛，俱嫌洪实。咳嗽沉伏，虚痛搏指，喘急微缓，痿痹紧急。中病脉坚，外病脉涩。汗出脉盛，头痛短涩。虚劳心数，风家脾缓。霍乱吐泻，脉微而涩。人瘦脉大有喘，形盛脉微气短。更有伤寒阳病而脉逢阴，二周寸陷厥利而脉不至。脉微厥冷烦躁，脉迟而反消食。

四时相反

春三月木王，肝脉当先至，心脉次之，肺脉次之，肾脉次之，此为四时王令相顺是也。六月土王，脾脉当先，应至而反不至，反得肾脉，此为肾反脾也，七十日死。何为肾反脾？夏，火王，心脉当先至，肺脉次之，而反得此脉，为肾反于脾也。期五月、六月，忌丙丁。脾反肝，三十日死。何为脾反肝？春，肝脉当先至，而反不至，脾脉先至，是为脾反肝也。期正月、二月，忌甲乙。肾反肝，三岁死。何为肾反肝？春，肝脉当先至，而反不至，肾脉先至，是为肾反肝也。期七月、八月，忌庚辛。肾反心，二岁死。何为肾反心？夏，心脉当先至，而反不至，肾脉先至，是为肾反于心也。期六月，忌戊己也。

脉证似反

脉证似反非反，因之而变无伤。极实而有羸状，寒湿痉脉沉细。极虚而有盛候，虚脉大而无常。病虚脉细，因服寒凉而搏指；阴虚汗出，误服参芪而脉强。伤寒粪秘，脉迟胃实宜下，痛风兼秘何妨。

人脉不应

人脉不应，以证参详。人病而无恶证，脉和终吉。人安而有恶脉，病属膏肓。

各部不胜

各部不胜，脏属求之。左关浮涩，左尺沉微。右寸洪数，尺中缓迟，右关弦急，本病非宜。

无脉之候

无脉之候者，所因而不一。久病无脉，气绝者死。暴病无脉者，气郁而可治。伤寒痛风，痰积经闭。忧惊所伤，关格吐利。气运不应，斯皆勿忌，然亦有阴极之脉，六部弦静似无，形貌恢肥者宜，形枯者不宜。

寿夭刑伤

欲知寿脉与短长，须看命门而与肾，沉滑则寿居百岁，伏绝则命在须臾。短伏而沉，主溺水之厄；濡沉而涩，遭虎蛇之伤。若逢迟滞，防身危而遭跌；或遇沉涩，非自损而他伤。寒牢必主冻饿，沉滑自然安康。短伏主市伤之刑，紧数主疾病之苦。

脉有四难

重大之病，一日三脉多变，难治。沉疴日日脉不移，难治。痼疾岁月不改，难治。本脉皆平，络脉否者，宜攻击而却之。未有本脉病，络脉独平者也。伏经脉最难求，如积热之久，脉反沉细，而外证又寒。苟非兼施之法，何能而得知哉？世俗讳疾试医，医复讳情妄臆，而豪贵妇人，往往不得望闻，岂不自误也？此为四难之论。

《脉诀》非叔和辨

晦庵朱子曰：古人察脉非一道，今世惟守寸关尺之法。所谓关者多不明，独俗传《脉诀》词最鄙浅，非叔和本书，乃能直指高骨为关。然世之高医，以其书赝，遂委弃而羞言之（跋郭长阳书）。

东阳柳贯曰：王叔和撰《脉经》十卷，为医家一经。今《脉诀》熟在人口，直谓叔和所作。不知叔和西晋时人，彼时尚未有歌括，乃宋室中世人伪托，以便习肄尔。朱子取其高骨为关之说，不知其正出于《脉经》也。

七表八里九道之非

金陵戴同父曰：脉不可以表里定名之喻，轩、岐、越人、叔和皆不言表里脉诀。《脉诀》窃叔和之名而立七表八里九道，为世大惑。脉之变化，从阴阳生，可以阴阳对待而言，各从其类，岂可以一浮二沉为之定序，而分七表八里九道之名？大抵因浮而见者，皆为表；因沉而见者，皆为里。何拘于七八九之数哉？庐山刘立之以浮沉迟数为纲领，以教学者，虽似捷径，然必博学反约，而后能入脉之奥妙。若以此自足者，亦可谓之自画矣。

五逆之脉

《灵枢·五禁》篇曰：热病脉静，汗出脉盛燥，为一逆。病泄，脉洪大，为二逆。著痹不移，䐃肉破，身热，脉偏绝，为三逆。淫而夺形，身热，色夭然白，及后下血衃，血衃笃重，为四逆。寒热夺形，脉坚搏，为五逆。皆不治矣。

《玉版篇》曰：腹胀，身热，脉大，一逆；腹鸣而满，四肢清泄，其脉大者，二逆；衄血不止，脉大，三逆；咳且溲血，脱形，其脉小劲，四逆；咳而脱形，身热，脉小以疾，五逆。

又曰：腹大胀，四肢冷，脱形泄甚，为之一逆；腹胀便血，脉大时绝，为之二逆；咳，溲血，形肉脱，脉搏指，为三逆；咳呕，腹胀飧泄，其绝脉，为四逆；病阳脉阴，如见鬼神，为之五逆。

如是者，皆不可治。若不察古迹之遗喻，强图乱治，或针刺之，或异端之邪术，不合医道。

六脉绝验

冲阳绝，死，不治（冲阳是阳明胃经，脉在足大指后陷中，有动脉应指者是也）。

尺泽绝，死，不治（尺泽是太阴肺经，脉在手臂曲纹陷中，有动脉应指者是也）。

天府绝，死，不治（天府是手太阴肺经，脉在手臂内肩髃下，有动脉应指者是也）。

太冲绝，死，不治（太冲是足厥阴肝经，脉在足内大指后二寸，动脉应指便是此脉也）。

神门绝，死，不治（神门是手太阴心经，脉在手掌内侧，有动脉应指便是此脉也）。

太溪绝，死，不治（太溪是足少阴肾经，脉在足内踝下，有动脉便是此脉也）。

七诊死脉

弹石脉，在筋骨间，按举劈劈然，肾绝也。

雀啄脉，如雀之啄食，连连凑指，忽然止绝，良久复来。屋漏脉，如残漏之下，良久一滴，溅起无力。啄漏二脉，皆脾胃衰弱之绝也。

解索脉，指下散乱，无复次序也。

虾游脉，在皮肤，始则冉冉不动，少焉而去，倏而复来，游行而有止也。

鱼翔脉，其脉本不动而尾慢摇，待时忽而直翔，或喘行而不动。

釜沸脉，在皮肤，有出无入，涌涌如羹上之波。

此七脉，皆为死候。

真 脏 脉

真肝脉至，中外急如循刀刃，责责然如按琴弦，色青白不泽，毛折者乃死。

真心脉至，坚而搏，如循薏苡子累累然，色赤黑不泽，毛折者乃死。

真脾脉至，弱而乍疏乍数，色黄青不泽，而毛折者乃死。

真肺脉至，大而虚，如以毛羽中人肤，色白赤不泽，毛折者乃死。

真肾脉至，搏而绝，如指弹石辟辟然，色黄黑不泽，而毛折者乃死。

真脏脉者，盖五脏皆禀气于胃，胃即五脏之本也。脏气不能自致于手太阴，必因胃气，乃能致于太阴，故五脏各以其时，自为而致于手太阴。然邪胜则精气衰，故病甚则胃气不能俱致于太阴，而真脏之气独见矣。为病胜于脏，皆死脉而不治。

久病死期

久病反候，春沉夏微，秋洪冬浮，遇时命终。尺脉上不至关部，为之阴绝，绝于春夏；寸脉下不至关部，为之阳绝，死于秋冬。

虚数死期

细数无力，虚劳非宜。数而有间，月断死期。独审盛衰，三合①相期。如心独盛，申子辰危。数而无间，日断死期。旬余之内，如月而推。

平人止脉

平人止脉，年支参究。年支三合，如立鼎足。申子辰水，土为之附。

---

① 三合：运气学术语。

巳酉丑金局，亥卯未木局，寅午戌火局，五行四局。次审年支三合所属，属部逢止，是脏不足，死于不胜之年月支。不胜有五，假如申年肾止，子年六月不禄。呼吸定息，脉应五动。一息五动，则遍周五脏之气运矣。一至十乃天地生成之数，十息五脏循环十次，五十不见止脉，是五脏皆平也。凡五十动一止，则绝一脏。其脏绝之法，先从肾而后至脾也。脾脉本缓，伤于寒冷，其脉迟缓，甚者呕吐咳逆。十日以上不止，胃气必至冲心，半日而死。

论一动得二日之数，其故何也？十干系五行，五行有阴阳，金木水火土，阴阳各得二日，则有生克之理。故《内经》《难经》并以天干五行论克贼，《脉诀》又以地支并论。若支干上下纯为鬼贼之日为死，必六十日方遇。若死期之迫，何以克之？不如以天干一旬为期，依《内经》断，不失其拘也。

动脉当依人五脏次第而推，一动肺，二心，三脾，四肝，五肾。如肺沉，金生水，水渐盛则火灭，不三月而亡。盖沉而又沉，肺脏绝矣。二心，心属火，火克金，故死。但看火微则生，盛则死。设若肺气虚，则脉逆肺冷，是可忧也。三脾，脾属土，脉本缓，缓甚则胃气冲心，半日而死。四肝，肝属木，肝本木火之源，默默而沉，脉不应指者，木绝火亦绝，故死。盖肝病见涩，乃金克木，枯筋附骨，此肝绝之状也。五肾，肾属水，肾脉本沉，今沉而又沉，肾将绝也。

诸病宜忌

夫伤寒先辨人迎，及传而变，次别诸经。太阳脉浮，阳明脉长，少阳脉弦，太阴沉细，少阴俱沉，厥阴微缓。热盛者，脉浮大则生，沉小则死。已得汗者，沉小者则生，浮大者则死。

瘟疫之脉，散而难名。如长之类，则属阳明。沉涩细小，洪大有力则宁。

厥逆之证，亦有数般。沉数而伏为热，沉细不数为寒。脉至如喘为气，浮而实者为痰；气弱则微而甚细，血虚则大如葱管。若寸大沉又滑，唇青身冷难治。

厥逆汗出，脉坚强急者生，虚缓者死。

病若四肢厥逆，脉反浮大而短者死。

卒尸则沉大而滑，邪祟则脉状无常。

热病七八日，其脉微细，小便不利，口燥而脉代，舌焦干黑者死。

热病未得汗，脉盛燥疾，得汗者生，不得汗者难治也。

热病已得汗，脉安静者生，脉反躁者难治也。

中风之候，沉伏常逢，微涩迟缓为气，浮而大者为风。微虚迟滑虚候，独见沉滑痰壅，浮迟而虚则吉，急大实数为凶。

内伤则豁大无力，或隐而难寻。伤食则气口紧盛，或滑疾而沉。

脉虚身热，原因伤暑，或弦细似芤迟，按之力痿①，或弦洪而散大，隐而无据。

涩细濡缓，乃湿所余。滑疾热烦为热，大浮虚涩为寒，洪而动者必痛。若还浮者风煎。火热之病，数而实者为实，浮而虚者为虚。洪而有力易治，沉而细者必危。

洪滑伏大皆为痰滞，其脉既浮，吐之无疑。要识饮脉如何，偏弦浮滑而细。

咳嗽之脉，亦有数端。沉数者实热，浮紧者虚寒，弦涩者少血，洪涩者多痰。沉小伏逆难疗，浮大而濡可安。

上气喘嗽，虚实宜分。虚者果然浮大，实者必实而沉。脉滑而四肢缓者可治，脉涩而四肢寒者多迍②。

咳嗽脉浮直者生，沉紧者死。浮软者生，小沉大匿者必死。

咳嗽脱形发热，脉小坚急者死。

咳而呕，腹胀且泄，脉弦急欲绝者死。

疟脉自弦，弦数则热，弦迟则寒，或虚微而洪数，若无力以虚看。

霍乱之脉，伏代为常。涩洪滑为热甚，滑而弦者食伤。微而滑者吉兆，涩而数者凶殃。泄脉自沉，沉迟为寒，沉数为热，沉细微小则生，弦急浮洪死状。

痢疾多滑，或按之虚绝可医，沉小流连难治，数大者身热。

寸紧滑芤，呕吐而翻胃，若紧而滑者难治。

---

① 痿：弱。

② 迍（zhūn谆）：迍邅（zhān 沾），坎坷。此指预后不良。

膈噎之脉，须认识有痰无痰。关沉而大者气虚，缓而无力血虚，数而细气泄沉而涩。

鼓胀之脉，或迟滑而紧盛，或紧涩而浮数。若浮而缓者易治，虚大紧实则难瘳。

沉细附骨积多妨。弦而急者瘕候，弦而细者癥殃。沉小而实积聚，沉弦而直伏梁。关脉大而寸脉微，冷痞之楚；寸紧沉而实作痛，积块难当。虚而弱者莫疗，坚强急者应昌。凡积聚，腹大胀，四肢冷，脉长者生；腹胀满，便血，脉小疾者，死殃。

平人脉大，劳损而虚。大而无力阳弱，数而无力阴衰。上损者寸弱而涩，里乏者泛大无殊。尺微涩而少血，滑而弱者下虚。血羸者左手无力，气怯者右手须推。涩小弱虚，骨蒸发热，而咳嗽即死；沉取细数，内脱盗汗，而呕血者多危。

尺沉而滑，恐是虫伤。紧急莫治，虚小何妨？

眩晕之脉，浮则风，紧则寒，虚则暑，细则湿。死血则涩，弦滑多痰，久病必大而数有热。

头痛之脉，阳部紧弦，热必洪数，痰气则弦而带涩，风浮涩细，痰厥则滑而紧寒。

六经之痛，脉状宜分。浮紧太阳，沉细少阴。浮缓为厥阴之绪，弦细为少阳之经，沉缓太阴，长属阳明。浮滑风痰可治，短而涩者命倾。

心痛甚者，其脉必伏，阳微而阴弦，或短而又数。右手实者痰积，紧实大便必结，沉迟而细为生，紧大坚实夭折。

腹痛之脉，常紧急而伏小，或动细以沉弦，弦食滑痰。详治实者急可通便，细小而迟易已，数而紧坚难治。

腰痛之脉，亦难推测。肾虚者脉大，血死者脉涩。滑伏为痰之滞，濡弱乃湿之积。沉结而紧寒拟，弦而浮者风治。

胁疼痛之候，其脉双弦。紧细而弦为怒气，沉而濡者，须作郁看。

诊目病，赤脉从上而下者，太阳之病；从下而上者，阳明之病；从外入内者，少阳之病。

病若目眩眩眩，脉反大而缓者死。

病若耳聋，其脉反浮大而涩者死。

《千金翼》：三脉大者生，沉迟细者难治。

脉来沉而多弦是气，沉而滑者气兼痰饮。沉极者必伏，涩弱者难治。

弦紧急搏，疝脉之状。察其何部，以识其脏。沉紧豁大为虚，弦紧相搏寒羔。

肾肝心俱小急不鼓，皆为瘕也。

肾肝并沉为石水，并浮为风水，并虚为死，并小弦而欲惊。

肾脉太急沉，肝脉太急沉，皆为不祥。

心脉搏滑急为心疝，肺脉沉搏为肺疝。脾脉外鼓沉为肠澼，久自已；肝脉小缓为肠澼而易治。肠澼，便血身热，脉不悬绝，滑大则生，悬涩者死。肠澼，下白沫，脉沉则生，浮则死。

肠澼，下脓血，脉沉小流连者生；数疾且大，有热者死。

肠澼，筋挛，脉小细安静者生，浮大紧者死。

脚气之候，其脉何类？浮弦必定为风，濡者须将湿议，迟涩可审其寒，洪数多原热炽。怒紧而细者悲忧，涩而结者为气。左尺不应命难痊，寸口无常者君莫治。

蜃蚀阴疟，其脉虚小者生，紧急者死。

欲知痿脉何如？滑疾洪缓是则。

浮涩迟紧，痹证可别。虚与痰者为滑，迟寒而数为热，浮则别为风盛，濡则知其湿结。

凡诸血证，脉状多芤。沉细流连，身凉脉静则愈；浮大洪数，身热脉燥可忧。

吐血衄血，脉沉细而滑，小弱者生，实大者必死焉。

唾血，脉紧强者死，滑者生。

癫痫为病，痰结心胸，或滑而坚疾，或浮大与弦洪。沉数须知热，洪长却是风。虚弦惊里得，阳证必浮洪。欲识阴痫证，沉脉是其宗。若虚而弦急，沉小实相逢。目瞪如愚者，天命亦将终。

欲知厥证，亦有数般。沉数而伏为热，沉细不数为寒。脉至如喘为气，浮而实者为痰。气弱则微而甚细，血虚则大如葱管。若寸大沉而又滑，唇青身冷治亦难。

寸动而虚，惊悸须防。神短脉弱，尤恐健忘。

尺脉上不至关为阴绝，寸脉下不至关为阳绝。阴阳相绝，人何以依？

消瘅，脉实大，病久可治。脉悬小坚急，病久不可以治。

消渴之候，必滑而微。濡散者血虚气实，洪盛者阳盛阴衰。虚小短浮莫治，数而大者堪医。消渴脉沉小者生，实坚大者死。

遗精带浊，须凭于尺。必动结似紧芤，或细微而沉涩。洪大无力为虚，洪而数者为热。若夫迟者生之途，急疾虚浮死之殃。

淋漓之脉，多数而细。少阴微者必阴疮，男子则淋而气闭。大而实者堪医，虚而涩者难医也。

小便闭者，浮结而涩。芤则溺必红，数则小便黄赤，实则知其癃闭乃膀胱之热。

大便不通，亦名秘结。沉细虚迟为虚，脾脉沉数为热，右尺多浮谓之风结。

黄疸之脉，沉细浮缓，由此而别寒热。癥瘕，脉代而绝者死。

蹬疮出血，脉多沉细。虚细微缓则生，急实大数休治。

矿疮血出一二石，脉来大，二十日死。

矿刺血出不止，其脉乃止，六七日死，滑细者生。

从高颠仆，有血而腹胀满，脉强坚者生，小弱细者死。

中毒之候，尺寸数紧。洪大者生，细而微者必危，迟而涩者多殒。

人病甚而脉不调，难治。人病甚而脉洪者，易瘥。

内外俱虚，身冷汗出，微呕烦躁，手足厥逆，脉微而细者乃死。

老人脉微，阳羸阴强者生，脉倏大复加急者死；阴弱阳强，脉至而代，寄月而死。

羸人得燥脉，时复加燥，死。

肥人脉细小如丝，欲绝者必死。

人身涩而脉往来滑者，死；人身滑而脉往来涩者，死。

人身小脉大，身大脉小，身长脉短，身短脉长，俱死。

五脏满脉

肝满、肾满、肺满皆实，则为之肿。

肺壅，喘，两胁满。

肝壅而胠满，卧则惊，不得小便。

肾壅，脚下至小腹满，胫有大小，髀骱大跛而易偏枯。

心脉满大，痫瘛筋挛。肝脉小急，痫瘛筋挛。

死脉总类

脉至如火初燃，心精之予夺也，草干而死。

脉至如散叶者，肝气予虚也，木叶落而死。

脉至如省客，省客者，脉塞如鼓，肾气予不足也，悬去枣华而死。

脉至如泥丸，胃精予不足也，榆荚落时死。

脉至如横格，胆气予不足也，秋禾熟而死。

脉至如弦缕，胞精予不足也。病善言，下霜而死；不言者，渐可治。

脉至如交漆，交漆者，左右旁至也，微见十日死。

脉至如涌泉，浮鼓肌中，太阳气予不足也，少气味，韭英后而死。

脉至如颓土，按之不得，肌气予不足也。五色先见黑白，羸发者死。

脉至如悬雍，悬雍者，浮揣切之益大，十二俞之予不足也，水凝而死。

脉至如偃刀，偃刀者，浮之小急，按之坚大急，五脏蕴热，寒热独并于肾也，如此，其人不得坐，立春而死。

脉至如丸滑不直手，不直手者，按之不可得也，是大肠气予不足也，枣叶生时死。

脉至如春者，令人善恐，不欲坐卧，行立常听，是小肠气予不足也，季秋而死。

三部脉虚而涩，或虚滑虚缓，或而弦急，长病及颠病得之皆死。

三部脉实而小，长病得之死；实而滑，长病得之生，卒病得之死；实而缓，实而急紧，皆生；实而紧急，癫痫亦可治。

三部脉强非称，其人之病便死。

三部脉赢，非其脉，得之死。

三部脉粗，长病得之死，卒病得之生。

三部脉细而软，细而数，微而紧，长病得之则生。

三部脉大而数，长病、卒病得之皆死。

三部脉厥微而伏，长病得之死。

三部脉浮结、浮滑，长病得之死；浮而数，长病、风病得之生，卒病得之者死。

三部脉芤，长病生，卒病者死。

三部脉弦而数，长病生，卒病死。

三部脉革，长病死，卒病生。

三部脉坚而数，如银钗股，蛊毒病必死；数而软，蛊毒病得之生。

三部脉潏潏如羹上肥，长病得死，卒病生。

三部脉连连如蜘蛛丝，长病得死，卒病生。

三部脉如霹雳，长病得之，三十日死。

三部脉如弓弦，长病得之者死。

三部脉累累如贯珠，长病得之者死。

三部脉如水淹然流，长病者不治自愈。

三部脉如屋漏，长病十日必死。

三部脉如雀啄，长病七日必死。

三部脉如釜中汤沸，朝得暮死。

《元汇医镜》卷之二

浮

浮脉为阳，举之有余，按之不足。《脉经》曰：如微风吹鸟背上毛，厌厌聂聂（轻泛之貌）。故《素问》曰：如循榆荚。崔氏曰：如水漂木。黎氏曰：如捻葱叶。浮者，不沉也。轻手举之，出于指面，大而不实；中手寻之，仿佛之间，或有或无；沉而按之，无形可见。其病在表，为气有余而血不足也。脉在皮肤之间，满指上曰浮，为风虚运动之候，为胀，为风，为痞，为满，为不食，为表热，为喘。

浮大伤风鼻塞，浮滑疾为宿食。

浮滑为饮，浮缓风湿，浮数风热，浮紧风寒，浮迟中风。浮长气有余，浮短气不足。浮虚伤暑，浮芤失血，浮洪虚热，浮散劳极，浮大则渴。浮涩为气，有力表实，无力表虚。浮而有力为洪，浮而迟大为虚，虚甚为散。浮而无力为芤，浮而柔细为濡。

浮而散者心也，浮而短涩者肺也。浮而虚犹在肺，浮而实知入里不可解。浮而数脉应发热，反恶寒者疮疽也。

《脉诀》曰：寻之如太过，乃浮兼洪紧之象，亦非浮脉也。

左寸浮大而散，心气耗也，神乱之烦。浮数小肠热，主小便赤涩。浮而虚迟，心气不足，心神不安。浮而洪数，心经发热。

左关浮主腹胀，浮缓伤风。浮弦连出寸口，头疼。浮芤，失血血虚身痛。连上寸口为衄血，为目赤；连下尺为小便出血，为妇人血崩，为男子胁肋蓄血不散而痛。浮数，风热入肝经。浮促，怒气伤肝，心胸逆满。浮大，胸胁胀满。

左尺浮，膀胱风热，小便为赤涩。浮涩，遗精失精。浮芤，男子小便出血，女人崩中带下。浮数，小便赤，兼少腹热痛。浮迟，脐下疝气冷痛。浮弦，下部感受寒邪，又主腰下拘急之痛。浮而滑劲，房事过多，女为阴中伏阳，有妊也。

右寸浮，为伤风，喘咳清涕。浮大，气不和，胸中喘满。浮而劲，胸中寒邪，痰咳，肩背而疼痛。浮洪，心火克肺，胸中结热，主咳。浮弦，肺受寒邪，肩背拘急。浮迟，肺寒，气短喘嗽。浮滑近气口，肺胃寒饮，咳逆者，阳中亦伏阴也。

右关浮者，脾虚中满。浮大，腹中胀满。浮迟，脾胃虚弱。浮滑，胃寒积，又主胃中恶食。若近尺，为之泄痢。浮弦，脾气冷痛，为木克土也。或弦缓，乃脾为肝木所侵，肝为血为阴，有脾寒①之险也。

右尺浮，风邪客下焦，大便秘也。浮而紧，大便秘，肛门疼痛。浮芤而滑，皆为肠风。浮虚，元气耗散，大便多涩，乃为虚秘。浮数，为风热，为气不和，乃风热入大肠，故此大便秘结，宜当疏风顺气为之妥。

浮长上至关脉，为脾胃实，腹中热气胀满。

沉

沉脉为阴，举之不足，按之有余，重手按至筋骨乃得。《脉经》曰：如绵裹砂，内刚外柔也。杨氏曰：如石投水，必极其底也。

沉者不浮也，轻手举之不见，重手按之乃得。沉为在里，然有沉而数，沉而迟，因迟数以辨其虚实。盖表实里虚，邪气乘虚而入，邪既内伏则里实，脉行筋下而近骨也。为实，为寒，为气，为水，为停饮，为癥瘕，为胁胀，为厥逆，为洞泄。

沉则为气，又主水蓄。沉迟里寒，沉数里热。沉滑痰饮，沉涩气郁。沉弱寒热，沉缓寒湿。沉紧冷痛，沉牢冷积。沉细少气，沉伏霍乱。沉弦心腹冷痛，或迟数不定者，为之虫积。

细小为微，无力为弱。有力里实，无力里虚。疮肿脉沉，邪气深重。沉行筋间，伏行骨上。牢大有力，弱细无力。

《脉诀》言：缓度三关，状如烂绵者，非也。沉有缓数及各部之沉烂，绵乃弱脉，非沉脉也。

左手沉弦，主身体拘急冷痛。沉而细，元气不足。沉为阳虚，细为阴

---

① 脾寒：疟疾的别名。

虚。沉细者，阴阳俱虚也。沉而实者，邪气伏在内也。左手见之，血壅气滞皮肉之内，或将结而为痈疽也。

右手见沉，主积热于内，大便坚硬，宜下之。沉者脉见阴部，沉而实者阴中伏阳也。沉而滑者，阴气独盛，阳不能入也。寒邪入于阴脉，沉而兼滑也。

寸沉滑为痰饮，关沉滑为积聚，尺沉滑为脱阴，小便频数也。沉而牢者为肾脉，在寸为逆，在尺为顺，在关为之阴乘阳也。沉脉左手见之，病在筋骨；右手见之，病在于脏。夏月脉沉迟，俱忌也。

左寸沉，心内寒邪为痛，胸中痰饮胁痛也。

左关沉，伏寒在于经，两胁刺痛。沉弦，疢癖内痛。

左尺沉，肾脏感寒，腰背冷痛，小便频浊，男积冷，女为血结。沉而细者，胫酸阴痒，便有余沥。

右寸沉，肺冷，上焦有寒痰停蓄，虚喘少气。沉而紧滑，为咳喘；沉细而滑，骨蒸寒热，皮毛焦干也。

右关沉，胃中寒，积邪内伏，中满吞酸，沉紧悬饮。

右尺沉，病水涸，腰脚之痛，积气下伏。沉细，下痢及小便滑，脐下冷痛。右三部俱沉，为邪气在里。沉迟宜补之，沉数宜下之。

迟

迟脉为阴，一呼一吸三至，来去极慢。《脉经》曰：迟，不及也，以至数言之。呼吸之间，脉仅三至，减于平脉一至也，为阴盛阳亏之候。痼疾得之，为正气虚惫也。又重手得而短细为涩，少疾为缓，无力为濡。然迟而浮，寒在表；迟而沉，寒在里。居寸为气不足，居尺为血不足。《内经》曰：诸迟为寒，气寒则缩，血寒甚则凝。故迟脉行筋骨之间。

或曰：紧脉为寒，紧类乎数。今迟亦为寒，何也？盖寒气入荣卫之间，邪正相并则为热病，故脉紧。邪与正气相争，故脉紧。今迟为寒者，虚寒之谓也。荣卫本虚，寒邪因而袭之，虚寒相感而不能相争，故脉迟也。此乃取义不同。迟脉主脏，有力冷痛，无力虚寒。有力为缓，无涩有止为结，迟甚为败。浮大而软为虚，迟小而实，缓大而慢。迟为阴盛阳衰，缓为卫盛荣弱，宜别之。疮肿溃后，脉迟自痊；脓未溃而脉迟者，慎勿下。《脉诀》言重手乃得，是有沉无浮。一息三至，甚为易见。而曰隐隐，曰难状，是涩脉矣。其谬可知之耳。

左寸迟，心脏寒怯，精神短少，惨切齿，骨疼痛。

左关迟，筋寒急，手足冷，胁下痛。

左尺迟，肾虚便浊，女人不月也。

左寸迟，肺感寒冷，痰多而气短。

左关迟，中焦寒及脾胃伤冷物不食，迟为沉积。

右尺迟，为脏寒泄泻，小腹冷痛，腰脚肿胀。

数

数脉为阳，一息六至。《脉经》曰：去来促急也。《素问》曰：脉流薄疾。

数者太过也，一呼一吸六至，来去极数，过于平脉，减于疾脉，曰数，为阳盛阴亏之候。过则为数，不及为迟。迟数之脉，皆以呼吸取之。经曰：阳脉行迟今反数，则为病。故曰诸数为热，谓热气并于阳也。以脏腑言，数为腑病；论邪则为热，论病则为虚，为火，为烦渴，为燥结，为颊热，为目赤。上为头痛发热，中为脾热口臭，胃燥呕逆。数在寸，阳气有余也；数在尺，阴气有余也。有力实火，无力虚火。气口数实者肺痈；数虚肺痿。

数脉为阳，气血燔灼。数实为热，数虚为燥。浮数有力，寒伤经络；浮数无力，伤风痰嗽。沉数有力，实火内烁；沉数无力，虚劳为恶。杂病初逢，多宜补药；病退数存，未足为乐。数退证危，真元似脱。数按不鼓，虚寒相搏。微数禁灸，洪数为火。乍数乍疏，魂归岱岳。细数而虚，虚劳阴弱，兼沉骨蒸，兼浮喘作，加之嗽汗，喉痛俱恶。数候多凶，匀健犹可。惟宜小儿，伤寒孕疟。

数而弦急为紧，数而有止为促，数甚为极，数见关中为动。张仲景曰：脉数时见，则生恶疮。又曰：肺肝俱数则生疮。浮数振寒，身有痛处，皆主痈作疮肿。脉洪里热宜下。若溃后犹数甚者，不治也。脉在筋。

左寸数，头痛上热，烦渴，舌上生疮。数紧头痛，数虚生疮。数止肿毒，数健为狂，数短心痛。

左关数紧胁痛，数止多因怒过。数长浑身壮热，数弦肝火，为目痛生花多泪，头风疼痛，耳鸣。

左尺数而止，赤尿淋浊。数虚下部生疮，数渴不止，咽痛。

右寸数，火烁肺金。数紧喉痛，数滑喘咳。沉滑骨蒸，夏逢难保，吐血喉腥，面痹。

右关数，口臭脾热。浮数易饥易饱，胃反呕逆。

右尺数，热结下焦，粪燥。

滑

滑脉为阳中之阴，往来前却，流利辗转，替替然如珠之应指。《脉经》曰：漉漉如欲脱。滑者，不涩也。紧数而有力为滑，往来极快，活泼泼的，如珠之转，不能捉摸，为滑也。滑者阴气有余也。血之流行，气不能拘也。大抵血气相入则脉和缓，气胜于血则涩，血胜于气则滑。

又曰：血热则滑，脉行筋骨之间。为呕吐，为痰逆，为宿食，为经闭。滑而不断经不闭，其断者经闭，亦为血聚，为积热，为食溢。上为吐逆，下为气结。

洪滑者痰热，咳嗽眩运[①]。一二部逢，女妊可决。但滑而散，三月之胎。短滑酒伤，或为水逆。脉弱亦滑，是有胃气。滑杂大小，霍乱吐泻。秋逢浮滑，儿扶易瘥。沉滑反时，逢冬永决。滑数痰多，肌消死例。浮滑风痰，沉滑食痰。疮疽之病，若脉滑，脓未溃者宜内消；脓溃之后宜托裹，所谓始热而后为虚也。

《脉诀》言：关滑胃寒，尺滑脐似水，与《脉经》言关滑胃热，尺滑血蓄，妇人经病之旨相反，其谬可知。

左寸滑心热，亦主心中思虑太过，惊悸、梦想不安。滑而实大者，心热舌强。短滑尺涩，妇人血崩。

左关滑肝热，头目为患。又云：筋骨为寒，所袭为病。

左尺滑，小便淋漓，尿赤，茎中疼痛，遗精白浊，消渴。女带滑数为有妊。

---

① 运：通"晕"。

右寸滑，痰饮呕吐，胸中有寒，咳嗽。滑而实，肺热，毛发焦，膈壅，咽干，头目昏，涕唾粘。

右关滑，脾热口臭，及宿食不化，吐逆。滑实胃热。

右尺滑，因相火上炎而引饮食多，腹鸣脐冷，或时下痢，亦大肠宿食泄泻之疾。若带浮，亦为肠风之疾，妇人主血实气壅，月事不通。和滑为妊，滑而间有断绝者，为经闭也。不可不细辨之。

涩

涩脉为阴，细而迟，短且散，或一止而复来。《脉经》曰：参伍不调。《素问》曰：如轻刀刮竹。《脉诀》曰：如雨沾沙。通子真曰：如病蚕食叶。

涩者不滑也，虚细而迟，往来极难名状，曰涩。为阳气有余，气盛则血少，以气独行而且不应也，惟肺经宜之。涩为血少，为亡汗，为血痹痛，为伤精，为遗精泄痢。女人有孕为胎病，无孕为败血。浮涩而短，肺之本体。

浮涩恶寒，沉涩腹痛，紧涩为痹，弦涩少血，涩甚痰多，最难扶济。数更细涩，虚劳永决。

疮肿溃得涩脉，无妨也。《脉诀》言：指下寻之似有，举之全无。与《脉经》无干。经曰：滑者伤热，涩者中雾露金革。

左寸涩，心神虚耗，梦想不安，神多惊悸，以心神不足，肺反乘之，为微邪，补心可愈，亦为冷气心痛。

左关涩，荣血不足，精神憔悴，或盗汗无力，亦曰：肝虚血散，肋胀胁满身痛。

左尺涩，男子伤精及疝，女子月事虚败。若有妊娠，主胎漏。寸浮数而尺涩，主下利血清。沉弦细涩，腹疼阴证。

左寸涩，荣卫不和，上焦冷痞，气短臂痛。

右关涩，脾弱不食，胃冷而呕，饮食无味。

右尺涩，大便干涩，津液内竭，宜润肠生液，亦为小腹寒，足胫逆冷。

虚

虚脉为阴，迟大而软。按之无力，隐指豁豁然空。崔紫虚《脉经》云：形大力薄，其虚可知。浮大而迟，按之无力。

虚者不实也，迟大而软，举按豁然，往来细小，虚软无力，应手散细，如物浮水中，或满指而浮，或弱细而浮，而沉按之无力，轻手乍来，重手却去，脉仅三至而迟，为气血两虚，为伤暑。其或虚而数，为因劳中暑，为虚烦，为多汗，为恍惚惊悸，倦瘵汗出。虚大阳虚，病属内伤，为身热汗泄，为小儿惊风。疮肿脉虚，宜托里，和气养血。《脉诀》言：寻之不足，举之有余，止言浮脉，不见虚状。杨仁斋言：状似柳絮，散漫而迟。滑伯仁言：散大而软，皆是散脉，非虚也。

左寸虚，心虚神怖昏运。

左关虚，肝虚血耗眼花。

左尺虚，失精漏血阴痿。

右寸虚，肺虚喘促下血。

右关虚，脾虚寒泄体倦。

右尺虚，房劳损精泄作。

尺虚寸搏，血崩可决。肝肾并虚，则死不治。虚候宜补，右气左血，浮阳沉阴，尺寸仿例。

经曰：血虚脉虚。又曰：气来虚微为不及，病在内。又曰：久病脉虚者死。

实

实脉为阳，浮沉皆得脉大而长，微弦应指幅幅然。《脉经》曰：幅幅，坚实貌也。

实者不虚也，举按不绝，幅幅而长，动而有力，浮沉皆可见。轻手取之，应指而大；重手按之，壮而有力，不疾不迟。为血盛气壅，不能宣越，为三焦气满，为呕，为痛，为气寒，为食积，为气聚，为利，为伏阳在内。脉实而满，四逆头热，春秋为顺，冬夏为逆。

浮沉有力为实，弦急弹大为紧。沉而实大，微弦而长为牢，脉在血肉之间。疮脉实者宜下之，乃邪气在脏腑，皆实。《脉诀》言：尺实小便不禁，与《脉经》言尺实小便难，小腹痛之说相反也。洁古不知其谬，以为虚寒，药用姜附，误矣。

左寸实，心中积热，口舌生疮，咽喉疼痛。实大，头面热风，烦躁，体痛，面赤。

左关实，胁下满痛，筋骨间痛。实而浮大者，肝盛目暗赤痛。

左尺实，小腹痛，小便涩，为阳乘于阴，男子得之反为肾经不足，腰肾间痛。实而滑者，淋漓茎痛，溺赤；实而大者，膀胱热，溺难；实而紧者，腰痛。

左三部皆实而带浮，则为伤寒之证。

右寸实，胸中积热，痰嗽满咳。实而浮，肺热咽燥痛，喘嗽气壅。

右关实，伏阳蒸内，脾虚食少，胃气滞。实而浮者，脾热，消中善饥，口干劳倦，热胀于腹。

右尺实，脐下满痛，大便难，或时下痢，亦为热凝粪结。

右三部皆实，为阳毒入里，宜解利。

长

长脉为阳，不大不小，迢迢自若。朱氏曰：如揭长竿，末梢为平，如引绳，如循长竿为病。《素问》曰：长脉不短也。指下有余而过于本位曰长，浮取之似弦而大，沉取之似紧而不数。浮洪则实，紧实则脉长也，谓气血皆有余也。经曰：长则气治，脉在筋骨之间，为阳毒内蕴，为三焦烦郁，浑身壮热，坐卧不安，亦为风治。

长兼濡滑为平，长缓百病皆愈。心长神全，尺长根茂。

老逢长濡寿悠悠，急为胃气不足。浮洪而长，颠狂热深；伤寒热长，阳明热伏。

沉细而长为积，疮疡脉长宜消退之。

溃疡脉长，不治自已。实牢弦紧，皆兼长脉。

左寸长，胸膈虚胀。

左关长，肝气胁痛。

左尺长，经水愆期，男子下焦蕴热。

右寸长，痰郁气壅。

右关长，属于脾胃，兼洪伤于肉荤，兼滑伤于茶酒，兼涩鸡腐所伤，兼弦菜果之滞，兼濡酒伤作泄，兼急者腹中痛。

右尺长，疝气。

短

短脉为阴，不及本位。《脉诀》曰：应指而回，不能满部。《脉经》曰：短脉者，不长也。两头无中间有，不及本位曰短。呼吸数之似缓形，然切之如促，却往来和缓而至数匀，不如促之时一止也。大抵长必带紧，短必带缓。经曰：长则气治，短则气病，谓气不足以前导其血也。脉在血肉之间，为气虚，为阴中伏阳，为三焦气壅，宿食不化，为胀疼，为虚吐。

浮而短者，荣卫不行；沉而短者，脏有痞塞。上短下长，痛在头项；下短上充，清在腰足。戴同父云：短脉只在尺寸，若关中见短，上不通寸，下不通尺，为阴阳绝，必死矣。故关不诊短也。

长脉属肝，宜于春。短脉属肺，宜于秋。但诊肝肺，长短自见。涩微动结，皆兼短脉。

短而滑数酒伤神，浮而血涩沉为痞。寸主头疼尺腹疼，疮肿脉短真气不足。

洪

洪脉为阳。《脉经》曰：指下极大。《素问》曰：来盛去衰。通真子曰：来大去长。

洪脉者大而实也，浮手举之散而有力，中手寻之大而满指，沉手按之强而敌指。盖浮之而大，沉之而实，腾上满指曰洪。谓表病虽入里，而犹未尽入。血气为邪所并，脉在血肉之间，亦为表里皆热。洪大而数，定发谵语，血气燔灼，为烦燔，为咽干，为胃反，为大小便不通。

洪而有力为实，实而无力为洪。浮洪无力，虚火宜益；沉洪有力，实火宜泄。沉紧痛疝，洪长壮热。洪涩而弦，谓之三克，加以浮沉，随位而决。浮洪沉小，表强里怯。浮细沉洪反推，洪转为细病退。砭伤洪数暴吐，气弱暮洪朝细。服药有效脉形，今昨细洪互变。老人六脉浮洪，两寸洪盛俱逆。一部独洪病推，少壮逢洪可济。心微而肺洪盛，左胁一点之痛。心肝浮弦沉洪，肩背痛因提挈。肺脾浮洪沉涩，食少腹膨。洪细沉洪，睡中汗出。

疮肿脉洪大者，为病进。结脓未成，宜下之。脓溃后见洪大者，难治。若自痢者，不可救。詹炎举言：如环珠者，非。《脉诀》云：季夏宜之，秋季、冬季，发汗通肠，俱非洪脉所宜。盖谬者。

左寸洪，心经积热，眼赤，口舌生疮，头痛内烦。

左关洪，肝热，胁下及身满痛，四肢浮热。

左尺洪，膀胱结热，脐下热胀，肾虚而心火乘之，小便赤涩。

左三部皆洪，主为伤寒热病，发热烦渴。

右寸洪，肺热毛焦，唾粘咽干，洪紧者喘急。

右关洪，胃热反胃呕吐，口干，洪紧者为胀。

右尺洪，腹满，大便难，或便血。

右三部皆洪，三焦皆热，为伤寒病传入里而未尽。

微

微脉为阴，极细而软，按之如欲绝，若有若无。戴氏曰：细而稍长。《素问》曰：谓之小，气血微则脉微。微者细也，往来极细，迟而无力，应指于有无之间，依稀轻细，气血俱虚也。脉行肉间，亦为血少，不能冲灌其经也。为虚弱，为泄，为虚汗，为崩漏败血不止，为少气。浮而微者，阳不足，必身恶寒；沉而微者，阴不足，主脏寒下利。轻诊即见，重按如欲绝曰微，往来如线而长者曰细。

仲景曰：脉瞥瞥如羹上肥者，阳气微；萦萦如蚕丝细者，阴气衰。长病得之则死，卒病得之则生。疮疽溃后，脉微而匀，举自瘥也。

左寸微，心虚忧惕，荣血不足，头痛胸痞，虚劳盗汗。

左关微，胸满气乏，四肢恶寒拘急，胁胀。女人微后必患崩。

左尺微，败血不止，男为伤精尿血，女为崩带。

左三部俱微，恶寒体虚，浑身冷痛，头目眩，心气怯。

右寸微，肺经感寒，上焦冷痰不化，恶寒，语言气短。

右关微，胃寒气胀，宿食不化，脾虚噫气，心腹冷痛。

右尺微，脏寒冷利，脐下冷痛。

右三部俱微，元气弱，脏腑虚，饮食必减，大小便多。少年得之，房劳太过而精血不足。又云：两尺浮洪按微眇，病者入幽冥。

紧

紧脉为阳，来往有力。《素问》曰：左右弹人手也。仲景曰：如转索无常。《脉经》曰：数如切绳也。丹溪曰：如纫箄线。

紧脉者，有力而不缓也。其来劲急，大于弦而带数，小于长而带急。按之长，举之若切绳转索曰紧，紧为寒邪激搏，伏于荣卫之间，要有神气。《素问》未有紧脉之名，只谓之曰急。脉在筋，为寒，为痛，为风痫。

浮紧伤寒身痛，沉紧腹中有寒。紧而迟为寒，紧而数为热。浮紧而涩，俱属伤寒之始，无汗寒热鼻干，头背强直痛。中恶浮紧，咳嗽沉紧皆死。疮疽脉紧，气血沉涩，亦主痛也。若微紧而数者，未有脓也。若紧甚而数者，已有脓也。

左寸紧者，头热目痛，颈项强急。紧而沉者，心中气逆冷痛。浮紧者伤寒。

左关紧者，心腹满痛，两胁急痛，周身作痛。紧而盛者，伤寒作痛。紧实疬癖，浮紧筋痛。沉紧寒郁胁痛。

左尺紧者，腰脚软，脐下痛，小便难。

左三部皆紧，浑身热痛，为伤寒之候。

右寸紧者，鼻塞，咽膈热壅；浮紧头痛，兼大痰鸣喘急。

沉紧而滑咳痰，沉洪而紧喉痹。

右关紧，脾寒腹痛吐逆。浮紧腹胀；沉紧腹痛吐食。

右尺紧，大便涩难，脐下筑痛。又云：两尺浮紧骱痛，兼涩耳闭。沉紧溲涩腹痛，细紧小肠疝气。

缓

缓脉为阴。《脉经》曰：去来小，驶于迟。戴同父曰：一息四至。张大素曰：如丝在经，不卷其轴，应指和缓，往来甚匀。杨玄操曰：初春杨柳舞风之象。滑寿曰：如微风轻飐柳梢。

缓脉者不紧也，减于平脉，快于迟脉，往来舒缓曰缓。气血向衰，故脉为之徐缓。脉行肉间，有邪之诊，为之不及，曰缓。若阳脉浮大而软，阴脉浮大而软，阴阳同等，无有偏胜，为无邪之诊。脉见长缓，百病自瘳。

浮缓为风，沉缓为虚。细缓塞湿，洪缓湿热。缓大风虚，缓涩脾虚。缓弱气虚，中缓脾脉。缓生急死，在上项强，在下脚弱。疮肿溃后，其脉涩迟而缓易治，以其脉病相应，为有胃气。《脉诀》曰：缓主脾热口臭，反胃齿痛，梦鬼之病。皆出杜撰，与缓何干也？

左寸缓，心气不足，怔忡多忘，亦主项背之急痛。沉缓健忘，浮缓伤风。

左关浮缓，风虚眩运。缓沉气虚，单缓腹胀气结，主为血虚而风乘虚入于经络。

左尺缓，肾虚冷，男子小便数，女人月事多。沉缓溲频，浮缓足痿。

左三部俱缓，以浮沉别之。浮缓为风，沉缓气血弱。风邪气外袭，入于经络，脉必带浮而见。若沉而见之，非邪气也，乃五脏自为病也。不拘左右，寸尺皆然。

右寸缓，肺气虚，言语气短，浮缓伤风。

右关缓，脾家本脉，不浮不沉，从容和缓。若缓弱，胃气必虚。浮缓者，脾气结而腹中胀。沉缓者少食。

右尺缓，下寒脚弱，风邪秘滞。浮缓，肠风泄泻。沉缓，少腹感冷，亦寒积。

右三部皆缓而细者，三焦不和，乏力短气，饮食减而无味。缓而大者，胃气实，能食而腹满，或大病后，或伤寒后，为脾气滋复，大便必黄而软硬得之所也。

芤

芤脉为阳中之阴，浮大而软，按之中空边实。《脉经》曰：中空外实，状如慈葱。《素问》无芤之名。刘三点云：芤脉何似？绝类慈葱，指下成窟，有边无中。戴同父云：营行脉中，脉以血为形。芤脉中空，脱血之象也。

芤者边实而中空也，浮而举之滑而无力，中手寻之虚而不实，重手按之若有若无。盖芤之形，与葱叶相似，脉在筋血之间。凡二脉依稀相似，但浮带涩，芤带滑也。

在上部，吐衄痰红；在下部，崩漏便血。

疮肿得芤，脓溃后而易治，是为脉病相应。

芤脉者，长病得之则生，卒病得之则必死。

伪《脉诀》曰：两头有，中间无，脉有断截是也。又言：主淋漓，气入小肠，与失血相反。误也。

左寸芤，主心血妄行，因惊伤血，亦有为衄。

左关芤，主胁间血气空痛，或腹中瘀血，亦为呕血，目暗而赤，或胫经酸痛。

左尺芤，小便血，女人月事为病。

左三部皆芤，男子心肾不足，血弱精败，女人亦崩带。

右寸芤，胸中积血，鼻衄，近气口吐血，亦为红呕。

右关芤，胸胃间瘀血不散，滞结不食，亦为肠痈。

右尺芤，伤风，大便下血；前大后细，亦为之血脱。

右三部皆芤，五脏损伤，蓄血于脏腑之间，主吐血便血，衄血不定，而面黄垢腻，羸瘦。

弦

弦脉为阳中之阴。《素问》曰：弦脉端直以长。《脉经》曰：如张弓弦。《脉诀》曰：状若争弦。巢氏曰：按之不移，绰绰然如按琴瑟之弦。《刊误》曰：从中直过，挺然指下。

弦者按之不移，举之应手，浮取之小，欲紧而不数；沉取之，细而无力。为气血收敛，为阳中伏阴，或经络间为寒所入，气血凝聚，故为痛，为疟，为拘急，为寒热，为血虚，为盗汗，为冷痹，为疝，为饮，为劳倦。弦者，为木盛之病。

阳弦头痛，阴弦腹痛。单弦饮癖，双弦痼寒。浮弦支饮外溢，沉弦悬饮内痛。弦数多热，亦为痨疟；弦大主虚，弦迟多寒，弦细拘急，弦紧风寒，弦结为湿，弦滑为痰。弦急而散，杂病不吉。弦急疼痛，弦洪火炽。弦多胃少曰病，但弦无胃气者死候。轻虚似滑者平，滑如循长竿者病，劲急如张弓弦者死。弦紧数劲为太过，弦紧而细为不及，弦而劲病重。疮疽弦洪相搏，外紧内热，欲发疽也。《脉诀》曰：时时带数。又言：脉紧状如绳牵者，皆非弦象，今削之也。

左寸弦，头痛心惕，劳伤，盗汗乏力，浮弦沉大，心气痛；浮弦而大，按之涩，痫发如疾也。

左关弦，主胁肋作痛，胁下有水气疝癖，肩背拘急。弦紧为疝瘕，亦为血瘀。弦小寒癖，浮阳沉阴，内寒外热；浮阴沉阳，寒热反之。

左尺弦，主脚膝少腹痛，小便急涩痛。弦滑腰痛作甚。

左三部皆弦，寒邪入于经络，浑身拘急，亦作痛。

右寸弦，肺受寒，咳嗽，胸中有寒痰。

浮弦沉大，痰火所为；浮大而虚，鼻塞；浮弦头痛有时。

右关弦，冷食伤脾，饮食不化，心腹冷痛，亦为饮癖。浮弦胸膈噫气。浮弦按涩，易饱易饥。弦细者，倦眠。浮弦而急，发砂。弦细而急，肝经真脏。

右尺弦，肠风泄痢，脐下血气痛，下焦停水。

革

革脉为阴。仲景曰：革脉弦而芤。朱丹溪曰：如按鼓皮。仲景曰：弦则为寒，芤则为虚。虚寒相搏，此名曰革。男子得者，亡血失精。妇人得者，半产而漏下。《脉经》曰：三部脉革，长病得之则死，卒病得之则生。

李时珍曰：此即芤弦二脉相合，故均为失血之候也。诸家脉书，皆以为牢脉或者有革无牢，有劳无革，混淆不辨。不知革浮牢沉，革虚牢实，形证皆异也。

革者浮芤而弦，如按鼓皮，气血虚寒，革易常度。主男子亡血失精，真气不固，暴病可生，久病者命殂。

沈氏曰：阴阳革否[①]，其气沉伏在下，固结不移。其气欲上，出而不

---

① 否（pǐ 痞）：不通。

得，故曰革也。今多以革与牢混一而论也。

《素问》曰：浑浑革至如涌泉，绵绵其去如弦绝死，曰革。至如涌泉，流出之甚；绵绵其去，流而不返。如弦绝者，若弓弦、琴瑟弦断绝，不可再续，故曰死。

王贶曰：革脉浑浑如涌泉，谓出而不返也。为阴气革阳，又为溢脉。盖自尺而上，出于鱼际，是为离经而无根本。余谓此革，与牢原自不同，又有覆脉，自寸口下退，过而入尺必死。此等脉见于两手或一手，难以逐部求之也。

疮疽得此革脉者，为阴阳革否，邪气固结而不移矣。

牢

牢脉为阴中之阳。《脉经》曰：牢脉似沉似伏，实大而长，微坚而弦。扁鹊曰：牢而长者，肝病也。仲景曰：寒则坚，有牢固之象也。沈氏曰：似沉似伏，是牢之位也；实大弦长，牢之体也。

牢者坚牢之义，沉而有力，动而不动曰牢。阳入阴中，而阳被阴所伏，故脉则牢。轻手举之，重手按之，似滑而强，不来不去，曰牢。其脉在肉之下，而附之于骨也。亦曰：按之实大而弦，长居沉伏，断续不长曰牢。为表虚里实，胸中气促，为劳伤痿极。大抵其脉必无胃气，故诸家皆以为危殆之脉，又为胁痛胀满，气促疲劳。

扁鹊曰：软为虚，牢为实。失血者，脉宜沉细，反浮大而牢者死，虚病而见实脉也。

牢脉为里有余，主心腹寒痛，木来乘脾，疝癫癥瘕无虑，阴虚失血而不宜。

黄帝所谓牢脉与革脉，《千金翼》亦有以为牢是革，同一之义。然《内经》浑浑革至如涌泉，则此革与《脉经》伏沉之说不同，然革牢两义也。《难经》曰：牢而长者，肝也。牢阴长阳，因沉而得，为肝之平脉。又曰：脉之虚实，濡者为虚，紧牢者为实。以邪气甚为实也。或曰：如按鼓皮。鼓皮可以言革，而于实大弦长难以取象也。

脉书往往以牢、革为一，殊不知有牢则无革，有革则无牢。究而言之，诸书所谓牢者，坚也，坚牢为实也。仲景所谓革者，虚寒相搏也。辨脉形脉理，二者不同，不可混也。因牢论革及此。

《内经》云浑浑革至，当别作一样脉看也。

瘰疬结毒，诊得牢脉，不可内消。

《脉诀》不言形状，但言寻之则无，按之则有，脉入皮肤，辨息最难。又以牢为之死脉，亦云骨间疼痛，气居于表，皆谬也。

濡

濡脉为阴，即软。《脉经》曰：濡脉极软而浮细，如绵在水中。轻手相得，按之无有。《脉诀》曰：如水上浮沤，如绵浮水中，重手按之，随手而无，即此之象也。

濡者虚软之象，沾濡之义也。类雨露之沾衣，如棉絮之浮水，应手轻虚而无力，谓之濡也。

《内经》曰：软者，轻手取之软散无力，重手寻之涩不应指，为气血俱不及也。为疲损，为自汗，为下冷，为髓海亏耗，为伤湿，为失精，为亡血，为之麻痹。脉在皮骨之间，为濡也。

浮细如绵曰濡，沉细如绵曰弱，浮而极细如绝曰微，沉而极细不断曰细。

疮肿得濡脉，当补虚排脓托里。

《脉诀》曰：按之似有，举之还无。是微脉，非濡脉也。

左寸濡，心惊多虚，夜多盗汗，气短怔忡而噫气。

左关濡，荣卫不和，精神离散，体虚少力而目昏。

左尺濡，男为伤精阴痿，女为脱血，亦为小便数而自汗多。

左三部皆濡，四肢倦怠，精神不和，血少气虚，心神耗散，盗汗，肾水虚歇也。

右寸濡，身体恶寒壮热，气乏虚汗，或为痔瘘兼下血。

右关濡，脾软不化物，胃虚不进食，亦为食积旺极之候也。

右尺濡，下元冷惫，肠虚而泄痢。

右三部皆濡，胸中虚噎，肺中虚寒，脾胃虚极，下元痿，膝痹难，肠虚泄痢，或下寒难移。

弱

弱脉为阴。脉经曰：弱脉极软而沉细，按之乃得，举手无有。《素问》曰：弱脉以滑是有胃气，脉弱以涩是为久病，或病后。或老人见之，为顺也；或平人，或少年人见之，为逆也。弱主气虚之病是也。

仲景曰：阳陷于阴，故恶寒发热。又云：弱主筋，沉主骨，阳浮阴弱，血虚筋急。

柳氏曰：气虚则脉弱，寸弱则阳虚，尺弱则阴虚，关弱则胃虚也。

弱者软也，往来微细，软而无力，不能应指为弱。又云：沉细而软，怏怏不前，按之欲绝未绝，举之却无。由精不足，元阳亏损，故痿弱而不振。为之痼寒，为閧①热，为泄精，为虚汗。在寸为自汗，在关为不食，在尺为小便频数。其脉在皮肤之间。若疮毒见沉迟濡弱，皆宜托里。《脉诀》曰：轻手乃得。黎氏曰：譬如浮沤。皆是濡脉，非弱脉之谓。

左寸弱，阳虚心悸，自汗，多忘而梦想不安。

左关弱，筋脉微弱，四肢无力，妇人产后客风而面肿。

左尺弱，小便数，肾虚耳聋，骨肉酸痛。

左三部皆弱，荣卫不足，倦怠少力，老人得之为顺，少者得之房劳而虚损。

右尺弱，身冷多寒，胸中而气短。

右关弱，脾胃极虚，饮食不化而噫气。

右尺弱，大便滑，脐下冷痛，临晚热至。

右三部皆弱，三焦气怯，心腹冷，不能饮食，多睡忘事，精神短少。

散

散脉为阴。《脉经》曰：散脉大而漫散，有表亦无里。崔氏曰：涣漫而不收。柳氏曰：无统纪，无拘束，至数不齐，或来多而去少，或去多而来少，涣散不收，如扬花散漫之象也。戴同父曰：心脉浮大而散，肺脉短涩而散，即平脉也。心脉软散怔忡，肺脉软散出汗，肝脉软散溢饮，脾脉

---

① 閧（hòng 哄）热：即烘热。

软散胕肿，俱为病脉。肾软散与诸病脉代散者，即死脉也。《难经》曰：散脉独见则危也。柳氏曰：散为气血俱虚，是为根本脱离之脉。产妇得之则生，孕妇得之则胎堕。

散脉者不聚也，有阳无阴，漫无统纪，上多下少，来有去无，指下见得来动，一二至中又至一至，更不曾来去整齐。轻取之浮而缓，重取之大而虚，为气耗血弱，虚阳不敛而散于外也。又为心肾不济，脉在皮肉之间。散居两尺，名曰离魂也。

疮肿脓溃之后，而烦痛尚未全退，诊其脉洪滑粗散者，难治矣，乃正气虚而邪气实。又曰：肢体沉重，肺脉大则毙，是谓浮散之脉耳。

细

细脉为阴。《脉经》曰：细脉微小而常有，细直而软，如丝绵之应指也。《素问》谓之小也。王启玄曰：如莠蓬，其状柔细也。

细者微细而不大也，指下寻之，细细如线，稍大而微，常有且细。轻手取之微而绝，重手按之小而无力。沉而极细不断曰细。为血冷，气虚不足以充，故曰细也。为元气不足，乏力无精，内外俱冷，痿弱洞泄，为忧劳过度，为湿气伤腰肾，为积，为痛。在内及在下，细而数者阴衰，细而迟者阳微，脉在筋肉之下。

前细后大气短，前大后细脱血。六脉均细，男平而女怀胎也。洪细不调，病忌泄兼厥逆。

浮沉皆细而气虚，寸细则呕吐，关细胃虚腹胀，尺细泄痢遗精。

细为血少气衰，有此证则顺，否则逆。

吐衄得沉细者生，忧劳过度者脉亦见细。

疮肿脉细而沉，时直者里虚，而欲变证也。

《脉诀》曰：往来极微。是微反大于细，与经相背也。

伏

伏脉为阴。《脉经》曰：伏脉重按着骨，指下才动。《刊误》曰：脉行筋之下。

若伤寒，一手脉伏曰单伏，两手脉伏曰双伏，不可以阳证见阴为诊。

此乃火邪因郁不得发越，而阳极似阴，故脉伏也。必有大汗而解之，如久旱将雨，六合阴晦，雨后庶物皆苏之义。又有夹阴伤寒，先有伏阴在内，而外复感寒，故阴盛阳衰，四肢厥逆，而六脉沉伏。须投姜附及灸关元，脉乃复出。若太溪、冲阳皆无脉者，必死。

伏者匿也，隐而不见，沉而不动。初按之不见，次寻之肉中亦不见，次重手极按又无其象，直待推筋着骨而诊，方可见之矣。为阴阳潜伏，关格否塞之候，为积聚，为瘕疝，为食不消，为霍乱，为水气，为荣卫气闭而厥逆。关前得之为阳伏，关后得之为阴伏。

疮肿脉伏，邪气益沉。

《脉诀》曰：寻之似有，定息全无，固谬。又言徐徐发汗也。洁古曰：复以附子、细辛、麻黄主之。尤非也。

刘元宾曰：伏脉不可发，伏细少气，伏数热厥，是在临症之慧耳。

刘自济歌曰：病有千状万态，辨明虚实真伪。顷刻因果自造，深当求其精微。观形察色会悟，老弱强壮细推。辨别阴阳顺逆，气禀清浊盈亏。久病新病不一，诊问先后降培。施法领聆相理，大忌败绝限摧。五官气运黑现，准无黄光口垂。耳门烟云朝海，目神直视难窥。佯狂乱语邪见，若至伏脉命亏。时在临机妙术，弗可大意速为。心领神会测度，医学济世慈惟。

左寸伏，心气不足，为神不守舍，为阳虚，为陈忧抑郁，伏而不散。

左关伏，血冷，腰腿寒疼，或胁下寒气作疼。

左尺伏，肾寒精虚，不能与心相济，或疝瘕而时寒痛。

左三部皆伏，身体冷痛，血滞骨重，起止难。

右寸伏，胸中气滞，寒痰冷积，伏而不散也。

右关伏，胃中积块作痛，而脾胃停滞。

右尺伏，脐下冷痛，下焦虚寒，腹中痼冷也。

右三部皆伏，外入内，为阴所伏。

若平人右寸逢伏，毒发于寅、午、戌年。

关尺逢伏为积，或因痛极也。

动

动脉为阳。《脉经》曰：动乃数脉见之于关上，上下无头无尾，如豆大，厥厥动摇。仲景曰：阴阳相搏名曰动，阳动则汗出，阴动则发热。形冷恶寒，此三焦伤也。成无己亦曰：阴阳相因，虚则动。若阳虚则阳动，阴虚则阴动也。庞安常曰：关前三分为阳，关后三分为阴，关位半阴半阳，故动随虚而见。仲景曰：动则为痛，亦为惊。《素问》曰：阴虚阳抟，谓之崩。又曰：妇人手少阴脉动甚者，妊娠也。

动脉其状如数，多于关部见之，为虚劳体痛，为血脱，为泄痢，亦为男子亡精而妇人崩漏。

疮疽脉动，非痛而何？

《脉诀》曰：寻之似有，举之还无，不离其处，不往不来，三部沉沉，含糊不明。殊非动脉也。

詹氏曰其形鼓动如勾如毛者，尤谬。

促

促脉为阳。《脉经》曰：促脉来去数，时一止复来。又曰：如蹶之趋也。黎氏曰：徐疾不常耳。

促，阳脉之极也。数时止复来曰促，至数来多去曰促。阳独盛而阴不能相和，或怒气逆上，故为脉促。为气涌，为狂闷，为瘀血发斑，为气，为血，为饮，为食，为痰。盖先以气热脉数，而五者或有一滞留其间，故为促，非恶脉也。若渐加而渐退则生，亦可畏哉！又曰：阳盛阴亡，三焦郁矣。仲景曰：阳盛则促，主热蓄于里，下之则和。

疮肿脉促，宜急下之。

《脉经》曰：数而止为促。《脉诀》曰：并居寸口，不言时止，则谬矣。

李时兰曰：数止为促，缓止为结，何独寸口哉？

结

结脉为阴。《脉经》曰：结脉往来缓，时一止复来。结者阴脉之极也，阴气独盛，阳不能相入者，故结。往来缓而时止，恋于尺泽而不前曰结。经曰：阴盛则结，为癥瘕，为积聚，为七情所郁，为气，为血，为饮，为食，为痰。盖先以气寒脉缓，而五者或有一留滞于其间，则为结。经曰：

促结则生，代则死。

浮结，寒邪凝于经络，亦曰四肢浮肿。

沉结，积气伏于脏腑，亦曰大便下血。

经曰：浮结，外为痼积。沉结，内为积聚。

结甚则积甚，结微则气微。浮结外有痼积，伏结内有积聚，或汗或下，临时自斟酌矣。

浮沉结而浸内，多阴少阳为蛊。

伤寒结代，心悸气虚。

缓而止为结阴，数而止为结阳。又曰：动而中止，皆能自还为结。

疮疡脉结，为邪结也。溃疡脉结，渐匀易治，不调则死。

《脉诀》曰：或来或去，聚而却还。与结无干也。

仲景曰：累累如循长竿曰阴结，蔼蔼如车盖曰阳结。《脉经》又云：如麻子动摇，旋引旋收，聚散不常者曰结，主死。此三脉，名同而实异也。

代

代脉为阴。仲景曰：代脉动而中止，不能自还，因而复动也。吴氏曰：脉至还入尺，良久方来。

代，更代也。动而中止，不能自还，因而复动，由是复止，寻之良久复起，为代。代者气衰也。诸病见之，皆为不祥。主形容羸瘦，口不能言。若无病而人羸瘦，或见代脉有止，即一脏无气，并常人见之，真危亡之兆也。若因病气血骤损，以致元气不充，或风家痛家脉见止代，只为病脉。故伤寒家亦有心悸而脉代者，心腹痛亦有结涩止代不匀，无以为凶，盖九痛之脉，不可定准。

凡妊娠者，亦有脉代之候，此必三月之胎，俱无疑焉。

脉一息五至，肺心脾肝肾五脏之气皆足。五十动而一息，合天地大衍之数，谓之平脉。反此，则止先见于肾，则肾气不能至；四十动一止，则肝气不能至；或三十止，或二十止，或十止见之者，各有一绝。盖一脏之气衰，而他脏之气代至也。故经曰：代则气衰矣。

盖促结之止，亦无常数，与代不同，或二动一止即来是也。代脉之止，亦有常数而止者，还入尺中，良久方来也。代脉为脏气衰，或腹痛泻痢呕吐，下元亏损。若妇人有怀，必得代脉。或便脓泻泄便血，见代者则生，代散者则死矣。

歌曰：五十不止身无病，数内有止皆知定。四十一止一脏绝，四十之后多亡命。三十一止即三年，二十一止二年应。十动一止一年殂，更观气色兼形证。两动一止三四日，三四动止应六七。五六一止七八朝，次第推之自无失。

戴同父曰：脉必满五十动，应五脏，为五行。每脏各有十动，为之平脉。而《难经》《脉诀》《五脏歌》皆以四十五动为准。

大

大脉者，不小也。与浮洪相类，且浮之而有，沉之而无曰浮；浮之而散，沉之而实曰洪。大脉者，浮取之若浮而洪，沉取之大而无力为大。大为血虚，血少不能与气相入也，脉在皮肤之间。经曰：大则病进也。

疮脉浮大，肿焮于外，根盘不深，形症在表者，急须托里，使荣卫俱行，邪气不得内伤。

小

小脉者，不大也。浮深取之，悉皆损小。在阳为阳不足，在阴为阴不足。

前大后小，则头痛目眩。前小后大，则胸满气短。

疮肿脉小，服补剂而渐无者，吉兆也。

疾

疾脉者，盛也。快于数为疾，其来盛而急为疾也。六至为数，七至为疾，数而时一止为促，此三脉相类，而阳热之气轻重不同也。数极则变疾，疾极则变促，在阳犹可，在阴为逆。故脉沉细而疾，按之至骨，其至数不故者为死，脉在筋间。

疮肿溃后，脉数者犹难治，何况疾脉耶？

石

石脉者，重石之意也。经曰：冬脉石。又曰：举指来实者，肾脉也。

《素问》曰：冬应中权，则石者沉实之形，谓脉重沉犹水之就下也。弱而有力，水之形也。故浮之而无，沉之而有。实而有力为石也，其脉附于骨。

东垣脉诀

人身之脉，本乎荣卫。荣者阴血，卫者阳气。

荣行脉中，卫行脉外。脉不自行，随气而至。

气动脉应，阴阳之义。气如橐龠，血如波澜。

血脉气息，上下循环。十二经中，皆有动脉。

手太阴经，可得而息。此经属肺，上系吭嗌。

脉之大会，息之出入。初持脉时，令仰其掌。

掌后高骨，谓之关上。关前为阳，关后为阴。

阳寸阴尺，先后推寻。寸关与尺，两手各有。

揣得高骨，上下左右。男女脉同，惟尺则异。

阳弱阴盛，反此病至。

诊脉定息

调停自气，呼吸定息。四至五至，平和之则。

三至为迟，迟则为冷。六至为数，数则热症。

转迟转冷，转数转热。在人消息，临机分别。

迟数既得，辨明浮沉。浮表沉里，浅深斟酌。

浮数表热，沉数里热。浮迟表虚，沉迟冷结。

六部主候

察其六部，定在何部。一部两经，一脏一腑。

左寸属心，合于小肠。关为肝胆，尺肾膀胱。

右寸主肺，大肠同条。关则脾胃，尺命三焦。

身分三部

不特脏腑，身亦主之。上下中央，三部分齐。
寸候胸上，关候膈下。尺候于脐，直至跟踝。
左脉候左，右脉候右。病随所在，不病者否。

天人内外

浮沉迟数，有内外因。外因于天，内因于人。
天则阴阳，风雨晦明。人喜怒忧，思悲恐惊。
外因之浮，则为表证。沉里迟寒，数则热盛。
内因浮脉，虚风所为。沉气迟冷，数燥何疑？
表里寒热，风气冷燥。辨内外因，脉症参考。

五脏轻重

浮沉之脉，亦有当然。浮为心肺，沉属肾肝。
脾土中州，浮沉之间。肺重三菽，皮毛相得。
六菽为心，得之血脉。脾九菽重，得于肌肉。
肝与筋平，重十二菽。惟有肾脉，独沉之极。
按之至骨，举指来疾。脉理浩繁，总括于四。
六难七难，专衍其艺。

七表八里九道

析而言之，七表八里。又有九道，其名乃备。

合则为四

浮而无力，是为芤脉。有力为洪，形状可识。
沉而有力，其脉为实。无力微弱，伏则沉极。
脉迟有力，滑而流利。无力缓涩，慢同一例。

数而有力，脉名为紧。小紧为弦，疑似宜审。
合则为四，离为七八。天机之秘，神授之诀。

离为七八

举之有余，按之不足。泛泛浮浮，如水漂木。
芤脉何似？绝类于葱。指下成窟，有边无中。
滑脉如珠，往来转旋。举按皆盛，实脉则然。
弦如张弦，紧如细线。洪数之浮，大而力健。
隐隐约约，微杳难寻。举无按有，便指为沉。
似迟不迟，是谓之缓。如雨沾沙，涩难而短。
迟则极缓，伏按至骨。濡则软软，弱则忽忽。
既之七表，又知八里。九道之形，不可不记。

九道脉论

诸家九道，互有去取。不可相无，不可相有。
过于本位，相引曰长。短则不及，来去乖张。
形大力薄，其虚可知。促结俱止，促数结迟。
代止不然，止难回之。三脉皆止，当审毫厘。
牢比弦紧，转坚转劲。动则动摇，厥厥不定。
细如一线，小而有力。弦大虚芤，脉曰改革。
涣漫不收，其脉为散。急疾曰数，脉最易见。
即脉求病，病无不明。以病参脉，可决死生。

脉病不应

然有应病，有不相应。此最宜详，不可执定。
人安脉病，是曰行尸。人病脉和，可保无厄。

中风痰气

中风脉浮，滑兼痰气。其或沉滑，勿以风治。

或浮或沉，而微而虚。扶危治痰，风未可疏。

伤寒传经

寒中太阳，浮紧而涩。及传而变，名状难悉。
阳明则长，少阳则弦。太阳入里，迟沉必兼。
及入少阴，其脉遂紧。厥阴热深，脉浮厥冷。

治法大略

在阳当汗，此利小便。表解里病，其脉实坚。
　　阴阳俱盛，紧涩者寒。

风寒暑湿

阳浮而滑，阴濡而弱。此名中风，勿用寒药。
阳濡而弱，阴小而急。此非风寒，乃温湿病。
阴阳俱盛，病热之极。浮之而滑，沉之散涩。
惟有温病，脉散诸经。各随所在，不可指名。

暑湿分辨

暑伤于气，所以脉虚。弦细芤迟，体状无余。
或涩或细，或濡或缓。是皆中湿，可得而断。
疟脉自弦，弦迟多寒。弦数多热，随时变迁。
风寒湿气，合而为痹。浮涩而紧，三脉乃备。

脚　气

脚气之脉，其状有四。浮弦为风，濡弱湿气。
迟涩因寒，洪数热郁。风汗湿温，热下寒熨。

腰　痛

腰痛之脉，皆沉而弦。弦浮者风，兼紧者寒。

濡细则湿，实则闪错。指下既明，治斯不忒。

足　疾

尺脉虚弱，浮涩而紧。病为足痛，或是痿病。

下　痢

涩则无血，厥寒为甚。尺微无阴，下痢逆冷。

便　秘

热厥脉伏，时或而数。便秘必难，治不可错。

疝　气

疝脉弦急，积聚在里。牢急者生，弱急者死。
沉迟浮涩，疝瘕寒痛。痛甚则伏，或细或动。

痰气眩晕分辨风寒暑湿

风寒暑湿，气郁生涎。下虚上实，皆晕而眩。
风浮寒紧，湿细暑虚。涎弦而滑，虚脉则无。

治　法

治眩晕法，尤当审谛。先理痰气，次随证治。

呕吐霍乱

滑数为呕，代者霍乱。微滑者生，涩数凶断。
偏弦为饮，或沉弦滑。或结或伏，痰饮中节。

咳　嗽

咳嗽所因，浮风紧寒。数热细湿，房劳涩难。

右关濡者，饮食伤脾。左关弦短，疾极肝衰。
浮短肺伤，气虚咳嗽。五脏之嗽，各视本部。
浮紧虚寒，沉数实热。洪滑多痰，弦涩少血。
形盛脉细，不足以息。沉小伏匿，皆是危厄。
惟有浮大，而嗽者生。外证内脉，参考秤停。

气　痛

下手脉沉，便知是气。沉极则伏，涩弱难治。

气兼痰饮

其或沉滑，气兼痰饮。沉弦细动，皆气痛证。

心腹痛验

心痛在寸，腹痛在关。下部在尺，脉象显然。

惊　悸

心中惊悸，脉必代结。饮食之悸，沉伏动滑。

癫　痫

癫痫之脉，浮洪大长。滑大坚疾，痰蓄心狂。

邪　脉

乍大乍小，乍长乍短。此皆邪脉，神志昏乱。

汗　脉

汗脉浮虚，或涩或濡。软散洪大，渴饮无余。

遗　精

遗精白浊，当验于尺。结芤动紧，二证之的。

鼻头色黄，小便必难。脉浮弦涩，为不小便。

便　血

便血则芤，数则赤黄。实脉癃闭，热在膀胱。

失　血

诸症失血，皆见芤脉。随其上下，以验所出。
大凡失血，脉贵沉细。设见浮大，后必难治。

水肿分辨阴阳

水肿之症，有阴有阳。察形观色，问证须详。
阴脉沉迟，其色青白。不渴不泄，小便清涩。
脉或数沉，色赤而黄。燥尿赤溺，兼渴为阳。

胀　满

胀满脉弦，脾制于肝。洪数热胀，迟弱阴寒。
浮为虚满，紧则中实。浮则可治，虚则危急。

胸痞分别痰气

胸痞脉滑，为有痰结。弦伏亦痞，涩则气劣。

五　积

肝积肥气，弦细青色。心为伏梁，沉芤色赤。
脾积痞气，浮大而长。其色脾土，中央之黄。
肺积息贲，浮毛色白。贲豚属肾，沉急面黑。
五脏为积，六腑为聚。积在本位，聚无定处。
驶紧浮牢，小而沉实。或结或伏，为积为聚。
实强者生，沉小者死。生死之别，病同脉异。

伤　食

气口紧盛，为伤食兮。食不消化，浮滑为疾。

吐　泻

滑而不匀，必是吐泻。霍乱之候，脉代勿讶。

泄　泻

夏月泄泻，脉应暑湿。洪而数溲，脉必虚极。
治暑湿泻，分其小便。虚脱固肠，罔或不痊。

痢　脉

无积不痢，脉宜滑大。浮弦急死，沉细无害。

五　疸

五疸实热，脉必洪数。其或微涩，证属虚弱。

劳　热

骨蒸痨热，脉数而虚。热而涩小，必殒其躯。

头　痛

头痛阳弦，浮风紧寒。风热洪数，湿细而坚。
气虚头痛，虽弦必涩。痰厥则滑，肾厥坚实。

疮科痈疽

痈疽浮数，恶寒发热。若有痛处，痈疽所发。
脉数发热，而痛者阳。不数不热，不疼阴疮。

肺 痈

发痈之脉，弦洪相搏。细沉而直，肺肝俱数。
寸数而实，肺痈已成。

肺 痿

寸数虚涩，肺痿之形。肺痈色白，肺宜短涩。
死者浮大，不白而赤。临医深思。

肠 痈

肠痈难知，滑数可推。数而不热，肠痈何疑？
迟紧未脓，下以平之。洪数脓成，不下为宜。

产 育

阴搏于下，阳别于上。血气和调，有子之象。
手之少阴，其脉动甚。尺按不绝，此为有孕。
少阴属心，心主血脉。肾为胞门，脉应于尺。
或寸脉微，关滑尺数。往来流利，如雀之啄。
或诊三部，浮沉一止。或平而虚，当问月水。

脉分男女

男女有别，以左右取。左疾为男，右疾为女。
沉实在左，浮大在右。右女左男，可以预剖。

产 候

离经六至，沉细而滑。阵痛连腰，胎即时脱。

血 瘕

血瘕弦急，而大者生。虚小者弱，即是死形。

小产漏下

半产漏下，革脉主之。弱即血耗，立见倾危。

小 儿

诊小儿脉，浮沉为先。浮表沉里，便知其源。
小大滑涩，虚实迟驶。各依脉形，以审证治。

妇 人

大凡妇人，及夫婴稚。病同丈夫，脉即同例。
惟有妇人，胎产血气。小儿惊疳，变蒸等类。
各有方治，与丈夫异。要识妇孺，贵知证形。
问始之详，脉难尽凭。望闻问切，圣神工巧。
愚者昧昧，明者了了。

四季脉状

病脉诊法，大略如斯。若乃持脉，犹所当知。
谓如春弦，夏名钩脉。秋则为毛，冬则为石。
实强太过，病见于外。虚微不及，病决在内。
四脉各异，四时各论。皆以胃气，而为之本。
胃气者何？脉中之和。过与不及，皆是偏颇。

五脏主于四季

春主肝木，夏主心火。脾土乘旺，则在长夏。
秋主肺金，冬主肾水。

肝 脉

肝脉弦长，厌厌聂聂。指下寻之，如循榆叶。
益坚而滑，如循长竿。是谓太过，受病于肝。

急如张弦，又如循刃。如按琴瑟，肝死之应。

心　脉

浮大如散，心和且安。累累如环，如循琅玕。
病则益数，如鸡举足。死操带钩，后踞前曲。

肺　脉

浮涩而短，蔼蔼如盖。此肺之平，按之益大。
病如循羽，不下不上。死则萧索，吹毛飋飋。

肾　脉

沉濡而滑，肾平则若。上大下锐，滑如雀啄。
肾之病脉，啄啄连属。连属之中，然而微曲。
来如解索，去如弹石。已死之肾，在人审识。

脾　脉

脾者中州，平和不见。然亦可察，中大而缓。
来如雀啄，如滴漏水，脾脏之衰，脉乃见此。

肥瘦长短

又有肥瘦，修长侏儒。肥沉瘦浮，短促长疏。
各有诊法，不可一途。难尽者意，难穷者理。
得之于心，应之于指。勉旃小子，日诵琅琅。
　　　　造道之玄，筌蹄可忘。

四言举要

　　此歌乃宋时南康紫虚隐君崔嘉彦（字希范）道成后著此一篇，并著丹
书一部，曰《崔公入鬽镜》，共行于世。嗣后，时至蕲州月池子李言闻子
郁删补之。其曰：

脉乃血脉，气血之先。血之隧道，气息应焉。

其象法地，血之府也，心之合也，皮之部也。

资始于肾，资生于胃。阳中之阴，本乎营卫。

营者阴血，卫者阳气。营行脉中，卫行脉外。

脉不自行，随气而至。气动脉应，阴阳之谊。

气如橐籥，血如波澜。血脉气息，上下循环。

十二经中，皆有动脉。惟手太阴，寸口取决。

此经属肺，上系吭嗌。脉之大会，息之出入。

一呼一吸，四至为息。日夜一万，三千五百。

一呼一吸，脉行六寸。日夜八百，十丈为准。

初持脉时，令仰其掌。掌后高骨，是谓关上。

关前为阳，关后为阴。阳寸阴尺，先后推寻。

心肝居左，肺脾居右。肾与命门，居两尺部。

魂魄谷神，皆见寸口。左主司官，右主司腑。

左大顺男，右大顺女。本命扶命，男左女右。

关前一分，人命之主。左为人迎，右为气口。

神门决断，两在关后。人无二脉，病死不愈。

男女脉同，惟尺则异。阳弱阴盛，反此病至。

脉有七诊，曰浮中沉。上下左右，消息求寻。

又有九候，举按轻重。三部浮沉，各候五动。

寸候胸上，关候膈下。尺候于脐，下至跟踝。

左脉候左，右脉候右。病随所在，不病者否。

浮为心肺，沉为肾肝。脾胃中州，浮沉之间。

心脉之浮，浮大而散。肺脉之浮，浮涩而短。

肝脉之沉，沉而弦长。肾脉之沉，沉实而濡。

脾胃属土，脉宜和缓。命为相火，左寸同断。

春弦夏洪，秋毛冬石。四季和缓，是为平脉。

太过实强，病生于外。不及虚微，病生于内。

春得秋脉，死在金日。五脏准此，推之不失。

四季百病，胃气为本。脉贵有神，不可不审。

调停自气，呼吸定息。四至五至，平和之则。

三至为迟，迟则为冷。六至为数，数即热证。

转迟转冷，转数转热。迟数既明，浮沉当别。

浮沉迟数，辨内外因。外因于天，内因于人。

天有阴阳，风雨晦明。人喜怒忧，悲思恐惊。

外因之浮，则为表证。沉里迟寒，数则阳盛。

内因之浮，虚风所为。沉气迟冷，数热何疑？

浮数表热，沉数里热。浮迟表虚，沉迟冷结。

表里阴阳，风气冷热。辨内外因，脉证参别。

脉理浩繁，总括于四。既得提纲，引伸触类。

浮脉法天，轻手可得。泛泛在上，如水漂木。

有力洪大，来盛去悠。无力虚大，迟而且弱。

虚甚则散，涣漫不收。有边无中，其名曰芤。

浮小为濡，绵浮水面。濡甚则微，下任寻按。

沉脉法地，近于筋骨。深深在下，沉极为伏。

有力为牢，实大弦长。牢甚则实，愊愊而强。

无力为弱，柔小如绵。弱甚为细，如蛛丝然。

迟脉迟阴，一息三至。小驶于迟，缓不及四。

二损一败，病不可治。两息夺精，脉已无气。

浮大虚散，或见芤革，浮小濡微，沉小细弱。

迟细为涩，往来极难。易散一止，止而复还。

结则来缓，止而复来。代则来缓，止不能回。

数脉属阳，六至一息。七疾八极，九至为脱。

浮大者洪，沉大牢实。往来流利，是为之滑。

有力为紧，弹如转索。数见寸口，有止为促。

数见关中，动脉可候。厥厥动摇，状如小豆。

长则气治，过于本位。长而端直，弦脉应指。

短则气病，不能满部。不见于关，惟尺寸候。

一脉一形，各有主病。数脉相兼，则见诸症。

浮脉主表，里必不足。有力风热，无力血弱。

浮迟风虚，浮数风热。浮紧风寒，浮缓风湿。

浮虚伤暑，浮芤失血。浮洪虚热，浮微劳极。

浮濡阴虚，浮散虚剧。浮弦痰饮，浮滑痰热。

沉脉主里，主寒主积。有力痰饮，无力气郁。

沉迟虚寒，沉数热伏。沉紧冷痛，沉缓水蓄。

沉牢痼冷，沉实热极。沉弱阴虚，沉细痹湿。

沉弦饮痛，沉滑宿食。沉伏吐利，阴毒聚积。

迟脉主脏，阳气伏潜。有力为痛，无力虚寒。

数脉主腑，主吐主狂。有力为热，无力为疮。

滑脉主痰，或伤于食。下为蓄血，上为吐逆。

涩脉少血，或中湿寒。反胃结肠，自汗厥逆。

弦脉主饮，病属胆肝。弦数多热，弦迟多寒。

浮弦支饮，沉弦悬痛。阳弦头痛，阴弦腹痛。

紧脉主寒，又主诸痛。浮紧表寒，沉紧里痛。

长脉气平，短脉气病。细则气少，大则病进。

浮长风痫，沉短宿食。血虚脉虚，气实脉实。

洪脉为热，其气则虚。细脉为湿，其血则虚。

缓大者风，缓细者湿。缓涩血少，缓滑内热。

濡小阴虚，弱小阳竭。阳竭恶寒，阴虚发热。

阳微恶寒，阴微发热。男微虚损，女微泻血。

阳动汗出，阴动发热。为痛为惊，崩中失血。

虚寒相搏，其名为革。男子失精，女子失血。

阳盛则促，肺痈阳毒。阴盛则结，疝瘕积郁。

代则气衰，或泄脓血。伤寒心悸，女胎三月。

脉之主病，有宜不宜。阴阳顺逆，凶吉可推。

中风浮缓，急实则忌。浮滑中痰，沉迟中气。

尸厥沉滑，卒不知人。入脏身冷，入腑身湿。

风伤于卫，浮缓有汗。寒伤于营，浮紧无汗。

暑伤于气，脉虚身热。湿伤于血，脉缓细涩。

寒伤热病，脉喜浮洪。沉微涩小，证反必凶。

汗后脉静，身凉则安。汗后脉躁，热甚必难。

阳病见阴，病必危殆。阴病见阳，虽困无害。

上不至关，阴气已绝。下不至关，阳气已竭。

代脉上歇，脏绝倾危。散脉无根，形损难医。

饮食内伤，气口急滑。劳倦内伤，脾脉大弱。

欲知是气，下手脉沉。沉极则伏，涩弱久沉。

六欲多沉，滑痰紧食。气涩血芤，数火细湿。

滑主多痰，弦主留饮。热则滑数，寒则弦紧。

浮滑兼风，沉滑兼气。食伤短疾，湿留濡细。

疟脉自弦，弦数者热。弦迟者寒，代散者折。

泄泻下痢，沉小滑弱。实大浮洪，发热则恶。

呕吐反胃，浮滑者昌。弦数紧涩，结肠者亡。

霍乱之候，脉代勿讶。厥逆迟微，是则可怕。

咳嗽多浮，聚肺关脉。沉紧小危，浮濡易治。

喘急息肩，浮滑者顺。沉涩肢寒，散脉逆证。

病热有火，洪数可医。沉微无火，无根者危。

骨蒸发热，脉数而虚。热而涩小，必殒其躯。

劳极诸虚，浮软微弱。土败双弦，火炎急数。

诸病失血，脉必见芤。缓小可喜，数大可忧。

瘀血内蓄，却宜牢大。沉小涩微，反成其害。

遗精白浊，微涩而弱。火盛阴虚，芤濡洪数。

三消之脉，浮大者生。细小微涩，形脱可惊。

小便淋閟，鼻准色黄。涩小无血，数大何妨？

大便燥结，须分气血。阳数而实，阴迟而涩。

癫乃重阴，狂乃重阳。浮洪吉兆，沉急凶殃。

痫脉宜虚，实急者恶。浮阳沉阴，滑痰数热。

喉闭之脉，数热迟寒。缠喉走马，微伏则难。

诸风眩运，有火有痰。左涩死血，右大虚看。

头痛多眩，浮风紧寒。热洪湿细，缓滑厥痰。

气虚弦软，血虚微涩。肾厥弦坚，真痛短涩。

心腹之痛，其类有九。细迟从吉，浮大延久。

疝气弦急，积聚在里。牢急者生，弱急者死。

腰痛之脉，多沉而弦。兼浮者风，兼紧者寒。

弦滑痰饮，濡细肾着。大乃肾虚，沉实闪朒。

脚气有四，迟寒数热。浮滑者风，濡细者湿。

痿病肺虚，脉多微缓。或涩或紧，或细或濡。

风寒湿气，合而为痹。浮涩而紧，三脉乃备。

五疸实热，脉必洪数。涩微属虚，切忌发渴。

脉得诸沉，贵其有水。浮气与风，沉石或里。

沉数为阳，沉迟为阴。浮大出厄，虚小可惊。

胀满脉弦，土制于木。湿脉数洪，阴寒迟弱。

浮为虚满，紧则中实。浮大可治，虚小危极。

五脏为积，六腑为聚。实强者生，沉细者死。

中恶腹胀，紧细者生。脉若浮大，邪气已深。

痈疽浮数，恶寒发热。若有痛处，痈疽所发。

脉数发热，而痛者阳。不数不热，不疼阴疮。

未溃痈疽，不怕洪大。已溃痈疽，洪大可怕。

肺痈已成，寸数而实。肺痿之形，数而无力。

肺痈色白，脉宜短涩。不宜浮大，唾糊呕血。

肠痈实热，滑数可知。数而不热，关脉芤虚。

微涩而紧，未脓当下。紧数脓成，切不可下。

妇人之脉，以血为本。血旺易胎，气旺难孕。

少阴动甚，谓之有子。尺脉滑力，妊娠可喜。

滑疾不散，胎必三月。但疾不散，五月可别。

左疾为男，右疾为女。女腹如箕，男腹如斧。

欲产之脉，其至离经。水下乃产，未下勿惊。

新产之脉，缓滑为吉。实大弦牢，有证则逆。

小儿之脉，七至为平。更察色证，与虎口纹。

奇经八脉，其诊有别。直上直下，浮则为督。

牢则为冲，紧则任脉。寸左右弹，阳蹻可决。

尺左右弹，阴跷可别。关左右弹，带脉当决。

尺外斜上，至寸阴维。尺内斜上，至寸阳维。

督脉为病，脊强癫痫。任脉为病，七疝瘕坚。

冲脉为病，逆气里急。带主带下，脐痛精失。

阳维寒热，目眩僵仆。阴维心痛，胸胁刺筑。

阳跷为病，阳缓阴急。阴跷为病，阴缓阳急。

癫痫瘈疭，寒热恍惚。八脉脉证，各有所属。

平人无脉，移于外络。兄位弟乘，阳溪列缺。

病脉既明，吉凶当别。经脉之外，又有真脉。

肝绝之脉，循刀责责。心绝之脉，转豆燥疾。

脾则雀啄，如屋之漏。如水之流，如杯之覆。

脉绝如毛，无根萧索。麻子动摇，浮波之合。

肾脉将绝，至如省客。来如弹石，去如解索。

命脉将绝，虾游鱼翔。至如涌泉，绝在膀胱。

真脉既形，胃已无气。参悟色证，断之以臆。

奇经八脉总说

即蕲州濒湖李时珍补撰

夫人一身有经脉，有络脉，直行者曰经，旁支者曰络。经分十二，手之三阴三阳、足之三阴三阳是也。脾经别有一大络，任督又有二络，并十二经各有一络，共为十五大络矣。共成二十七气，相随上下，如泉之流，如日月之行，不得休息。故阴脉营于五脏，阳脉营于六腑，阴阳相贯，如环转而无端倪，莫知其纪。终而复始。其流溢之气，入于奇经，转相灌溉，内温脏腑，外濡腠理。此奇经八脉不拘制于十二正经，惟有冲任督此三经，无有表里配合，故谓之奇。盖正经犹乎沟渠，奇经犹乎湖泽，正经之脉隆盛，则溢于奇经，故秦越人曰：天雨降下，沟渠溢满，雾霈四达，流于湖泽。此发《灵》《素》未发之秘旨也。此八脉散在群书，略而不悉。为医者不知此纲，难探病机；修仙修佛、希圣希贤者若不知此八脉，难以安炉立鼎，而身藏性养止善至命之的处，无依着落。若失正理，欲望道成者，枉矣。李时珍不敏，参考诸说，萃集于下，以备希仙学贤专医者为之筌蹄。须合丹经，两相参看，是为治己救人之宝筏也。

八　脉

八脉者，阴维也，阳维也，阴蹻也，阳蹻也，冲也，任也，督也，带也。

阳维者，起于诸阳之会，由外踝而上，行于卫分；阴维者，起于诸阴之交，由内踝而上，行于营分。所以为一身之纲维也。

阳蹻起于跟中，循外踝上行于身左右；阴蹻起于跟中，循内踝上行于身左右。所以使机关之蹻捷也。

督脉起于会阴，循背而行于身后，为阳脉之总督，故曰阳脉之海；任脉起于会阴，循腹而行于身前，为阴脉之承任，故曰阴脉之海。

冲脉起于会阴，夹脐而行，直冲于上，为诸脉之冲要，故为十二经中冲气之总海。

带脉则横于腰，状如束带，所以总约诸脉。

阳维者主一身之表，阴维者主一身之里，以乾坤言之。阳蹻主一身左右之阳，阴蹻主一身左右之阴，以东西言之。督主身后之阳，任冲主身前之阴，以南北言之。带脉横束诸脉，以六合言之。故此，为医知乎八脉，则十二经、十五络之大旨得矣。凡修仙者知此八脉，则龙虎升降、玄牝通幽之妙窍，采聚之的时易得也。

阴　维

阴维起于诸阴之交，其脉发于足少阴筑宾穴（为阴脉之郄，在内踝上五寸腨肉分中）。上行循股内廉，从上入小腹，会足太阴、厥阴、阳明于腑舍（其穴在腹哀下三寸，去腹中行四寸半上），会足太阴于太横、腹哀（太横在腹哀下一寸五分，腹哀在日月下一寸五分，并去腹中行四寸半），循胁肋会足厥阴期门穴（期门穴，直乳根下一寸半），上胸膈，挟咽，与任脉会于天突、廉泉，上至顶前而终（天突穴在结喉下四寸半宛宛中，廉泉穴在结喉下二寸中央是穴）。凡十四穴，为阴维之道路也。

阳　　维

阳维起于诸阳之会，其脉发于足太阳金门穴（在足外踝下一寸五分），上外踝七寸，会足少阳于阳交（为阳维之郄，在外踝上七寸，斜属三阳之间），循膝外廉，上髀厌，抵少腹侧，会足少阳于居髎穴（在京门下八寸，监骨上陷中），循胁肋，斜上肘上，会手阳明与手足太阳于臂臑（在肘上七寸两筋罅陷中，肩髃下一寸），过肩前，与手少阳于臑会、天髎（臑会穴在肩前廉去肩端三寸宛宛中，天髎在缺盆中上毖骨际陷中），却会手足少阳、足阳明于肩井穴（在肩上陷中，缺盆上大骨前一寸五分），入肩后，会手太阳、阳蹻于臑腧（在肩后大骨下髀上廉陷中），上循耳后，会手足少阳于风池（在耳后发际陷中），上脑空（承灵后一寸半，夹玉板枕骨下陷中）、承灵穴（正营后一寸半）、正营穴（在目窗后一寸）、目窗（在临泣后一寸）、临泣穴（在瞳人直上入发际五分陷中），下额，与手足少阳、阳明五脉会阳白穴（在眉上一寸直与瞳人相对），循头入耳，上至本神而止（本神，直耳上入发际）。凡共三十二穴，为阳维之道路也。

二维为病

秦越人曰：阳维阴维者，维络于一身溢蓄，不能环流灌溉诸经也。故阳维起于诸阳之会，阴维起于诸阴之交。阳维维于阳，阴维维于阴。阴阳不能自相维，则怅然失志，溶溶然不能自收持。又曰：阳维为病，苦寒热；阴维为病，苦心痛。

张洁古曰：卫为阳主表，阳维受邪，为病在表，故苦寒热。营为阴主里，阴维受邪，为病在里，故苦心痛。阴阳相维，则营卫和谐矣。营卫不谐，则怅然失志，不能自收持。何以知之？

仲景曰：病常自汗，是卫气不与营气和也，宜桂枝汤和之。或云：服桂枝反烦不解，先刺风池、风府，却与桂枝汤。此二穴乃阳维之会，谓桂枝后，尚自汗发热恶寒，其脉寸浮尺弱而反烦，为病在维，故先针此二穴。又云：脏无他病，时发热，自汗出而不愈，此卫气不和也，桂枝汤主之。又曰：阴维为病苦心痛，治在三阴之交。太阴证则用理中汤，少阴证则用四逆汤，厥阴证则用当归四逆汤，吴茱萸汤以主之也。

李濒湖曰：阳维之脉，与手足三阳相维，而足太阳、少阳则始终相联附者，寒热之症，惟二经有之。故阳维为病，亦苦寒热。盖卫气昼行于阳，夜行于阴，阴虚则内热，阳虚则外寒，邪气在经，内与阴争，故而恶寒；外与阳争，故而发热。则寒热之在表而兼太阳之证，有汗当用桂枝汤，无汗当用麻黄汤；寒热之在半表半里而兼少阳证者，当用小柴胡汤加减以治之。若夫营卫憔卑而病寒热，黄芪建中汤及八物汤之类主之也。张洁古独以桂枝一证属之阳维，似未扩充。至于阴维为病主心痛，而洁古独以三阴温里之药治之，则寒中三阴者宜矣，而三阴热厥作痛，似未备矣。盖阴维之脉，虽交三阴而行，实与任脉同归，故心痛多属少阴、厥阴、任脉之气上冲，而暴痛无热，久痛无寒，按之少止者为虚，不可接近者为实。凡寒痛，兼少阴及任脉者，用四逆汤；兼厥阴者，用当归四逆汤；兼太阴者，理中汤主之。凡热痛，兼少阴及任脉者，用金铃散、延胡散；兼厥阴者，失笑散；兼太阴者，承气汤主之。若血荣内伤，兼任、冲、手厥阴者则逆，用四物汤、养荣汤、妙香散之类。因病用药，辨阴阳虚实，自无差矣。

王叔和曰：寸口脉从少阴斜至太阳，是阳维脉也。动苦肌肉痹痒，皮肤疼痛，下部不仁，汗出而寒，又苦癫仆羊鸣，手足相引，甚者并失音不能言语，宜取客主人穴（此穴在耳前起骨上廉，开口有空，乃手足少阳、阳明之会也）。又曰：寸口脉从少阳斜至厥阴，是阴维脉也。动苦癫痫僵仆羊鸣，又苦僵仆失音，肌肉痹痒，应时自发，汗出恶风，身洗洗然也。取阳白、金门二穴（见前）、仆参（见阳蹻）也。

李濒湖曰：王叔和以癫痫属阴维、阳维，《灵枢经》以癫痫属阴蹻、阳蹻，二说义异指同。盖阳维由外踝而上，循阳分而至肩肘，历耳额而终行于卫分诸阳之会；阴维由内踝而上，循阴分而至胁咽，行于营分诸阴之交；阳蹻起于跟中，循外踝上行于股外，至胁肋肩髆，行于一身之左右，而终于目内眦；阴蹻起于跟中，循内踝上行于内股并阴器，行于一身之左右，至咽喉会任脉，而终于目内眦。凡有病邪在阴维、阴蹻，则发癫；邪在阳维、阳蹻，则发痫。痫动而属阳，阳脉主之；癫静而属阴，阴脉主之。大抵二脉疾，当取四脉之穴，分其阴阳而已。

王叔和曰：诊得阳维脉浮者，暂起目眩；阳盛实者，苦肩息，洒洒如寒。诊得阴维脉沉大而实者，苦胸中痛，胁下支满，心痛；其脉如贯珠者，男子两胁下实，腰中疼痛，女子阴中痛亦如痒状。

《素问·腰痛论》：阳维之脉令人腰痛，痛上怫然肿，刺阳维之脉与太阳合腨间，去地之一尺。

王启玄曰：阳维起于阳，则太阳所生，并行而上，至腨下，复与太阳合而上也。去地一尺，乃承山穴也，在锐腨肠下分内间陷中，可刺七分。

肉里之脉令人腰痛，不可以咳，咳则筋缩急，刺肉里之脉为二痏，在太阳之外，少阳绝骨之后。又曰：肉里之脉，少阳所生，阳维脉气所发。绝骨之后，阳维所过，分肉穴也。在足外踝直上绝骨之端，如后二分筋肉分间，可刺五分。

飞扬之脉令人腰痛，痛则拂拂然，甚则悲恐。

启玄又曰：此阴维之脉，去内踝上五寸腨分中，并少阴经而上也。刺飞扬之脉，穴在内踝上一寸，少阴之前，与阴维之脉会筑宾穴也。《甲乙经》云太阳之络别走少阳者。

阴 蹻

阴蹻者，足少阴之别脉，其脉起于跟中足少阴然谷穴之后（然谷即在内踝前下一寸陷中），同足少阴循内踝下照海穴（照海在内踝下五分），上内踝二寸以交信为郄（交信在内踝骨上，少阴前，太阴后筋骨间），直上循阴股入阴，上循胸里入缺盆，上出人迎之前，至咽咙交贯冲脉，入颃内廉，上行属目内眦，与手足太阳、阳明、阳蹻五脉会于睛明穴而上行（睛明穴在目内眦外一分宛宛中）。凡八穴，即阴蹻之路也。

张紫阳真人《八脉经》云：八脉者，冲脉在风府穴下，督脉在脐后，任脉在脐前，带脉在腰，阴蹻在尾闾前阴囊下，阳蹻脉在尾闾后第二节，阴维脉在顶前一寸三分，阳维脉在顶后一寸三分。凡人有此八脉，俱属阴神，闭而不开。惟神仙以阳气冲开，故能得道。凡三教仙佛圣贤，皆从此修。八脉者，先天大道之根，一炁之祖。采之惟在阴蹻为先，此脉才动，诸脉皆通。次督脉并冲脉，使之旋关，合之于任，方能周而复周。此三脉总领经脉之海，造化之源。而阴蹻一脉，散在丹经，其名颇多：曰天根，曰死户，曰复命关，曰酆都鬼户，曰生死根。有神主之，名曰桃康，上通泥丸，下透涌泉。若能知此，使真炁聚散皆从此关窍，则天门常开，地户永闭，尻脉周流于一身，贯通上下，炁和自然上潮，阳长阴消，水中火发，雪里花开，所谓"天根月窟闲来往，三十六宫都是春。"得之者，身体轻健，容衰反壮，昏昏默默，如醉如痴，此其验也。要知西南之乡，乃坤地尾闾之前，膀胱之后，小肠之下，灵龟之上，此乃天地逐日所生之炁根，即产铅之地也。凡医家不究此窍者多也。

濒湖又云：丹经论阳精河车，皆往往以冲、任、督三脉或命门三焦为说，未有专指阴蹻。惟有张紫阳真人《八脉经》所载经脉，稍与医家之说不同。然内景隧道，惟反观者自能照察，其言必不谬也。

盼蟾子曰：余自为学时，脉经、丹经会阅，极搜遍考，惟紫阳《悟真篇》、尹清和《性命圭旨》与冲虚伍真人《天仙正理》《仙佛合宗》，尽言法语之至妙。亦有近代柳华阳《金仙证论》一书、《慧命经》一书，剥去皮毛，直论骨髓。泄天地之真机，包万卷之文幻，恭遗后世，亦备医学道学之人朝夕会悟，而圣贤之梯橙，皆可步越也。

阳　蹻

阳蹻者，是太阳之别脉，其脉起于跟中，出于外踝之下足太阳申脉（此穴在外踝下五分陷中白肉际是也），踝后绕跟，以仆参为本（仆参在跟骨下陷中，拱足得之），上外踝三寸，以附阳为郄（附阳在踝上三寸，足太阳穴也），直上循股外廉，循胁后髀上，会手太阳、阳维于臑腧（臑腧在肩后大骨下胛上廉陷中），上循肩膊外廉，会手阳明于巨骨（巨骨在肩尖端上行两叉骨罅间陷中），会手阳明、少阳于肩髃（肩髃在髆骨头，肩端上两骨罅陷中宛宛，举臂取之有空），上人迎，夹口吻，会手足阳明、任脉于地仓（夹口吻旁四分外，如近下有脉者是），同足阳明上行巨髎（巨髎在夹鼻孔旁八分，与瞳子直，平水沟），复会任脉于承泣（承泣穴在目下七分直瞳子陷中），至目内眦，与手足太阳、阳明、阴蹻五脉会于睛明穴（见阴蹻），下从睛明穴上行入发际，下耳后，入风池而终（风池在耳后，夹玉枕下发际陷中）。凡二十二穴，阳蹻为路。

《难经》曰：蹻脉起足至目，长七尺五寸，共合一丈五尺也。《甲乙经》曰：蹻脉若合者，男子数阳，女子数阴。当数者为经，不当数者为络。气之在身，如水之流，如日月之行，昼夜而无休。故阴脉营其脏，而阳脉卫其腑，如环而无端，莫知其纪，终而复始。其流溢之气，内溉于脏，外濡于腠理也。

二蹻为病

秦越人曰：阴络者，阴蹻之络；阳络者，阳蹻之络。阴蹻为病，阳缓而阴急；阳蹻为病，阴缓而阳急。

王叔和曰：阴蹻脉急，当从内踝上急，外踝上缓；阳蹻脉急，当从外踝上急，内踝上缓。又曰：寸口脉前部左右弹者，阳蹻也。动苦腰背疼痛，又为癫痫、僵仆、羊鸣、恶风、偏枯、痼①痹，身体强。又曰：微涩为风痛，并取阳蹻，其穴在外踝上三寸，直绝骨是穴（名附阳穴）。又曰：寸口脉后部左右弹者，阴蹻也。动苦癫痫、寒热，皮肤湿痹，又为少腹痛，里急，腰疼及髋窌下相连，阴中痛，男子阴疝，女子漏下不止。又曰：癫痫瘛疭，不知所苦，两蹻之下，男阳女阴。

张洁古曰：蹻者，捷疾也。二脉起于足，使人蹻捷也。阳蹻在肌肉之上，阳脉所行，通贯六腑，主持诸表，故名为阳蹻之络。阴蹻在肌肉之下，阴脉所行，通贯五脏，主持诸里，故名为阴蹻之络。阴蹻为病，阴急则阴厥胫直，五络不通，表和里病；阳蹻为病，阳急则狂走目昧，表病里和。阴病则热，可灸照海穴与阳陵泉；若阳病则寒，可针风池、风府。又曰：在阳表者当汗，在阴里者当下。又曰：癫病昼发者，灸阳蹻；夜发者，灸阴蹻也。

《素问》曰：腰痛不可举者，申脉仆参举之（太阳之穴，是阳蹻之本也）。又曰：会阴之脉令人腰痛，痛上漯漯然汗出，汗干令人欲饮，饮已欲走，刺直阳之脉上三痏，在蹻上郄下五寸横居，视其盛者出血。

王启玄曰：足太阳之脉，循腰下会于后阴，故曰会阴。直阳之脉夹脊下行，贯臀至腘，循腨过外踝之后，条直而行者，故曰直阳之脉也。蹻为阳蹻所生，申脉穴也。蹻上郄下，乃承筋穴也，即腨中央如外陷者中也。太阳脉气所发禁针刺，但视其两腨中央，有血络盛满者，乃刺之出血。又

---

① 痼（qún 群）：顽固。

曰：昌阳之脉令人腰痛，痛引膺，目䀮䀮然，甚则反折，舌卷不能言语，刺内筋为二痏，在内踝上大筋前太阴后，上踝二寸之所是也。

启玄复云：阴跷起于然谷之后，上内踝之上，循阴股入阴，而循腹入胸里、缺盆，上出人迎之前，入鸠内廉，属目内眦，会于太阳、阳跷而上行，故病状如此。内筋即阴跷之郄交信穴也。

《素问·缪刺论》曰：邪客于足阳跷之脉，令人目痛从眦始，刺外踝之下半寸所各二痏（即申脉是也）。左刺右，右刺左，如人行十里顷而已。

《灵枢经》曰：目中赤痛从内眦始，取之阴跷（交信穴也）。又曰：风痉反折，先取足太阳及腘中及血络出血。若中寒邪，取阴跷及血络出血也。

李濒湖曰：足太阳，京骨穴也，在足外侧小指节后大骨下赤白际陷中，针三分，灸七壮。腘内，委中穴也。在曲膝后横文中，针三分。阴跷取交信穴，见前。三毛，大敦穴也，在足大指外侧三毛中，乃肝脉之井也，针三分，灸三壮。血络者，视其处有络脉盛满者，出其血。又曰：阴跷阳跷，阴阳相交，阳入阴，阴出阳，交于目锐眦，阳气盛则瞋目，阴气盛则瞑目，热厥，取足太阳、少阳也。

《甲乙经》曰：人病目闭不得视者，卫气留于阴，不得行于阳。留于阴则阴气盛，阴气盛则阴跷满，不得入于阳则阳气虚，故目闭也。人病目不得瞑者，卫气不得入于阴，常留于阳，留于阳则阳气满，阳气满则阳跷盛，不得入于阴而阴气虚，故目亦不瞑也。

《灵枢经》曰：五谷入于胃也，其糟粕、津液、宗气分为三隧，故宗气积于胸中，出于喉咙，以贯心肺，而行呼吸焉。营气者，泌其津液，注之于脉，化而为血，以营四末，内注五脏六腑，以应刻数焉。卫气者，出其悍气之疾，而先于四末，分肉、皮肤之间，而不休焉。昼行于阳，夜行于阴，常从足少阴分间，行于五脏六腑。今厥气客于五脏六腑，则卫气独行其外，行于阳不得入于阴，行于阳则阳气盛，阳气盛则阳跷陷，不得入于阴则阴气虚，故目不瞑也。治者当补其不足，泻其有余，通其道而去其邪。当饮半夏汤一剂，使阴阳也通，其卧立至。其方用流水千里以外者八升，扬之万遍，取其清五升煮之，炊以苇薪，煎沸置秫米一升，治半夏五合，徐徐令至一升半，去其滓，饮汁一小杯，日三，稍益，以知为度。故其病新发者，覆杯则卧，汗出则已，久者三饮而已。

李濒湖曰：《灵枢》之谓足太阳之筋为目上纲，足阳明之筋为目下纲，寒则筋急目不合，热则筋纵目不开。又云：壮者血气盛，肌肉滑，营卫不失其常，故昼精而夜瞑。老人气血衰，气道涩，卫气内伐，故昼不精而夜不瞑。又曰：多卧者，肠胃大而皮肤涩，分肉不解，卫气行迟。

张子和云：思气所至，为不眠，为嗜卧。

巢元方云：脾病困倦而嗜卧，胆病多烦而不眠。

王叔和云：水流夜疾有声者，土休故也，人亦应之。入夜卧，则脾不摇，脉为之数疾也。一云：脾之候在睑，睑动则知脾能消化也，脾病则睑涩嗜卧矣。按：数说皆论目闭、目不瞑，虽不言二蹻，亦不离阴阳营卫虚实之理。可互考者也。

冲　脉

冲为经脉之海，亦曰血海。其脉与任脉皆起于少腹之内胞中，接先天之祖基。其浮而外应者，起于气冲（气冲者，在少腹下毛际之中两旁各二寸，筋骨两端动脉宛宛中，足阳明穴也），并少阴二经之间，循腹上行至横骨（足阳明去腹中行二寸，少阴去腹中五分，冲脉行于二经之间，横骨在阴上横骨中，宛如偃月，去腹中行一寸半），侠脐左右各五分，上行历太赫（横骨上一寸，去腹中行一寸半）、气穴（气穴即胞门，一名子户，太赫上一寸，去腹中行一寸半，少阴冲脉之会）、四满（在气穴上一寸）、中注（在四满上一寸）、肓俞（在中注上一寸）、商曲（在肓俞上一寸）、石关（在商曲上一寸）、阴都（在石关上一寸）、通谷（在阴都上一寸）、幽门（在通谷上一寸，夹巨阙两旁各五分陷中），至胸中而散。凡二十四穴，是冲脉所行之路。

《灵枢经》曰：冲任皆起于胞中，上行脊里，为经络之海。其浮而外应者，循腹各上行，会于咽喉，别络分行于唇口。血气盛则充肤热肉，血独盛则渗灌皮肤，生毫毛。妇人有余于气，不足于血，月下数应脱血，任、冲并伤，脉不营其口唇，故髭须不生。宦者去其宗筋，伤其冲脉，血泻不复，皮肤内结，唇口不荣，故须亦不生。天宦不脱于血，而任、冲不盛，宗筋不强，有气无血，唇口不荣，故须难生。

《素问·水热穴论》：三阴之所交，结于脚也，踝上各一行，此者肾脉之下行也，名曰太冲也。

王启玄曰：肾脉与冲脉之下行循足，入而盛大，故谓太冲。一云：冲脉起于气冲，冲直而通，故谓之冲。

《素问·厥厥阴阳离合论》曰：圣人南面而立，前曰广明，后曰太冲。太冲之地，名曰少阴，其冲在下，名曰太阴。

王启玄曰：心脏在南，故前曰广明；冲脉在北，故后曰太冲。足少阴肾脉与冲脉合而盛大，故曰太冲。两脉相合，为之表里也。冲脉在脾之下，故曰：其冲在下，名曰太阴。

《灵枢经》谓黄帝云：少阴之脉独下行者，何也？岐伯曰：不然。夫冲脉，五脏六腑之海也。其上者，出于颃颡，渗诸阳，灌诸精；其下者，注于少阴之大络，起于肾下，出于气街，循阴股内廉，斜入腘中，伏行骭骨内廉，并少阴之经，下入之内踝，复入足下。其别者，并少阴，渗三阴，斜入踝，伏行出属跗，属下循跗上，入大指之间，渗诸络而温足胫肌肉。故其脉常动，别络结则跗上不动，不动则厥，厥则寒甚矣。

王海藏曰：手少阳三焦相火为一腑，右肾命门为相火，心包络亦名相火，其脉同诊。肾为生气之门，出则始至脐下，分三歧上，冲夹脐，过天枢，上至膻中两乳之间，元气所系焉。又，足三焦，太阳之别，并足太阳正路，入结膀胱，约下焉。三焦者，从头至心，从心至脐，从脐至足，为上中下三焦。其实者，即真元一炁是也，故曰有脏无腑。《脉诀》云：三焦无状空有名，寄在胸中膈相应。一云：其府在气街中，上焦在胃上口，治在膻中；中焦在胃管，治在脐旁；下焦在脐下膀胱上口，治在于脐。经曰：元气者，三焦之别使也。肾间动气者，是真元一炁也。分为三路，即人之生命，十二经之根本矣。

李濒湖曰：三焦即命门之用，与冲、任、督相通，故附注而参考冲脉为病也。

冲脉为病

越人曰：冲脉为病，逆气而里急。

《灵枢经》曰：气逆上，刺膺中陷下者，与下胸动脉。腹痛，刺脐左右动脉，按之立已。不已刺气街，按之立已也。

李东垣曰：秋冬之月，胃脉四道为冲脉所逆，胁下少阳脉二道而反上行，名曰厥逆。其证气上冲，咽不得息而喘息有音，不得卧，宜用调中益气汤加吴茱萸五分，随气多少用之。《脾胃论》曰：夏月有此大热之证，用黄连、黄柏、知母各等分，酒炒为末，水糊为丸。每服百余粒，空心白汤送下，以美膳压之，不令停留胃中，直至下元，以泻冲脉之邪。盖此病随四时寒热温凉而治之。

又曰：凡逆气上冲，或兼里急，或作燥热，皆冲脉逆也。若内伤之病，当用补中益气汤，加炒柏、炒连、知母，以泄其冲脉。

凡肾火旺及任、督、冲三脉盛者，宜用酒炒知柏，不可久服，恐伤胃气。

或腹中刺痛，或里急，宜多用甘草。或虚坐而大便不得出者，皆属血虚，血虚则里急，宜用当归。或逆气里急，咽膈不通，大便不行，宜升阳泻热汤主之（此方见《兰室秘藏》）。或麻木厥气上冲，逆气上行，妄闻妄见者，宜用神功丸主之（方见《兰室秘藏》之论）。

孙真人《千金方》云：咳唾，手足厥逆，气从小腹上冲胸咽，其面翕热如醉，复下流于阴股，小便难，时复冒者，寸脉沉，尺脉微，宜茯苓五味子汤以治其气冲。方用茯苓、五味子各二钱，桂心、甘草各一钱，急水煎服。胸满者，去桂心。

程篁墩曰：太平侯病，膻中痛，喘呕吞酸，脐上一点气，上至咽喉如冰，每子后申时辄发。医以为大寒，不效。祝橘泉谓：此得之大醉，及厚味过多。子后申时，相火自下腾上，故作痛也。以二陈汤加芩、连、栀子、苍术，数剂而愈。

《素问》曰：治痿独取阳明者，何也？答曰：阳明乃五脏六腑之海也，主润宗筋，宗筋主束骨而利机关。冲脉者，即经脉之海，主渗灌溪谷，与阳明合于宗筋，会于气街，而阳明为之长，皆属于带脉而络于督脉。故阳明虚则宗筋纵，带脉不引，故足痿不用他法治之。当各补其荥而通其俞，调其虚实，和其顺逆，筋脉骨肉各以其时受月，则病已。

李东垣曰：暑月病甚，则传肾肝为痿厥，痿乃四肢痿软，厥乃四肢如火如冰而心烦，即冲脉气逆上，甚则火逆，名曰厥逆。故痿厥二病，多相须也。经曰：下气不足，则痿厥心悗。宜以清燥去湿热之药，或生脉散合四苓散加酒洗黄柏、知母，以泄其湿热也。

李濒湖曰：湿热成痿，乃不足中有余也，宜渗泄之药。若精血枯涸成痿，乃不足中之不足也，全当峻补之要药。

《灵枢经》曰：胸气有街，腹气有街，头气有街，胫气有街。故气在头者，止之于脑；气在胸者，止之膺与背腧；气在腹者，止之背腧与冲脉，与脐之左右之动脉；气在胫者，止之于气街与承山踝上以下。取此者，用毫针，先按在上，久应手乃刺而与之。所治者，头痛、眩仆、腹痛、中满暴胀，及有新积而作痛。

《素问·举痛论》：寒气客于冲脉，冲脉起于关元，随腹直上。寒气客则脉不通，脉不通则气因之，故喘动应手。

王叔和曰：两手脉浮俱有阳，沉者俱有阴，阴阳皆盛，此冲、督之脉也，为十二经之道路。冲、督用事，则十二经不复潮于寸口，其人必恍惚狂痴。又曰：脉来中央坚实，径至关者，冲脉也。动若少腹痛，上抢心，有瘕疝、遗溺、胁支、满燥，女人绝孕。又曰：尺寸俱牢，直上直下，此乃冲脉，胸中有寒疝也。

张仲景曰：伤寒动气在右，不可发汗，汗之则衄而渴，心苦烦，饮水即吐（先以五苓散，次以竹叶汤）；不可下，下之则津液内竭，头眩咽燥，鼻干心悸（用竹叶汤）。若动气在左，不可发汗，汗之则头眩，汗出不止，筋惕肉瞤（此为难治，或先用防风白术牡蛎汤，次用小建中汤）；不可下，下之则腹里拘急不止，动气反剧，身虽有热反欲拳（先服甘草干姜汤，次服小建中汤）。动气在上，不可发汗，汗之则气上冲，正在心端（用李根汤）；不可下，下之则掌热心烦，身热汗泄，欲水自灌（以竹叶汤）。若动气在下，不可发汗，汗之则无汗，心中大烦，骨节疼痛，头痛目运，恶寒吐谷（先服大陈皮汤，次服小建中汤）；不可下，下之则腹满，卒起头眩，食则下清谷，心下痞坚（甘草泻心汤）。

李濒湖曰：此乃脐之左右有气筑筑然，牢而痛，正冲、任、足少阴、太阴四经脉也。成无己注文以为左肝右肺，上心下肾，盖未审四脏乃兼邪之入耳。

岐伯曰：海有东西南北，人亦有四海以应之。胃乃水谷之海，其输上在气街，下至三里；冲脉为十二经之海，其输上在于大杼，下出于巨虚之上下廉；膻中者，为气之海，其输上在于柱骨之上下，前在人迎；脑为髓海，其输上在于盖，下在风府。气海有余，气满胸中，悗息面赤；气海不足，则气少不足以言。血海有余，则常想其身大，怫然不知其所病；血海不足，亦常想其身小，狭然不知其病所。水谷之海有余，则腹满；水谷之海不足，则饥不受食。髓海有余，则轻劲多力，自过其度；髓海不足，则脑转耳鸣，胫酸眩冒，目无所见，懈怠安卧也。

任 脉

任为阴脉之海，其脉起于中极之下，少腹之内，会阴之分（在两阴之间），上行而外出，循曲骨（曲骨在横骨上毛际陷中）上毛际，至中极（在脐下四寸，膀胱之募），同足厥阴、少阴、太阴并行腹里，循关元（在脐下三寸，小肠之募，三阴、任脉之会），历石门（即丹田，一名命门，在脐下二寸，三焦之募）、气海（在脐下一寸半宛宛中，男子生气之海），会足少阴、冲脉于阴交（阴交在脐下一寸，当膀胱上口，三焦之募），循神阙（在脐中央）、水分（穴在脐上一寸，当小肠下口），会足太阴于下脘（在脐下一寸，当胃下口），历建里（脐上三寸）会手太阳、少阳、足阳明于中脘（在脐上四寸，胃之募也），上上脘（脐上五寸）、巨阙（鸠尾下一寸，心之募也）、鸠尾（在蔽骨下五分）、中庭（在膻中下一寸六分陷中）、膻中（在玉堂下一寸六分，直两乳中间）、玉堂（在紫宫下一寸六分）、紫宫（在华盖下一寸六分）、华盖（在璇玑下一寸）、璇玑（在天突下一寸），上喉咙，会阴维于天突、廉泉（天突在结喉下四寸宛宛中，廉泉在结喉上，舌下中央），上颐，循承浆与手足阳明、督脉会（在唇下陷中），环唇上，至下齿交，复独分行，循面，聚两目下之中央，至承泣而终（目下七分，直瞳子陷中，二穴）。凡二十七穴，任脉之径路。

《难经》《甲乙经》并无循面之说。任冲之别络，名曰尾翳，下鸠尾，散于腹，实则腹皮痛，虚则瘙痒难当。

《灵枢经》曰：缺盆之中，任脉也，名曰天突。其侧动脉人迎，足阳明是也。

任脉为病

《素问》曰：任脉为病，男子内结七疝，女子带下瘕聚。又曰：女子二七，天癸降至，任脉通，太冲脉盛，月事以时而下；至七七之岁，任脉虚，太冲脉衰，天癸竭，地道不通，故形坏而无子。又曰：上气有音者，治其两缺盆正中（谓之天突穴也，此乃阴维、任脉之会，可刺一寸，灸三壮）。

《脉经》曰：寸口脉来紧细实，长至关者，任脉也。动苦少腹绕脐，下引横骨阴中切痛，取关元治之。又曰：横寸口边，脉丸丸者，任脉也。苦腹中有气如指上抢心，不得俯仰，拘急。

督　　脉

督乃阳脉之海，其脉起于肾下胞中，至于少腹，下行于腰横骨围之中央，系溺孔之根端。男子循茎下至篡，女子络阴器合篡间，俱绕篡后屏翳穴（在前阴后阴之间也），别绕臀至少阴，与太阳中络者，合少阴上股内廉，由会阳（在阴尾尻骨两旁，凡二穴）贯脊，会于长强穴（在骶骨端），与少阴相会，并脊里上行，历腰俞（二十一椎骨下）、阳关（十六椎下）、命门（十四椎下）、悬枢（十三椎下）、脊中（十一椎下）、中枢（十椎下）、筋缩（九椎下）、至阳（七椎下）、灵台（六椎下）、神道（五椎下）、身柱（三椎下）、陶道（大椎下）、大椎（一椎下），与手足三阳合，上哑门（在项后入发际五分）会阳维，入系舌本，上至风府（项后入发际一寸大筋内宛宛中）会足太阳、阳维，同入脑中，循脑户（在枕骨上）、强间（在百会后三寸）、后顶（在百会后一寸半），上巅，历百会（在顶中央旋毛中）、前顶（百会前一寸半）、囟会（在百会前三寸，即囟门）、上星（在囟会前一寸），至神庭（在囟会前二寸，直鼻上，入发际五分，为足太阳、督脉之会），循额中至鼻柱，经素髎（在鼻准头下）、水沟（即人中），会手足阳明，至兑端（在唇上端），入龈交（在齿上缝中），与任脉、足阳明交会而终。凡三十一穴，督脉径过。

督脉之别络，自长强走任脉者，由小腹直上，贯脐中央，上贯心入喉，上颐环唇上，系两目之下中央，会太阳于目内眦睛明穴（见阴蹻之下），上额，与足厥阴同会于巅。入络于脑，亦别自脑下项，循肩髆，与手足太阳、少阳会于大杼第一椎下两旁，去脊中一寸五分陷中，内夹脊，抵腰中，入循膂，络于肾。

《难经》曰：督脉、任脉四尺五寸，共合九尺也。

《灵枢经》曰：颈中央之脉，督脉也，名曰风府。

张洁古曰：督者都也，为阳脉之都纲。任者妊也，为阴脉之妊养。

王海藏曰：阴跷、阳跷同起跟中，乃气并而相连；任脉、督脉同起极中之下，乃水沟而相连。

滑伯仁曰：任督二脉，一源而二歧，一行于身前，一行于身后。人身之有任督，犹天地之有子午，可以分，可以合。分之以见阴阳之不离，合之以见浑沦之无间。一而二，二而一者也。

李濒湖曰：任督二脉，人身之子午也，乃丹家阳火阴符升降之道，坎水离火交媾之乡。故魏伯阳真人《参同契》云：上闭则称有，下闭则称无。无者以奉上，上有神德居，此两孔穴法，金气亦相须。故崔希范真人《天元入药镜》云：上鹊桥，下鹊桥，天应星，地应潮。归根窍，复命关，贯尾闾，通泥丸。《大道三章直指》云：修丹之士，身中一窍名曰玄牝，正在乾之下，坤之上，震之西，兑之东，坎离交媾之地，在人身天地之正中，八脉、九窍、十二经、十五络联辏，虚间一穴，空悬黍珠，医书谓之任督二脉。此元炁之所生，真息之由起。若修道之士不明此窍，则真炁不生，神化无基也。

俞琰注《参同契》云：人身气血，往来循环，昼夜不停。《医原》曰：任督二脉，人能通此，则百脉皆通，何咎之有也？

《黄庭经》曰：皆在心内运天经，昼夜存之自长生。天经乃吾身中之黄道，呼吸往来于此也。夫视此之灵物，鹿之睡时鼻入肛门，尾闾通其督脉；龟纳鼻息，能通任脉，故二物皆能长寿耳。此以上，即修丹载河车之妙指，而药物火候老嫩，非至人安能感受教外别传？

王海藏曰：张平叔真人言：铅乃北方正炁，一点初生之真阳，为丹母。其虫为龟，即坎之二阴，地轴也；一阳为蛇，天根也。阳生于子，藏之命门，元炁之所系，出入于此。其用在脐下，为天地之根、玄牝之门，通厥阴，分三歧，为三车。一念之非，降而为漏；一念之是，守而成铅。

升而接离，补而成乾。阴归阳化，是以还原。至虚至静，道法自然。飞升冲举而仙。此乃天道，使无天德，何能承受也？

督脉为病

《素问·骨空论》曰：督脉生疾，从小腹上冲心而痛，不得前后，为冲疝。女子为不孕，癃痔，遗溺，嗌干。治在骨上（在腰横骨上毛际中，曲骨穴），甚者在脐下营（脐下一寸，阴交穴）。王启玄曰：此乃任、冲二脉之病，不知何以独属之督脉也？

李濒湖曰：督脉虽行于背，而别络自长强走入任脉者，由小腹直上贯脐中，贯心，入喉，上颐，环唇而入目之内眦，故显诸症。启玄盖未深考之故耳。

《素问》曰：督脉实则脊强反折，虚则头重高摇。侠脊之有过者，取之所别也。

秦越人《难经》曰：督脉为病，脊强而厥。

王海藏曰：此病宜羌活、独活、防风、荆芥、细辛、蒿本、黄连、大黄、附子、乌头、苍耳之类，辨用也。

张仲景《金匮》云：脊强者，五痉之总名，其证卒口噤，背反张而瘛疭。诸药不效，可灸身柱、大椎、陶道穴。又曰：痉家脉筑筑而弦，直上下行也。

王叔和《脉经》曰：尺寸俱浮，直上直下，此为督脉。腰背强痛，不得俯仰，大人癫痫，小儿风痫。又曰：脉来中央浮直，上下动者，督脉也。动苦腰背膝寒，大人癫，小儿痫，宜灸中顶上三壮。

《素问·风论》曰：风气循风府而上，则为脑风。风入系头，则为目风眼寒。

王启玄曰：脑户乃督脉、足太阳之会故也。

带　　脉

带脉者，起于季胁足厥阴章门穴，同足少阳循带脉穴（章门穴者，是足少阳、厥阴之会，在季胁骨端，肘尖尽处是穴。带脉穴属足少阳经，在季胁下一寸八分陷中），维围身一周，如束带然，又与足少阳会于五枢

（带脉下三分）、维道穴（在章门下五寸三分）。凡八穴，带脉之路径。

《灵枢经》曰：足少阴之正，至腘中，别走太阳而合，上至肾，当十四椎，出属带脉也。

杨氏曰：带脉总束诸脉，使不妄行，如人束带而前垂，故名。妇人恶露，随带脉而下，谓带下。

带脉为病

秦越人曰：带之为病，腹满而腰溶溶，如坐在水中也。

《明堂》曰：带脉二穴，主腰腹纵，溶溶如囊水之状。妇人小腹痛，里急后重，癥瘕，月事不调，赤白带下，可针六分而灸七壮。

张洁古曰：带脉之病，太阴主之，宜灸章门二穴三壮。

《素问》曰：邪客于太阴之络，令人腰痛，引小腹控䏚，不可以养息。䏚者，谓季胁下空软之处。

张仲景曰：大病瘥后，腰下有水气，当用牡蛎泽泻散主之。若不已，灸章门穴也。

王叔和曰：带脉为病，左右绕脐兼腰脊痛，冲阴股也。

王海藏曰：小儿癞疝，可灸章门三壮而愈。以其与带脉行于厥阴之分，而太阴主之。又曰：女子经病，血崩久而成枯者，宜涩之益之。血闭久而成竭者，宜益之破之。血症有三治，始则四物汤入红花，调黄芪、肉桂；次则四物汤入红花，调鲮鲤甲、桃仁、肉桂，童子小便和酒煎服；末则四物汤入红花，调易老没药散。

张子和曰：十二经与奇经七脉，皆上下周流，惟带脉起于少腹之侧季胁之下，环身一周，络腰而过，如束带之状。而冲、任二脉，循腹胁，夹脐旁，传流于气冲，属于带脉，络于督脉。冲、任、督三脉，同起而异行，一源三歧，皆络带脉。故诸经上下往来，遗热于带脉之间，客热郁抑，白物满溢，随溲而下，绵绵不绝，是为白带。

《内经》云：思想无穷，所愿不得，意淫于外，入房太甚，发为筋痿，及为白淫。白淫者，白物淫衍，如精之状。男子因溲而下，女子绵绵而下也。皆从湿热治之，与治痢同法。赤白痢乃邪热传于大肠，赤白带下乃邪热传于小肠也。而后世皆以赤为热，白为寒，流俗千载，是医之误也。又曰:《资生经》载一妇人患赤白带下,有医为灸气海未效,次日为灸带脉穴。有鬼附耳云:昨日灸我不着,今日又灸,我去矣。可为酒食祭我。其家如其言祭之,遂愈也。予初怪其事,因思想晋景公膏肓二鬼之事,乃虚劳已甚,鬼得乘虚居之。此妇亦劳心虚损,故鬼居之。灸既着穴,不得不去。凡有病者,每为之按之此穴,莫不应手酸痛,令归灸之,无有不愈。此穴在两胁季肋之下一寸八分。或更灸百会穴,尤佳也。

又云:上有病下取之,下有病上取之。上者下之,下者上之是也。

刘宗厚曰:带下多本于阴虚阳竭,营气不升,经脉凝涩,卫气下陷,精气积滞于下焦奇经之分,酝酿而成。以带脉为病得名,亦以病形而名。白者属气,赤者属血,多因醉饱房劳,服食燥热所致。亦有湿痰流注下焦者,或肾肝阴淫湿胜者,或惊恐而木乘土位,浊液下流者,或思慕无穷,发为筋痿,所谓二阳之病发于心脾也。或余经湿热,屈滞于少腹之下;或下元虚冷,子宫湿淫。治之之法,或下或吐,或发中兼补,补中兼利,燥中兼升发,润中兼温养,或温补,或收涩。诸例不同,以病之浅深,见机而治,全凭神慧之活法。

巢元方《病源》曰:肾着病,腰痛冷如冰,身重腰如带重物,围坠不歇,小便不利,因劳汗出,衣里冷湿而得,久则变为水也。《千金方》用肾着汤,刘三点用渗湿汤,李东垣用独活汤而主之。

气口九道脉说

气口一脉,分为九道,总统十二经并奇经八脉。出诊之法,乃岐伯授黄帝之秘诀也。

扁鹊推之,独取寸口,以决死生。盖气口者,肺脉也,为五脏之华盖,上以应天,解理万物,主行精气,法五行,应四时,知五味。故本气口之中,即阴阳交会之处。中有五部,前后左右各有所主,上下中央分为九道,诊之则知病邪所在。第三部虽传,而九道沦没,故奇经之脉世无人知。今撰图象,并附其说,泄千古之秘密。

诊左手九道图式

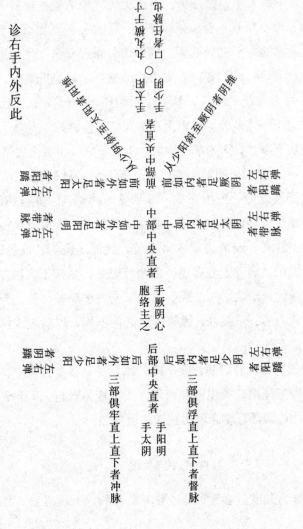

诊右手内外反此

奇经八脉诊法

岐伯曰：前部如外者，足太阳膀胱也。动苦目眩，头项腰背强痛，男子阴下湿痒，女子少腹痛引命门，阴中痛。子脏闭，月水不利。

浮为风，涩为寒，滑为劳热，紧为宿食。

中部如外者，足阳明胃经也，动苦头痛面赤。

滑为饮，浮为大便不利，涩为嗜卧、肠鸣、不能食、足胫痹也。

后部如外者，足少阳胆经也。动苦腰背胕股肢节痛。

浮为气，涩为风，急为转筋为劳。

前部如内者，足厥阴肝经也。动苦少腹引腰痛，大便不利。男子茎中痛，小便难，疝气，两丸上入；女子月水不利，阴中寒，子户闭，少腹急痛也。

中部如内者，足太阴脾经也。动苦腹满，胃中痛，上管有寒，食不下，腰上状如居水中。沉涩为身重，足胫寒痛，烦满不能卧，卧时咳唾有血，泄利而食不化。

后部如内者，足少阴肾经也。动苦少腹痛与心相引，背痛，小便淋；女子月水来上抢心胸，胁满，股里拘急。

前部中央直者，手少阴心与手太阳小肠。动苦心下坚痛，腹胁急。实急者为感忤，虚者为下利肠鸣。女子阴中痛痒，滑者为有娠也。

中部中央直下者，手厥阴心胞主之。动苦心痛面赤，多喜怒，食苦咽。微浮苦悲伤恍惚，涩为心下寒，沉为恐怖，如人将捕之状，时寒热，有血气。

后部中央直者，手太阴肺与手阳明大肠。动苦咳逆，气不得息。

浮为风，沉为热，紧为胸中积热，涩为时咳痰血。

前部横寸口丸丸者，任脉也。动苦少腹痛，逆气抢心胸，拘急不得俯仰。《脉经》曰：寸口脉紧细实，长下至关者，任脉也。动苦少腹绕脐痛，男子七疝，女子瘕聚。

三部俱浮，直上直下者，督脉。动苦腰脊强痛，不得俯仰，大人癫，小人痫。

三部俱牢，直上直下者，冲脉也。动苦胸中有寒疝。《脉经》曰：脉来中央坚实，径至关者，冲脉也。动苦少腹痛，上抢心，有瘕疝遗溺，女子绝孕也。

前部左右弹者，阳跷也。动苦腰背痛，癫痫，僵仆羊鸣，偏枯痛痹，身体强也。

中部左右弹者，带脉也。动苦少腹痛引命门，女子月事不来，绝继复下，令人无子；男子少腹拘急，或失精。

后部左右弹者，阴跷也。动苦癫痫寒热，皮肤强痹，少腹痛，里急，腰胯相连痛。男子阴疝，女子漏下而不止。

后少阴斜至太阳者，阳维也。动苦颠仆羊鸣，手足相引，甚者失音，不能言语，而肌肉痹痒。

从少阳斜至厥阴者，阴维也。动苦癫痫僵仆羊鸣，失音，肌肉痹痒，汗出恶风。

《元汇医镜》卷之三

《吕氏春秋》曰：巫彭作医，巫咸作筮。《物原》曰：神农始究息脉、辨药性，制针灸，作医方。轩辕臣巫彭始制药丸，伊尹始创煎药，秦和始为医方。郭璞《巫山赋》云：巫咸以鸿术为帝尧之医。皆本义说，大抵仙圣先贤，无不知生死之危，不然而以何为之道哉？《帝王世纪》曰：黄帝使岐伯尝味草木，典医疗病，今经方、本草之书咸出焉。

《周礼》曰：疾医掌养万民之疾病。四时皆有疠疾：春时有痟首疾（痟，酸削也；首疾，头病），夏时有痒疥疾，秋时有疟寒疾，冬时有嗽上气疾。以五味、五谷、五药养其病（养犹治也），以五气、五声、五色眡其死生（凡五味者，咸苦酸辛甘；五谷者，麻黍稷麦豆；五药者，草木石虫谷；五气者，即五脏所发之气，心肝脾肺肾也；五声者，言语所出之声，即宫商角徵羽也；五色者，面貌所见之色，青黄赤白黑也。五者皆属五行，凡相生则生，相克则死，故以此视之）。两之以九窍之变，参之以九脏之动（九窍，谓阳窍七，两耳、两目、两鼻、口也；阴窍二，大小二腑也。两之，谓阴阳。变，谓阴阳之变。九脏，谓神脏五，即心肝脾肺肾也；形脏四，即耳目口鼻也。参之，谓阴阳与冲气。动，谓脉候之动。兼胃、膀胱、大肠、小肠而为九脏。按气与脉，而察其死生之验也）。

《白帖》曰：通五味、五谷之资，必顺其志；参九脏、九窍之变，无逆于时。

《周礼》曰：疡医掌肿疡、溃疡、折疡之祝药，劀杀之齐。凡疗疡，以五毒①攻之，以五气养之，以五药疗之，以五味节之。凡药，以酸养骨，以辛养筋，以咸养脉，以苦养气，以甘养肉，以滑养窍。凡有疡者，受其药焉（劀与括同）。

---

①　五毒：指石胆、朱砂、雄黄、礜石、磁石5种有毒的药物。

食 医

《方技传》:《周礼》: 食医以保王备物为养, 日保其天和, 俾敛福乎于平康, 而苛疾无作。经曰: 不治已病, 治未病。食医, 治未病之道也。夫食味, 隶内饔可矣; 不隶内饔可矣。不隶内饔, 隶医师, 病未然之防。

上 医

《国语》: 晋平公有疾, 秦伯使医和视之。出曰: 疾不可为也。是谓远男而近女, 惑以生蛊, 非鬼非食, 蛊以丧志, 良医不生, 天命不佑。赵文子曰: 医及国家乎? 对曰: 上医医其国, 次医救人, 固设医官也(官犹职也)。

《艺文志》: 太古有岐伯、俞跗, 中世有扁鹊、秦和, 盖论病以及国, 原诊以知政。

梁简文《劝医文》: 秦国之称和缓, 季梁之遇卢氏, 虢太子之值越人, 皆反正者于玄都, 扬己名于绿籍。

十 全

《周礼》: 医师掌医之政令, 聚毒药(药之辛苦者), 以供医事。凡邦之有疾病、疕疡者造焉, 则使其医分而治之。岁终, 则稽其医事, 以制其食。十全为上, 十失一次之, 十失二次之, 十失三次之, 十失四为下。[头疮曰疕(匹婢切), 身疮曰疡]

万 变

《吕子》曰: 良医病万变药亦万变。病变药不变, 向之寿民①, 今为殇子②矣。

---

① 寿民: 长寿的人。
② 殇子: 未成年就夭折的孩子。

见垣一方

《史记》：扁鹊者，渤海郑人也，姓秦名越人。少时遇长桑君曰：我有禁方，年老欲传与公，公毋泄。乃出怀中药与扁鹊，饮以上池之水，三十日当知物矣。乃悉取其禁方书，尽与扁鹊，忽不见。扁鹊以其言饮药三十日，视见垣一方人。以此视病，尽见五脏症结，特以诊视为名耳。《索隐》曰：上池水，谓水未至地，盖承取天露及竹木上水。和药服之，三十日当见鬼物也。见垣，言能隔墙见彼边之人。

刘自穷曰：能医众人者，亦当先识本身，而本身坚固，无漏之咎，故曰：先修其身，而后志慧光生圆满，以此依为医圣。

名闻诸侯

《鹖冠子》：魏文侯问扁鹊曰：子昆弟三人，孰最善为医？对曰：长兄于病视神，未有形而除之，故名不出于家。中兄治病，不出于毫毛，故名不出于阎。若扁鹊者，镵①血脉，投毒药，副②肌肤间，故名出闻于诸侯。文侯曰：善！使管子行医术以扁鹊之道，桓公几成其霸乎？（扁鹊，卢国人，故名卢医，后为秦之太医，与道相为表里）

望色听声

《史记》：越人之为方也，不待切脉，望色、听声、写形，言病所在。

《史记》：虢太子死。扁鹊曰：臣能生之。使弟子子阳厉针砥石，以取外三阳五会。有间，太子苏。《宾戏》曰：和鹊发精于针石，牙旷清耳于管弦。

割皮解肌

扁鹊曰：上古之医有俞跗，疗病不以汤液醪醴，乃割皮解肌，湔洗肠

---

① 镵：刺。
② 副：剖。

胃，漱涤五脏。

解颅理脑

《抱朴子》：淳于解颅而理脑，文挚愆期以疗危困，仲景穿胸以纳赤饼（太仓公，复姓淳于，名意，受禁方，治病、决死生，多验）。《胶葛》云：仓公梦游蓬莱山，见宫室崔嵬，金碧璀璨，光辉射目。忽来一童子，以杯水进，仓公饮毕，五内寒彻，仰首见殿榜曰：上池仙馆。始知所饮乃上池水也。繇是神于诊脉。

攻腠理

袁淮《正论》曰：良医疗病攻腠理。扁鹊遇齐桓侯，客之。入见，曰：君有疾在腠理，不治将深。复见，曰：君有疾在血脉，不治将深。后五日复见，曰：君有疾在肠胃，不治将深。桓侯俱不应。后见桓侯，而反走，曰：疾在骨髓，针灸、汤药皆不及也。数日桓侯病，召扁鹊，已逃。公乃卒。

嵇康《养生论》曰：桓侯抱将死之疾，怒扁鹊之先见。以觉痛之日，为病之始也。害成于微而救于著，故有无功之治。

理未然

柳公绰《太医箴》曰：医之上者，理于未然。柳宗元赋曰：上医疗未萌之兆。

居膏肓

《左传》：晋侯求医于秦伯，秦伯使医缓（名缓）治之。未至，公梦二竖子曰：彼良医也，惧伤我焉，逃之。其一曰：居肓之上，膏之下，将若我何？缓至，曰：疾不可为也。在肓之上，膏之下，攻之不可达，针之不可及，药不至焉。公曰：良医也。厚礼而归之。心在上，鬲在下，心上有微脂为膏，鬲上有薄膜为肓。二竖居膏肓之上下，则于脏腑略无所系，为至虚之处，非经络穴道所关，故曰：药不至也。

入灵府

《隋书》：秦王俊有疾，上召许智藏治之。王梦其亡妃崔氏泣曰：本来相迎，许智藏至，当必相苦，奈何？明夜，俊又梦，曰：妾得计矣。当入灵府避之。及智藏至，为俊诊脉，曰：疾已入心，当即发痫，不可救也。果数日薨。

解三缚

后周姚僧垣善医。伊娄穆自腰至脐似有三缚。僧垣处三剂。初服上缚即解，次服中缚即解，又服三缚悉除。

求三候

《物理论》曰：道家则尚冷，以草木用冷生（草木者，乃灵秀之谓，秉天地，暗合人身精气神，以为真橐之资本也）；医家则尚温，以血脉用暖通。徒知其大趣，不达其细理，不知刚柔有轻重，节气有多少，进退盈缩有节却也。明医达脉者，求之寸口三候之间，则得之矣。度节气而候温冷，参脉理而合轻重，量药石皆相应，此可谓之明医。

调九候

于法开妙通医法。或问曰：师高明刚简，何以医术经怀？答曰：明六度以除四魔之病，调九候以疗风寒之疾，自利利他，不亦可乎？

神楼散

《汉武内传》：李少君，字云翼，好道，入泰山采药，修绝谷养身之术，不能了其大事。复遇安期生真人，少君疾困，叩头求治。安期生用神楼散一匙与之，服即愈。（入山采药，药即自身之灵橐，山即艮卦，受真人度也。）

麻沸散

《华佗传》：佗字元化，沛国谯郡人也，精方药。若疾结于内，针药所不能及者，先以酒服麻沸散，遂刳破腹背，抽割积聚。若在肠胃，则裁断湔洗，除去疾秽。既而缝合，傅以神膏。四五日创愈，一月之间皆平覆。

金篦刮目

魏武帝患目，华佗以金篦刮之，遂愈。

神药换心

《列子》：扁鹊谓鲁公扈、赵婴齐曰：汝有偕生之疾，与体偕长，今为汝攻之，何如？二人曰：愿先闻其验。扁鹊曰：公扈忠强而气弱，故足于谋而寡于断；婴齐志弱而气强，故少于虑而伤于专。若换汝二人之心，则均善矣。遂饮以毒药，迷死，剖胸探心，易而置之。投以神药，既寤如初。

三折肱

《左传》：齐高强曰：三折肱乃知为良医。《楚辞》：九折臂而成医。（言人九折臂，更历方药，则成良医。）

六不治

《扁鹊传》：病有六不治：骄恣不论于理，一不治也；轻身重财，二不治也；衣食不能充适，三不治也；阴阳并，脏气不定，四不治也；形赢不能服药，五不治也；信巫不信医，六不治也。尝云：病与药值，惟用一物攻之，气纯而愈速。今人不善为脉，以情度病，多其物以幸有功。譬之猎不知兔，广络原野，冀一人获之，术亦疏矣。一药偶得，他味相制，弗能专力，此难愈之验也。

医者在意

许胤宗，名医也。人问：何以不著书？曰：医者意也，意之所解，口莫能宣；脉之深趣，不可言传。东汉郭玉，和帝时为太医丞。曰：医之为言，意也。腠理至微，随气用巧，针石之间，毫芒即乖。神存心手之间，心可得解，口不能言。

杏　林

《神仙传》：董奉，侯官人，居庐山。为人治病，不取钱物。使人病重愈者，栽杏五株；轻者一株。如此数年，计得十万余株。后杏子熟，奉于杏林下作仓。欲买杏者，悉照取杏之器，易谷以赈贫穷。有欺之者，虎辄逐之。号曰：董仙杏林。

橘　井

《仙鉴》：苏耽，桂阳人。将仙去，谓乡人曰：更后二年，郴人大疫。乃植橘凿井。曰：受病，但食一橘叶，饮泉水一盏，自愈。语已，乘云上升。后二年，果大疫。郴人取橘泉治病，所全活者千百人。

药有三品

《神农经》：上药养命，谓五石之炼形，五芝之延年也；中药养性，谓合欢蠲忿，萱草忘忧也；下药治病，谓大黄除实，当归止痛也。《本草》所谓上药一百二十种为君，主养命以应天，久服延年；中药一百二十种为臣，主养性以应人。

嵇康《养生论》：神农云：上药养命，中药养性。诚知性命之理，因辅养以通也。

君臣佐使

《本草》：按用药，如立人之制。若多君少臣，多臣少佐，见气力不周也。《唐六典》：尚药奉御掌和御药及诊候之事，凡药有上、中、下三品。

凡和药，宜用一君、二臣、三佐、四使，此方家之大经也。必辨其五味、三性、七情，然后为和剂之节。五味，谓酸咸甘苦辛，酸属肝，咸属肾，甘属脾，苦属心，辛属肺；三性，谓温、寒、热；七情，谓有相刑者，有相须者，有相使者，有相畏者，有相恶者，有相杀者。其用又有四焉，曰汤丸酒散，视其病之深浅所在，而服之。

金液银丸

梁帝《劝医文》曰：更六一于金液，改三七于银丸。

神火妙针

孔璠之《艾赋》曰：艾灵神火，良药妙针。《汉武内传》：神仙次药，有灵丛艾。

万金良药

《灌夫传》：适有万金良药（师古曰：万金言其价贵也，金字或作全字，言得之者必全生也）。

五　　药

沈休文诗：淹留访五药，顾步伫三芝。五药者，草木石虫谷也；三芝者，石芝、灵芝、肉芝。

砭　石

《梁书》：王僧孺多识古事，侍郎全元起欲注《素问》，访以砭石。僧孺曰：古人常以石为针，不用铁。《说文》有此"砭"字，许慎云：以石刺病也。

《东山经》：高氏之山多针石。郭璞云：可以为砭。《春秋》：美疢如恶石。服子慎注云：砭，石也。季世无复有佳石，故以铁代也。

刀　圭

庾信诗：盛丹须竹节，量药用刀圭。王建《宫词》：姮娥不老神仙药，乞取刀圭驻玉容。

胡麻鹿藿

梁简文《劝医文》：胡麻鹿藿，才收头痛之疴；麦曲芎䓖，暂止河鱼之疾。

厚朴从容

卢质文章俊健，性有好谑，为后唐庄宗管记。会医官陈玄补医学博士，质草制云：既怀厚朴之才，宜典从容之职（喻药名而言人之志）。

龙宫禁方

孙思邈通阴阳，得龙宫禁方三十首。

金匮秘书

葛洪自号抱朴子，抄金匮方万卷。

妇人脉候

凡妇人女子，尺脉常盛，而右手脉大，皆其常也。若肾脉微涩，或左手关后尺内脉浮，或肝脉沉而急，或尺脉滑而断绝不匀，皆经闭不调之候也。盖女子关下尺上常盛，若微则无阴，为病矣。故妇人脉三部浮沉平等，亦无他病而不月者，妊也。又，尺数而旺者，亦然。若左手尺脉而洪大为男，右手沉实为女。经云：阴搏阳别，谓之有子。李时兰曰：阴脉搏手，而其中别有阳脉，若阴阳相半，故能有子也。

《素问》云：金木者，生杀之本。木多则生，金多则杀，故血衰气旺，无妊。惟血旺气衰，经闭不行，而怀孕之脉已觉现形矣。至曰寸微关滑尺带数，流利往来如雀啄，此正是妊娠之脉也。然必左尺脉疾大，上与关大相应，又流利相通，与寸适应，浮沉无绝，尺内不止，则真胎妇也。但分左右尺，以应别男女。若左手沉实为男，右手浮大为女。如在左右手俱沉实，猥①生二男；左右手俱浮大，猥生二女；左手脉逆，生三男；右手脉顺，生三女。叔和谓之子乘母为逆，夫乘妻为顺，是也。

戴同父《刊误》曰：相乘之脉，乃五脏之邪发而为病者正见此脉。妊娠乃阴阳和平，阳施阴化以成形，岂有逆于理，乘于脏，现于脉，用为男女之诊具？寸关尺皆应，即三部浮沉正等脉，何以应一男一女乎？

凡妇初胎时，乃天一生水；至二月受火之气，故孕妇身热脉乱，汗出不食，吐逆恶阻；三月受木之气，精神结急，亦备其中。凡妊气和以荣其子，子气荣以润其母，而二气荣润，其安住。设有胎漏，恐血漏尽，则不救也。凡安胎有二法：因母病轻重，而胎旋动，但治其母，而胎自安。原胎有不安，以致母病，但治胎，则母自然痊矣。

临产之妇脉离经，设腹痛引腰脊，为欲生也；腹痛而腰不痛，则未产也；惟腹痛连腰痛，甚者则产。乃肾系于腰，脉系于肾，而尺脉转急，如切索转珠者即产。考之《脉经》曰：离经其脉浮。经，常也。惟离其常处，假如昨日见左脉沉实为男脉，今日或脉浮，是离寻常脉而异于昨日，又腹痛，知是将诞也。《脉诀》云：脉浮又添沉细而滑，同为离经。盖以前所诊男女之脉，或浮大为女，若尺脉浮者，是为离经。若平常见浮大者，为之女脉，何以辨谓离？故又增沉细而滑，以见离浮大之常经，为常滑也。《脉指南》作面青舌赤。盖面以候母，舌以候子。今云子活则赤，是。若青则与前面赤舌青、母活子死之候反。若胎前下，其子得活；如未下者，子母俱亡。

脉最不宜沉细而微。通津子曰：前有太阴沉细之脉，为有妊平安脉也。今以沉细而微为之死脉，何也？盖叔和以弦紧牢强滑为孕妇平脉，其三部或俱沉细而微，死矣。

新产之妇，脉宜缓滑。脉涩则不疾，疾则不涩。其不调者，以焱疾。产后失血多者，五脏虚，故以缓滑沉微不绝为脉应病。涩为少血，亦应病之脉。惟焱疾不调匀，则脉形之速焱浮于上，一字之差，死生顿异。

———————————

① 猥：并，一同。

凡妇妊见伤寒之症，必损其胎。而胎母或至死，或加头痛连节，气急冲心，舌上生斑点赤黑，而壮热不止，则胎灭矣。呕吐烦躁，腰背俱强，六七日大小便不通。

张洁古曰：妊妇伤寒，须问大小便如何。若言大小便利，乃胎安不损，当用黄龙汤主之。凡妇产伤寒热病，脉宜洪大，但产后俱虚，在所不宜，勿作阳证见阴脉之论。

戴同父《刊误》：脉盛身热，得之伤寒，产后热病，脉必洪大，便难，勿以脉大为死症，必依法汗下。若脉不为汗衰而仍大，是为阴阳交，乃可断死。汗后脉静，乃可断生。岂可以病在表里，未行治法，遽以脉细为生耶？四肢冷暖，当参以病证，或阳厥，或阴厥，或作汗而厥。高阳生以脉大忽厥为死候，则胶柱刻舟之论也。

凡妇人天癸之时属少阴，既行属厥阴，已绝属太阴，胎产之病从厥阴。盖妇人室女伤寒及诸寒热，或有气滞，须问经事若何，凡产须问恶露有无多少，方可用药，无大错也。

胎元图、调经种子一法

古今胤法少人知，德者方能夺天机。

济遗良善无嗣者，生男育女定无疑。

妊男龙施缓稹雨，娠女虎猛吐涎急。

男寡伪浓须时久，女时后溢坎变离。

三十时辰后三日，癸水还尽花放蒂。

天理诚存诸邪避，阴承阳化下种时。

身心重持轻狂忌，君子贤人始本裔。

悟彻天机当自密，弗遇仁慈莫传兮。

大抵世态人道，万类不齐。余将天理寄发于纸帛，以待无嗣之君子而验之也。

或曰：亦有不孕者，多因偏阴偏阳，或因男子精失过度，或因寒泄缩强，宜当培元坚补，而后可行天道人事。要者防其妇人月事不调，当亦调期准备，何论有病无病。先服四物汤，和血平气，加香附、母草、白术，亦可舒郁豁滞。量人强弱顺逆，而可加减明用。

当归四钱　川芎二钱　白芍三钱　熟地五钱　香附四钱　益母草六钱　白术四钱

若下漏不期无时，加阿胶、地榆、侧柏炭、棕炭。寒加干姜、肉桂，热加川柏、黄连。

若血寒过期，或行经腰痛，或形盛月水渐结，亦可去前加味等药。宜加灵脂、杜仲、桃仁、红花、丹皮、元胡、枳壳。若五心发热，与逍遥散轮服。

当归四钱　白芍三钱　柴胡三钱　茯苓四钱　白术三钱　丹皮三钱　栀子三钱五分　薄荷一钱　炙草二钱　姜三片

水煎服。

若夫至契服此药之后，稍有不调，或者颜色不正，亦可采取五月五日、六月六日益母草，去根，勿犯铜铁，阴干为末，炼蜜糊丸，重五钱。每服一丸，温水下之。服后随饮温酒少许，并服百日，大有神验。致在男子逐日保养。古圣云：寡欲苗裔重，多合子轻稀。故君子慎行之。

或曰：凡受孕失怀半产，未至足月自堕者，奈因血室瘀滞复生，从胚胎而齐长，因瘀旺胎元渐微，或三四月，或五六月，将胎逐落。譬如败瓜朽果，未熟离蒂，时被风雨所摧，不得阳光静养，皆属湿盛胞瘀之患。大抵天地阴阳之理，不外人物，皆秉合一。凡孕妇，若以小产为虑，宜当先服逐瘀保妊汤三剂，备时有孕，偶受存寓亦免，盖无此忧。兼治少腹血滞疼痛，一切寒瘕等症，不可轻视此方。

元胡四钱　莪芎二钱　灵脂四钱　蒲黄三钱　肉桂二钱五分　没药三钱　当归三钱　赤芍三钱　炒姜二钱　茴香一钱

水煎服，勿觅庸医。

始受胎之形状，或孕妇禀气自弱，或病瘥后受孕，气血不合，六脉浮紧，或气虚饮食不快，当用罩胎和气散进之。

当归三钱　白芍三钱　枳壳三钱　砂仁三钱　川芎一钱　炙草二钱

初月胎形

胞似荷叶，胎如露珠。宫罗未稳，寄在裈户。

亦如风中，兢心秉烛。风若急时，紧难留住。

　　凡怀至二月，恐孕妇虚弱，胎气不安，或头眩目昏，恶心呕逆，不思饮食，虑有堕胎之患，当服安胎和气散主之。

　　藿香一钱五分　益智仁一钱五分　陈皮一钱五分　苍术一钱五分　砂仁一钱五分
黄芩三钱　小茴香一钱，炒　桔梗一钱五分　厚朴一钱五分　枳壳二钱　苏叶一钱五
分　甘草一钱

　　水煎，温服。

二月胎形

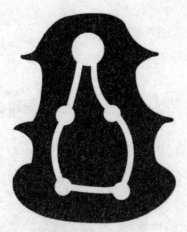

　　二月胎形，北极深中。如花初绽，蕊珠将红。

　　分枝未入，宫罗始萌。气受阴阳，血脉息通。

　　凡怀至三月，形似蚕茧，其胎渐长渐动，而归纳脐下，稳入胞中，与前二月稍同。若有遇令感时不正之气，或伤食流饮停注，变为疟疾，仍按前方，去益智仁、茴香，加草果、常山、法夏、柴胡各三钱。

三月胎形

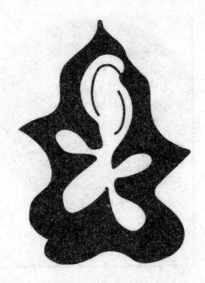

三月胎形，精血将凝。二气团聚，渐长骸容。

孕妇无味，食怠倦蒙。欲而不欲，懊恢难明。

凡怀至四月，或身体倦怠，或气急发燥，食无味，神疲散慢，四肢无力，为此伤气，与神不和。当服生胎和气散达之，亦可平安自稳。

苏叶一钱　炙草一钱五分　小茴香一钱五分　枳壳一钱　厚朴三钱　香附三钱　砂仁二钱　苍术二钱　陈皮二钱　子芩二钱

若气虚作泄，去小茴香、苍术、枳壳，加参、芪、白术、当归，量用水煎服。

忌自死等肉、鲜姜、椒、蟹、猪血、夫妇之愚事。

四月胎形

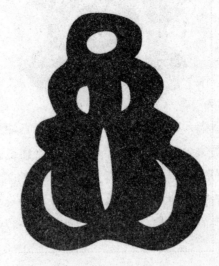

四月胎形，入室宫凝。进娘脐下，母息子应。

忌食獐兔，大蒜荤腥。时善胎教，刻受贤明。

凡怀至五月，或胎弱气闭，或胎母腹重贪眠，欲食无味，或两胁与少腹胀满，或胎不快觉动。当服受胎通气饮一二剂，则胎气之精神如故涵养。

当归三钱　白芍三钱　益母草五钱　枳壳三钱　砂仁二钱　香附三钱　云苓三钱　益智仁三钱　小茴香一钱五分　甘草一钱五分

平日宜多食山药、豆腐皮、香油，以解胎毒血热。

五月胎形

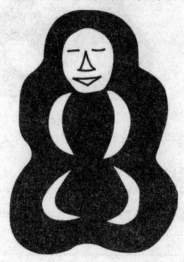

五月之期，男女将分。四周形渐，关窍未真。

男酸女淡，验应如神。阴阳此定，母义子仁。

凡怀至六月，胎儿随胞，其长须母之神，气血润，滋生真土，而天然之造化如是。若遇真善有德之家，以此时急当教化。譬如一切树木禾苗，修理去蒐①，可成嘉谷，可成栋梁。大抵人之胎教，不可缺也。奈因慈母何少，世有染习之弊矣。故刘锡纯歌曰：母正子端，母慈子善。二气合一，母良子贤。养羞裕后，母能子干。栽培在内，外教迟焉。世有二等，文字迷汉。弗究阴阳，二字循环。德在于默，是乃家传。因何而喻？子母气连。母呼子呼，先后二天。失教育胎，内无教焉。而后悔误，外教迟偏。

夫善怀而时教者，诸依宜焉，如怀至六月，若生诸般怪症，当服前方

① 蒐（sōu 搜）：本指茜草，此指杂草。

通气饮一剂，可保临生神气爽快。

六月胎形

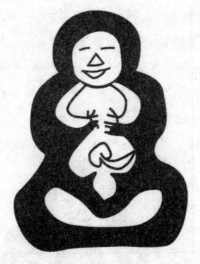

六月胎形，灵气腹游。男魂左手，似线急抽。

女魂右手，摇动紧勾。子母二气，一息相周。

凡怀至七月，或孕妇脾胃虚，身体弱，或时有气急冲心，或胸膈胀满、咳嗽，或误食毒物，胎即不安，名曰子悬之症。当服知母补胎饮一剂。

知母二钱　苏叶二钱　枳壳三钱　益母草四钱　黄芩四钱　滑石三钱　甘草三钱　香附四钱

七月胎形

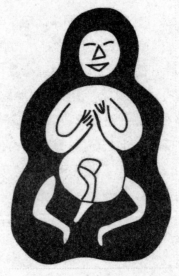

七月胎形，定不依邪。男禀气旺，冲娘左腋。

女受血旺，右转无歇。勿纵奇异，饮食宜节。

凡怀至八月，胎儿渐生毛发，脏腑、官窍成其大体。

问曰：奈何七八月间，毛窍俱备？曰：天开于子，地辟于丑，人生在寅。凡受孕之时，乃为先天，由丙寅至癸酉，而金之当旺，金能肃杀，亦为收成，万物各得秀实，故人生长胎原无不齐备。复入火库，受戌土之令。至九月，即得甲戌。甲禄在寅，长生在亥。夫得正气者，见亥水而生，十月满足；稍有偏异，九月之外，而得戌土令者多也。乙亥气足者少，故常人多而贤人罕有。禀赋虽强，得后天气旺，亦非正气耳。人欲多继，情盛无隔，而子亦被欲火摧落。夫欲得贤裔聪明上智者，由父母之清德培来，亦非浊源继欲情重也。刘自济曰：父母之情，儿女之性。胎宜静养，不宜欲火冲动。此理至矣尽矣。

夫若有脾胃不合，或有六腑诸般杂症，或胎痢下泄等，当服和气平胃散调治。

厚朴三钱　川连一钱五分　猪苓二钱　泽泻二钱　白芍三钱　地榆二钱　苍术二钱　升麻一钱五分　豆蔻二钱　陈皮二钱　柴胡二钱　炙草二钱

八月胎形

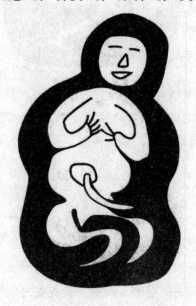

八月形容，已见全成。诸般发窍，皆有神灵。

时动下怀，儿身转行。胎母备防，早预临生。

凡怀至九月，忽然腹痛，或先行浆水，时止时下，而莫作正产，原系肝旺脾燥，或因怒气暴发，或因湿热而血大动，婴儿不动。急服保生如圣散一剂。

益母草一两　当归一两　砂仁三钱　陈皮三钱　枳壳四钱　白芍三钱　益智仁三钱　陈艾叶二钱　炙草一钱五分

水煎，温服。不拘时候，饮完则止。

九月胎形

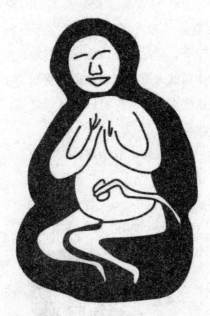

九月胎怀，重如泰山。三关九窍，妙道非凡。

乾坤之体，坎离颠翻。皆本天命，二五性玄。

凡怀至十月，其期已满，瓜熟蒂落，由泰卦至坤卦，为之一周交全而天命降之。

问曰：自寅至亥，数乃十卦，不合十二，此甚违理也？答曰：父母性情未萌，为之无极。及乎相感，立名威音。感而一交，亦曰既济。发而枢纽，亦曰太极。太极而子水生，生而无着，亦名复卦。复者能伏，收入丑库。丑为临卦，主静而无识际之时，亦在乎浑浑沦沦、恍惚杳冥之间，而一点落于胞中，故曰否极泰来。而泰卦乃青龙之生气，坐于寅宫，亦名人生在寅是也。夫自交济之时，而子丑寅统于一呼一吸之中。譬如天道，南长北短，日月行于三方，夜入中土而浑沦无迹，尔时生天生地生人不出于此，希仙希佛希圣亦在其中。争奈凡圣相隔，而本乎顺逆。刘盼蟾《三字经》曰：

顺生人，逆成仙。只在中，颠倒颠。

非形交，自默还。精和氱，神合搏。

自精血，自交欢。乃天道，匪不传。

三教中，密谨喧。许多门，乱伪谈。

文字学，讹盘桓。皮毛理，讲一贯。

废古圣，十六言。暗难舍，利欲牵。

释教理，甚失传。空念佛，望西天。

善诱掖，口头禅。指佛募，劝资缘。

世渔饕，冲罗汉。瞒愚夫，心何安？

不思农，苦万般。道教者，亦失传。

弗究诘，先后天。生克化，五行攒。

河图理，运周天。子书喻，丹经篇。

失却了，道本原。不实悟，祖遗传。

乾坤济，坎离颠。身虽小，配周天。

能运用，体长坚。是丈夫，非等闲。

三教理，合一参。非儿戏，天德伴。

皆因德，人懒干。喻修身，藏头面。

今俗道，失真传。即便有，乱学焉。

或有为，或采战。或搬运，或守淡。

或朝斗，或拜忏。或闭息，或吞咽。

或敲打，或唱念。旁门法，诸异端。

不合人，不合天。知此理，道何难？

在自身，求本湉。父母资，守中潜。

一担担，即成仙。图人道，各堕愆。

至言语，补医篇。略粗喻，待贤参。

医与道，表里兼。小活人，大修天。

德培隆，慧术全。救世人，度良贤。

第一危，妇产艰。或施药，方脉虔。

继前胎孕十月之喻，怀至将产，或内恣情内伤，或因湿热怒气而瘀血相缚，恐有逆生之危，当服活水无忧散一剂。

益母草二两　急性子六钱　当归六钱　枳壳一两　生地三钱　白芍三钱　肉桂二钱　陈皮二钱　苏叶二钱五分　陈艾一钱五分

夫若初孕难产，加乌金丸一二丸，其效如神。

假如胎死腹中，服此前药不下，急用鲤鱼一尾，剖腹去鳞，与前药加乌金丸，取无根水，将药煎得去渣，对烧酒一盅。无论死胎多少日期，急下，兼治胎衣不下。乃救命之良方，其妙如神矣。

十月胎形

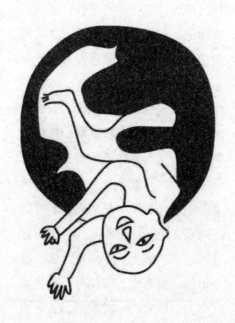

十月满足，自古天然。浆鼓胞破，儿奔生迁。

产母失魂，骨窍开焉。顺生而易，逆则有愆。

乌金丸秘诀

阿胶十八遇真仙，洁净龙衣只一联。

谷麦生芽三寸位，染坊败笔数根坚。

五月五日收熟艾，均等须教分两全。

择日诚心合此药，免却少妇入黄泉。

阿胶四两，炒　熟艾二两，阴干　谷麦芽二两，晒干　龙衣一条，全，要头下蜕者，即蛇蜕也。

凡合药者，择天德、月德或天医生气之日，须凝神定志，净室之中，先画太极图，后分两仪、九宫，而生八卦。须忌妇人、鸡犬之声，净身持咒曰：

天精精，地精精，精精灵灵。左朝北斗，右朝神君。逢此药者，各保安宁。急急如律令敕发火。

然后将烧收，与五月五日五家角黍炼煎，同捣为丸，桐子粒大，晒干收贮，勿令散气。遇有产难，或胎前产后，或催生，大有神力，则功德中之功德矣。

问曰：前言有病之孕妇，十月用药之法，但遇无病身弱，体瘦尪羸，胎不见长，而微动不欢，是何故耳？

曰：受孕之时，内有分别，不可详细。大抵胎瘦因气虚血少，或合而过之，或因思虑伤神，或因暴怒肝旺，气缚胎裹，而遇时寒热往来，夜间作汗。不然，临月而不产尔，云无病差也。若不速医，变为胎劳之患。余有一方，用之年久，颇有妙验。

炙黄芪五钱　上党参五钱　当归四钱　劳芎二钱　白芍三钱　大生地五钱　广陈皮三钱　白术三钱　香附三钱　木香二钱　子芩四钱　砂仁二钱，胃热去之　甘草二钱　苏叶二钱

水煎服。

十日可进一剂，服三剂后，一月可服一剂，至临产，可保万平无忧也。

或产后血昏血败，恶露不行，少腹疼痛，急用热童便一碗，暂行救解，然后速服汤剂。

元胡三钱　灵脂四钱　蒲黄三钱　肉桂一钱　当归三钱　赤芍二钱　川芎二钱　熟地四钱　香附三钱　芥穗二钱　桃仁四钱，血多去之　红花三钱，血多去之

如腹不痛，可用生黄芪五钱，量人加之　甘草二钱

煎得，对童便一盏，真救命矣。

小儿脉法验症

凡小儿未满三岁，血气不定，呼吸至数数甚。乳下婴儿病难治，而无脉可考。即有脉，亦未定，当以大指辗转按三部分诊，惟察形验脉为上。若乳后吐逆而脉乱，乃变蒸未定，气息未调，不为病也。脉弦急为风邪寒气所缠，缓则为小儿之脾病。惟数而细者，以为平脉；加之紧，亦有风邪；虚而濡，则邪气惊风之候。若下痢，则不宜浮大，其候数十五，为难治。目赤则属心火，瞳人属肾，乃心火胜于肾水，水干则不生木，致肾肝皆绝故也。囟肿为热，胜极则成陷，亦为热候。鼻干黑燥，火克金也。肚大青筋，木克土也。直视不转，爪甲黑，鸦声，肺肝绝也。虚舌出口，啮齿咬人，心肾绝也。鱼口开张不合，则脾绝也。气作喘而无声，则祖气绝，宗气败也。蛔生胃中，藉谷以养胃，绝谷不入，故出。凡见此症，皆为死候也。

手文三关图

一风关，在寅位，易治。二气关，在卯位，病深。三命关，在辰位，死候。

三关青，是四足惊；三关赤，水来为惊；三关黑，是人惊。有此通度三关，皆是脉极惊之候，必死。余病可治。

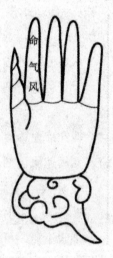

风关青如鱼刺，易治。初惊，黑色者难治。

气关青如鱼刺，主疳劳身热，易治。

命关青如鱼刺，主虚风邪传内，难治。

风关青如黑色如悬针，人水并惊。

气关赤如悬针，主疳，兼肺热脏中有积。

命关有此五色见者，皆为死候。三关通度如悬针者，主慢惊风，是日难治。

风关如水字，主惊风入肺，咳嗽面赤。

气关如水字，膈上有涎，并虚积停滞。

命关如水字，主惊风，疳积夹惊之候，五气色不分，三关通度者不治。

风关如乙字，主肝脏生风，易治。

气关如乙字，主惊风肝旺，易治。

命关如乙字，青黑色，主慢脾，难治。

风关如曲虫，疳病积聚，最怕胸前如横算子，或肚皮似吹猪脬者，难治。

气关如曲虫，主脏传肝，难治。

命关如曲虫，真黑者，肾水枯绝，不治。

风关如环，主肝脏疳，有积聚，难治。

气关如环，主疳入胃，吐逆，不治。

命关如环，难治。此文若在风气二关，有缓；与命关通度者，不治。此文若在手背、手心，或左右脸边，与山根、口角、耳门，皆死兆。

脉曲向里者，是气疳；曲向外者，是风疳也。

脉斜向右者，是伤寒，身热不食无汗；脉斜向左者，是伤寒，身热不食有汗。

脉如双勾，独伤寒。

脉如三曲者，伤硬物，有虫。

脉两曲如勾，是伤冷物；或一头如环有脚者，或面上有黑点或红点者，乃再发之候。

头面肚上有大脉，或有青筋，误食毒物。

脉如乱虫，是常疳，或为虫疳，或蛔虫、食积之疳，治之必瘥。

凡脉不足而细者，属为风气。但消疳，然后取虫。肥儿丸有效。

乳儿怀抱，不可诊脉，但以食指三节为验。若黄赤为热，青黑为痛，白色为寒。见于风关者，主于在外之疾；见于气关者，主于在内之疾；见于命关者，不治。

凡小儿三岁之内，可验指脉之文。从寅关起不至卯关者，易治；若连卯关者，难治；如寅连卯，卯连过辰者，十难救一；或脉文短小者，易治。

凡小儿日应变蒸之时，各有显证之候，而脉虽乱，亦无大害。

凡诊小儿脉，以一指按三部，脉多雀斗。一息五六至为之平和，八九至为外热，四至为内寒。浮为风，紧为寒，弦为风痫，沉者乳不消，沉缓为伤食，促急为虚惊，弦急为气不和，为之客行忤气，沉细为冷。大小脉不调者，为之鬼祟。浮大数为风热，伏结为物聚，单细为疳劳、肠风痛，多喘呕，脉洪为有虫。

余尝考默庵、张氏、李时珍与李时兰之脉诀，小儿常脉，一息只多大人二至为平，则小儿平脉无八至明，故虚实须得六至看为是。

观形察色图

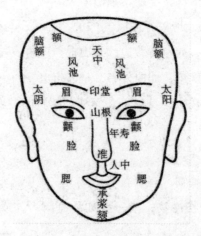

眼胞络属脾，痒烂主风热。眼黑珠属肝，青主肝有惊。眼瞳人属肾，睛不转肾亏。眼尾角属心，红主心有火。眼白睛属肺，白主肺受寒。

左腮属肝，右腮属肺，天中与额属火，鼻属脾土，额属肾水。

正口：常红无病，干燥脾热，白者虚。

人中：黑痛虫动，点点黑者吐痢。

山根：紫伤乳食，惊者叫吵，黑色者危症。

印堂：青惊，红惊，黄白有光者无病。

脑额：青者惊，红者热。

两眉：红者夜啼而燥热甚。

两眼：黑睛黄是伤寒，白睛黄是有积，赤者心火，淡红者心虚，青者肝热。

太阳：红，血淋。青者惊，两纹青第二惊，赤者伤寒。

太阴：右边。青惊，红淡恶危。

风池：红有热，多啼；黄者吐逆。

金匮：有青筋者惊。

两额：赤者有热，昼夜多啼。

两颧：红者内有燥火。

承浆：黄者吐，青者惊。

年上：准头近黄者，吐；寿上、年上赤者吐痢。

两腮：红紫者痰气，青者惊。

五色准验

注曰：面色见症，左腮为肝，右腮为肺，额上为心，鼻为脾，颏为肾。或目内赤者属心火，宜用导赤散主之；若淡红者，心经虚热，宜用生犀散主之；若青色者，汗热，宜用泻青散主之；若青赤者，腹痛，宜用桂、芍、灵脂、元胡、香附等主之，而后当用渐补之剂；若黄者，脾燥热，用泻黄散主之；若睛中无光彩者，肾虚也，用六味地黄丸主之；若白而混者，肺中有热，用泻白散主之。

入门审候

观形察色辨因由，阴弱阳强发硬柔。

若是伤寒双足冷，要知有热肚皮求。

鼻冷便知是疮疹，耳冷应知风热忧。

浑身皆热是伤寒，上热下冷伤食疾。

又云：

五指稍头冷，惊来不可当。

若逢中指热，必定是伤寒。

中指独自冷，麻豆①症相传。

女右男分左，著明仔细观。

面部五色

面赤为风热，面青惊可详。

心肝青赤现，脉证辨温凉。

脾怯黄疳积，虚寒皖白光。

若逢生黑色，肾败命必亡。

三关脉纹主病在手

紫热红伤寒，青惊白是疳。

黑时因中恶，黄即困脾端。

又云：

青色大小曲，人惊并四足。

赤色大小曲，水火飞禽扑。

紫色大小曲，伤米面鱼肉。

黑色大小曲，脾风微作搐。

小儿脉法总诀

小儿有病须凭脉，一指三关定息数。

迟冷数热古今传，浮风沉积当先识。

左手人迎主外证，右手气口主内疾。

外候风寒暑湿侵，内候乳食痰积聚。

洪紧无汗是伤寒，浮缓伤风汗液时。

浮洪多是风热盛，沉细原因乳食积。

沉紧腹中痛不休，弦紧喉间作气急。

紧促之时痘疹生，紧数之际惊风至。

---

① 豆：即痘疮。

虚软慢惊作瘛疭，紧实风痫发搐搦。

软而细者为疳虫，牢而实者因便闭。

脉芤大小便中血，虚濡有气兼惊悸。

滑主露湿冷所伤，弦急客忤君须记。

大小不匀为恶候，二至为兔三至卒。

五至为虚四至损，六至平和曰无疾。

七至八至独九轻，九至十至病势极。

十一二至死急至，此诀万中无一失。

小儿死候

眼生赤脉贯瞳人，囟门肿起又作坑。

指中黑色鼻干燥，鸦声忽作肚青筋。

虚舌出口咬齿牙，目多直视不转睛。

鱼口气急啼不得，蛔虫既出死形真。

手足掷摇惊过节，灵丹十救无一生。

又云：

鱼目定睛夜死，面青唇黑昼亡。

啼而不哭是痛，哭而不啼是惊。

嗞煎不安是烦，嗞哇不定是燥。

诀曰：

小儿黑色如悬针眼下，卢医也须怕。

忽然腹痛鼻青时，不必觅良医。

青色连目横入耳，此候必知死。

黑色绕口及连目，看看定不足。

黑色眉间也不良，十日必然亡。

人中黑色入口来，黄泉路上该。

水肿之病准头黑，报君肾绝亏。

咳嗽切忌白入眉，肺绝元气随。

吐时鼻色白孩儿，命归土里埋。

中风切忌面如妆，焉能得久长？

目焰无光兼直视，必定三朝死。

更有瞳人不动时，死候要君知。

二目似开又不开，也是儿命理应该。

口噤全然不进乳，此症终入土。

泻下之物如溺血，孩儿命要竭。

长吐不止止又吐，莫要劳心顾。

痫不食兮便咬人，终与死为邻。

泻痢无歇歇又来，指日下泉台。

小便艰难又大渴，必定难得活。

大便用药全不通，扁鹊也无功。

耳上生疮黑斑出，良医无此术。

久嗽四肢皆逆冷，无由难得醒。

体热多睡甚昏沉，休要费精神。

痘疹出后热不退，此病立应推。

粪下青黑不止时，不必觅良医。

久渴之后加燥渴，命必难后活。

腹肿胀时气又粗，终久命不苏。

以上诀句留心记，防范临机糊。

看小儿眼法诀

小儿诸症，但看两眼无光，黑睛无运转，目捷无锋芒，如鱼眼、猫眼之状，个个不治。或神藏于内，外如昏困者，无妨。若病甚而眼中神气不脱者，亦可活也。眼者，乃五脏六腑精神之宅舍。神气已脱，六脉虽存，亦未能保矣。

相儿命之长短

儿初生叫声连延者寿，声绝而后复扬急者不寿。啼声散者，不成人；啼声深者，亦不成人。脐中无血者好，脐小者不寿。通身软弱如无骨者不寿。鱼白长大者寿。自开目者不成人。目视不正，数动者，大非佳儿。汗血多者，不寿；汗不流者，不成人。小便凝如脂膏者，不成人。头四破者，不成人。常摇手足者，不成人。早坐早行早齿早语，皆属恶性。头毛不周匝者，不成人。发稀少者，强不听人（一作不聪人）。额上有旋毛者，早贵，妨父母。儿无枕骨者，能言而即死；尻骨不成者，能倨而死；掌骨不成者，能匍匐而死；躅骨不成者，能行而死；髌骨不成者，能立而死。身大收者死，鱼口者死。股间无生肉中死。头下破者死。阴不起者死。阴囊下白者死。卵缝通达黑者寿。

小儿痘疮论

夫痘疮，一名亦曰天花。天者，即父母之原性，由于炁机中来，故人之命即天命是也。花者，因其羡颜恣意所化之欲。盖花者从华，即精华之种蕊也。《易》曰："天地絪缊，万物化醇。男女构精，万物化生。"又曰："有天地然后有万物，有万物然后有男女，有男女然后有夫妇，有夫妇然后有父子。"斯言尽矣。大抵自始至今，世继相传，而人之禀，受只在清浊之分耳。清者气清，浊者气浊，故婴儿之天花由此而根种也。则遇时而发，远近亦有不同者。若值寒暄不当之候，痘疹由是急发，因其所受浅深而为稀稠焉。亦求始发之时，或因外感风寒而得，或因内伤饮食而得，或因时令传染而得，或因跌扑惊恐而得。大凡初起，未见红点之时，与伤寒相类，发热燥烦，脸赤唇红，身痛头疼，乍寒乍热，喷嚏呵欠，喘嗽涎痰等症。及忽身热未明，亦在疑似之间。急须表散，可服败毒散，以微发其汗。则胎毒随汗可解，而痘疹亦随发之。

凡痘苗现出之际，禁用表药，则恐发成表虚，变为险症。当视痘苗稀稠，稀者感轻勿庸用药，而稠者重当用九味神功散化其毒，而毒自出。亦至出齐，宜当加减妙用，能却诸病，而毒亦可解尽。如若痘不起胀者，即元炁虚也，宜保元汤主之，而痘必起胀也。

再看痘之贯脓何如。若痘不贯脓者，乃血气之双虚，宜用内托散加人乳、好酒，此为贯脓之妙法也。贯脓已满，再看收靥如何。若靥而不靥，灰陷黑陷，呕吐白沫，为之表虚，当用木香散治之。若当靥而不靥，寒战咬牙，痒塌泄泻，为之里虚，宜用异功散治之。若过服热药，以致毒热猖狂，血气弥盛，故有痘烂而不靥也，宜用小柴胡汤、猪尾膏解之。收靥已毕，再看痘后余毒。若余毒盛，必因过服附子，热毒聚而不散，亦致浑身手足赤肿成痈，急用消毒饮、五福化毒丹治之。若有余毒攻发，变为诸症，随症而疗之也。

大凡痘疮，七日以前为之里实，不可投入温燥之药，以能助其毒也。八日以后为之里虚，不可投入寒凉之剂，速能伐其生气。但世俗医不分寒热，一见痘出不快，举手悉用陈氏治虚之品，不悟痘疮属燥热者多而寒凉者少。不然，急以丹溪凉血解毒治之。若不辨明阴阳，错投寒热之药，岂是天命，亦在治命。

大抵今时精微知其原因者亦少哉！并不求其立方之意，仓卒之际据症检方，漫而一试。设有不应，并其书而废之，不思之甚也。余观诸书之指，大率归重太阴一经。手之太阴属肺，主于皮毛；足之太阴属脾，主于肌肉。肺金恶寒而易于外感，脾土恶湿而无物不受。观其用丁香、姜、桂，所以治肺之寒；用术、附、半夏，所以治脾之湿。使肺果有寒，脾果有湿，而兼有虚实也，量而与之，中病即止，何伤之有矣。今时智浅之初学，或见疮出迟，或身热，或泄泻，或惊悸，或气急，或渴思饮水者，而不问寒热虚热、毒之浅深，卒投木香散、异功散，偶中亦随效应，亦有不效者，总属误投误撞也否？不思古人用药，有向导，有监制，有反佐，有因用。余尝会诸家之粹语，求其意而用之，实未敢据其成方也。

若痘疮虚寒，淡白痒塌，或不起者，皆气虚，周身经窍瘀闭，故而外形亦带寒悸，亦当通经活络、破结补气之剂。若发恶热，腹盛脐涌，色紫燥痒，皆属热毒流注之甚矣。古人有解毒补气通关之法，有一药而能观数十变用，济之者，善术也。

曰：

> 天人合发本一般，阴阳度数体物参。
> 静极自动仁从义，一点中枢息复涵。
> 万物根蒂原无二，造生化死由种端。
> 水火木金归真土，先炁后质在禀然。

夫为良医大忌，十误之要，记之者鲜也。凡小儿初生，失于拭去口中秽毒者，是为第一误也。及其长大，失于未用预解胎毒免痘一方，第二误也。初起发热，应当汗而不当汗者，乃医之颠倒，三误也。将出之际，不应当汗而汗之者，医之粗略，乃四误也。既出之后，毒仍大盛，当解其毒而不急解之，五误也。起胀贯脓之时，宜当补虚而不补虚者，是为六误也。始终首尾证平，不当下而反下者，亦是第七误也。首尾实热结滞，宜当速下而不速下者，为之八误也。有首尾虚寒，当温补而不温补者，反用凉药，九误也。过服热药，痘疮后余毒当解而不解，复发者，十误也。

凡此十误，宜当精微细辨，参悟通变，观察望闻，窃究真确，而后自得主宰，亦如探囊取物，方能验也。寒者温之，热者凉之，虚者补之，实者泻之。古云：化而裁之，神而明之。若斯治者，庶免小儿夭枉之祸耶。

视痘颜色轻重

空谷而响应。形动而影随。夫痘疮之发也，内热和缓，达于外者必轻；便闭烦躁，彰于外者必重。夫颜色贵润泽而嫌昏暗，贵光彩而嫌枯涩，贵淡红而嫌黑滞，贵圆净而嫌破损，贵高耸而嫌平塌，贵结实而嫌虚薄，贵稀疏而嫌稠密。根窠收紧，痘分阴阳。见点动活，更怕险浮。出要参差，血宜归附。耳后、心喉，少于他处为佳；眉棱、两颧、额前，光润不泄为妙。一发热便出者重，疮夹疹者半轻半重，里外微红者轻，外黑里赤者微重，外赤里黑者太重。疮内黑点如针孔者，热极。青干紫陷，昏睡汗出，烦躁热渴，腹胀啼喘，大小便闭者，困危也。若夫善治之士，观其形色而细辨之，轻者获其安，重者能取效矣。

痘疹辨疑赋

胎毒蓄积，发于痘疮，传染由于外感，轻重或因内伤（乳食发出）。初起者太阳，壬水克于丙丁。后归阳明，血水化为脓浆。势若燃眉，变如反掌。如救焚兮，灶底抽薪；如落水兮，渡头塞裳。欲知表里虚实，须明寒热温凉。证候殊形，脏腑易状。肝火激成水泡，肺主涕而脓浆。心班红紫，脾疹赤黄。肾经居下，不受污浊，惟变黑而可防。观其内症，推乎外脏。呵欠烦闷兮，肝木之因；咳嗽喷嚏兮，肺金之象；目带赤兮，心火滞于膈上；手足厥冷而昏睡兮，脾土困于中央。且尻属肾，温暖如常，二处烦躁，痘疹乖张。

先分部位，次察灾祥。阳明从目落鼻，太阳行于头上。心火炎热则舌干面赤，肺金郁结则胸膈先伤。手足属乎脾胃，肝胆主胁肋之旁。颈项交会三阳，腰背统乎膀胱。外症分明，用心相像。泄者邪盛于下，吐者邪甚于上。气逆而腹胀隐隐，毒甚而腰痛惶惶。心热甚而惊搐，胃邪实而癫狂。口燥咽干，肺受火邪而液竭；便闭尿涩，肾因火旺而津亡。欲识痘之轻重，当细观精察形状。毒甚兮心火炎上，毒微兮内外清凉。寒热往来神气爽，定知痘出必祯祥。数番渐出兮，春回阳谷；一齐涌出兮，火烈昆冈[①]。蚕虫、蚤班，刻期而归阴府；蛇皮、蝉蜕，引日而反泉乡。不怕红紫，最嫌灰白。实宜淡红滋润，切忌黑陷干黄。色要明润兮，又愁薄嫩破汪；痘贵干结兮，犹恐痒塌难当。面颊稀而磊落，清安可保；胸膈密而连串，吉凶难量。顶要尖圆，不宜平陷；浆宜饱满，切忌空疮。皮喜老而愁嫩，肤爱活而怕光。结实高耸，始终无虑；丹浮皮肉，必主刑伤。唇面颐肿兮，八九如何可过？腰痛胃烂兮，一切定主灾殃。疮锁口舌，毒缠颈项；咽疮喉肿，饮食难尝。泄痢脓血，毒甚无浆。人力难尽，天命造当。痘疮焦落，辨别阴阳。人中上下，先靥为良。足腰先若黑靥，多凶而少吉祥。

神断秘诀

细嫩无分地，粘连一片红。

七朝虚痒塌，干燥定无脓。

皮肤无光亮，胸前不空闲。

一身红紫泡，九日入黄泉。

痘肿皮不肿，眼开口又开。

阴阳俱有缝，六日一场空。

满面皆稠密，仔细看阴阳。

天庭浆不足，此儿必有伤。

头身色不润，脓绿臭难当。

此班脾气绝，不久命须亡。

初起疮贴肉，起后肉难通。

寒热无分别，痒塌七朝中。

见点如肝色，焦枯黑陷伤。

---

① 昆冈：昆仑山的别称。

心肾二经绝，此痘火中殃。

头面方见大，顷刻又尖长。

此般形像见，不羡有奇方。

十四痂堪落，依然干燥脓。

沉沉睡不食，延日不能生。

目中光射斗，手足乱摇摇。

若逢有此疾，不日命须倾。

五经穴痘上，斜视肿不分。

纵然与解毒，迟日一场空。

舌尖上见黑，心经克肺经。

皮红胭脂色，半月此儿亡。

目白睛红赤，唇红痘三般。

黄浆胃先腐，焦裂饮茶终。

初见云中月，云中隐隐丹。

两朝三日后，见命归阴间。

脓黄色不活，极干脚摊红。

牙疳泄不食，半月命须终。

脐凸四肢浮，睛黄赤鼻头。

类般颜色异，十五命难留。

仔细看身疗，咽喉前后心。

阴阳并脑后，肾舌顶阴生。

十四痂该落，脓疮不进食。

无神死蛇臭，儿命必身迍。

见点如腐肝，针苗接一缝。

干红主水绝，十命九难延。

目定神昏热，喉痰膝下冰。

饮汤并下泄，顷刻命难存。

舌上浮血点，喉疮咽不清。

皮红痘不起，毒盛元气倾。

如神真秘诀，学医要精明。

出痘治法

痘疮大忌

腋下狐臭气，房中淫液气，远行劳汗液，粪沟浊恶气，妇人经候气，诸疮腥臭气，硫黄蚊烟气，吹灭灯浊气，误烧头发气，柴烟鱼骨气，葱蒜薤韭气，煎炒酒烟气，醉酒晕腥气，麝香燥秽气。

原系婴儿感时而发，先天燥热后天大动，五脏六腑皆虚，周身血气不合，故而诸秽之气受纳难容是也。

败毒双解散

治初发痘疹及外感不正之气，憎寒壮热，头疼腰痛腹胀，或喘嗽痰涎，鼻流清涕，或因惊恐跌磕而发搐搦，角弓反张天吊。一切内外所感，尽从汗发，则痘初出自然稀少。但热甚者，其毒亦甚；而热微者，其毒亦微。欲用表药，最宜红点未见之先，方可散也。

> 败毒双解葛芎甘，苏叶升麻薄壳蝉。
> 牛蒡地骨防荆芥，山楂桔梗羌活煎。

凡痘已出，毒气太甚，血红一片，不分地界，如蚊虫蚕种，或失血吐泻，七日以前诸症，可服九味神功散，其妙如立竿见影之应验。

> 九味神功补双虚，通经活络妙最奇。
> 红花紫草赤芍药，前地牛蒡参草芪。
> 头眩芩连宜增大，结热川军量实涤。
> 痘疮不起加肉桂，寒燥均平时缓急。

歌曰：

> 轻者热轻痘亦稀，大小先后出不齐。
> 根窠红活疮肥满，饮食如常勿药医。
> 重者毒重疮盛出，密如蚕种似胭脂。
> 根白顶红并黑紫，若逢血活尚堪医。

若痘出七八日，脓浆不足，乃血滞气虚而腠理蒙结，故不发胀，宜用保元汤攻补。

> 人参三钱黄芪六，甘草防风各二凑。
>
> 归三芎一赤芍二，山楂二钱能起痘。
>
> 若再不起加肉桂，些入烧酒行气透。
>
> 丁香三粒燥皮寒，医在临机莫错救。

或风邪毒盛冲触，使痘疮内陷，伏而不起，必然参差而不匀，又加双虚，未免脓浆不快。急当调胃活血补气之剂，方能灌足，而后易靥，可痊愈也。

> 内托散用参草芪，桔梗当归倍有宜。
>
> 芎防厚朴白芷桂，木香红花缓中急。

若红紫干燥黑陷，皆属热毒，去官桂，加紫草、黄芪、山甲各等分。若当灌脓而不灌脓，以本方倍加参、芪、当归，将药煎得，入好酒一盅、人乳一盅，此灌脓之妙法也。

若痘疮正在灌脓之时，忽然寒战咬牙，痒塌，或泄泻，乃里虚血滞，当用异功散主之。

> 当归三钱夏二钱，参苓陈朴各二添。
>
> 肉蔻附子木香一，丁香诃子桂少焉。

凡一切逆险将决，或灰陷秽烂，不起不灌时，在极危，且莫信讹糊诌乱剂。急当用此速救，不然命在顷刻，而误万无一苏。

> 通经甲皂麝香地龙，逐瘀赤芍桃仁与红花。
>
> 连翘柴胡毒可解，便干微用大黄攻。

若痘疮七八日，或五六日，小儿咽干，咙闭喉疮，饮水急呛不下，或鸦声而哽咽，急用：

> 会厌逐瘀是病原，桃红甘桔地归玄。
>
> 柴胡连翘赤芍药，水呛血凝立可痊。

神效复生丸

治痘疮初觉发热，服此急见苗，若见苗，是此必稀。未灌脓时服此必胀，系痘科之妙药也。

生黄芪二两　人参一两　赤芍一两　西芎一两　当归二两　升麻六个　干葛

一两　甘草八钱　辰砂一两极细　紫草茸一两

共为极细末，糯米粥为丸，芡实粒大。每服一丸，连服三日，黄酒送下。

稀痘万灵丹

治初发似疹，未知是痘，或抽搐，角弓反张，疑似风患，而原系毒盛，腠理不开，极热太过，自足太阳、阳明越经而传于乙木，未传脾络，故有夹惊而发也。

紫草茸二两　山豆根一两　白附子一两　升麻五钱　葛根一两　蝉蜕四钱　僵蚕八钱　连翘一两　甘草五钱　全蝎十二两, 去毒　雄黄三钱　麝香五分, 真台　蟾酥五分, 真

共极细末，急流水糊为丸，为丸时入麝香、蟾酥，芡实粒大，紫草汤送下。每服一丸，量人加减，百发百中。非财力不能早备，如施人而救苦，则功德无量矣。

五福化毒丹

治痘后余毒未解，或头面身体串生多疮，或上焦热壅，口舌唇肿生疮，咽喉牙龈等症。

犀角一两　桔梗二两　生地一两　赤苓一两　连翘二两　牛蒡子一两　玄参二两　青黛一两　朴硝七钱　甘草六钱

共极细末，水糊为丸，朱砂为衣，桐子粒大。量人而服之，亦可加减。毒盛未解，兼芩连消毒饮，方可痊愈也。

痘疮药性摘要

方不合宜，厥疾何瘳？药不明性，方从何合？山楂开气道而松痘，消食亦宜；桔梗顺肺气清咽喉，药中舟楫。蝉蜕发痘之必需，甘草解毒之莫缺。前胡清风热之痰，亦能下气；葛根散肌表之邪，兼能解渴。薄荷清风痰而能散惊，钩藤利惊搐而散悸。木通导赤除烦，毒从溺解；牛蒡清喉解毒，邪从肌泄。枳壳下气宽胸，青皮散结消食。槟榔豁痰逐水，杀虫去

积；枳实倍于枳壳，推墙倒壁。泽泻利水通淋，猪苓速于泽泻。川芎助清阳而升头角，毒火上炎者宜审；木香理滞气而温脾胃，干红色滞者何涉？大黄驱枭毒而不留，破恶瘀而不守，不令内溃；石膏解烦渴之如烟，退炎炎之火烈，不使焦黑。僵蚕催浆，定痒之一偶；白芷托顶，排脓之偏卒。荆芥散风热而清血中之火，彻上彻下；防风散风邪而行周身之闭，驱风燥湿。生地黄凉血之圣剂，润燥无双；熟地黄补血最良，右莫能出。麻黄发痘而透渊潜，寒胜则宜；陈皮消痰而开逆气，燥烈则撤。升麻升散而上提，火炎必戒；白芍敛阴而退热，莫投血热。山甲力透重围，其性燥烈；地龙无地不透，最能活血。毒凝滞而不透，紫草当行；血干滞而不荣，红花莫失。羚羊清乎肺肝，犀角解乎心热。黄芩泻肺火而凉大肠，失血亦宜；黄连泻诸火而解热毒，干呕圣药。赤芍药破血中之滞气，疗毒壅之腹痛；牡丹皮退阴中之伏火，散血热之气结。桃仁佐大黄而退浮萍，血瘀必用；地丁君红花而散紫黑，毒结尤良。贝母治毒痰而利心肺，桑皮泻肺火而兼治气逆。滑石利六腑之塞结，溺赤尤宜；杏仁开心气之闭塞，止嗽亦得。连翘足能泻火，花粉可以解渴。当归补血虚之要剂，鹿茸振血冷之几脱。猪尾膏透伏毒之深藏，无价散转黑陷为红活。元府留毒，化之无敌珍珠；毒凝痛楚，定之还须乳没。牛黄护心解毒，清火开痰；琥珀利水除烦，安神散血。黄芪补气虚之不充，排脓托里而实表；人参补真元之不足，滋助五脏而内益。桂为参芪之使，壮血虚冷；附起虚脱之疴，回阳反本。白术止吐泻而健脾，茯苓利水道而渗湿。金银花解痘后之余毒，地骨皮退痘后之虚热。茯神、枣仁，宁毒尽之心虚；诃子、肉果，塞脾虚之滑泻。山药助脾而益肾，苡仁收湿而助脾。邪留下部，行走必需牛膝；毒存筋骨，通散无逾羌活。小柴解痘后之潮热，引药入肝而主升提；麦冬清心肺之烦渴，生津补液非虚弗合。玄参去浮游之火，解咽痛而快斑；山栀去曲折之火，清肺胃而止衄。木贼草退余毒之目翳，甘菊花疗痘毒之目疾。扁豆、莲肉助脾，无嗔无喜；竹叶、灯心清心，可出可入。药品浩繁，惟贵精择。纯熟其性，泛应不竭。用当何须多少，一味通神救劫。

反药忌用

用药枢机似用兵，佐使从容备反攻。

防危布错须深略，失时误剂悔追倾。

穷理意会觅标本，兢兢业业记心中。

草木性情难自合，调停反畏莫蹉跎。

余今先谓十八反，谨按本草说与君。

人参苦参与沙参，细辛玄参及丹参。

痴心误用前般药，一见藜芦便杀人。

白及白蔹并半夏，瓜蒌贝母五般真。

莫见乌头与乌喙，逢之一反急如神。

大戟芫花并海藻，甘遂以上反甘草。

若还吐虫用翻肠，寻常服之都不好。

蜜蜡莫与葱相睹，石决明休见云母。

藜芦莫入酒来浸，人若犯着都是苦。

十九畏

硫黄原是火中精，朴硝相见两战争。

藜芦莫与砒霜会，狼毒最怕蜜陀僧。

巴豆熊烈最为上，使配牵牛不顺情。

丁香休与郁金见，牙皂难合京三棱。

川乌草乌不顺犀，人参相畏五灵脂。

官桂善能调冷气，石脂相见便跷蹊。

大凡修合识顺逆，炮炙医用要细知。

妊娠禁服

蚖斑水蛭与虻虫，乌头附子配天雄。

野葛水银并巴豆，牛膝薏苡与蜈蚣。

三棱芫花代赭麝，大戟蝉蜕雌黄雄。

牙硝芒硝牡丹桂，槐花干姜桃仁通。

半夏南星与通草，瞿麦牵牛皂角同。

硇砂干漆蟹爪甲，地胆茅根都不中。

序论伤寒

夫太极判而天地分，天地位而万物育，生生化化，不外于阴阳相济而成。始之弗得真时，则天地人一无所有，均禀气感时行物生之令。一有偏胜，旸雨便不能时，及或得者人物乖戾失养。若四时不顺，而万物俱为病也。妙在调补而摄，亦可备防太过。太过则泄之，不及则补之，偏以偏救，而后可救大造之偏矣。

盖人身之气，得太极真阳而神主之，轻清象天，元始于太虚，本之于刚健，立无形而为形，居无体而能体物，为生命之根，禀乾道而施坤道焉。溯有生以前，夫体何肇？如万物之资始，乾元也。既生以后，长养何从？如万物畅茂于阳和也。运行不息，无穷不达，如日经之天而行至健也；精彩洋溢，润乎一身，如天乔之敷荣于化日。卫护于外，六淫不扰，如乾阳透地，而阴霾莫能晦其照也；充实于内，至老不衰，如悠久之成物耳。兹非大修行，莫能究其真妙。而今腐儒愚僧俗道，皆罕闻也。

夫体时而得其真本，承阴阳，受父母之元精而基以立也。妙造物化，感期则裸现，始成为人也。由此为婴而少，少而壮，壮而老，旋转一身，周而复始，宛如一贞。渐至二八，累积精盈，而太极之真乙已复，还淳纯圆至致，塞乎天地志者，以此无漏。希圣希贤，成佛成仙，而功满果就，超脱劫运。夫实修者，方能入水火而不溺不焚，变化飞升，莫不由元气而冲举。悟此而得大乘矣哉！

原夫一身之血，亦得太极之阴，重浊象地。禀轻清天乙之精以成其体，而灵润资生，承刚健之气，以厚达其用，而主长养，有乘载之功，有柔顺之德，禀坤道而受乾道焉。由始互交，得时而后，惟赖荣余滋养，譬如万物资生于坤元也。自此为孩而长，长而少，少而壮，如万物之长养与博厚也。得气而生，得气而旺，如在土脉受水，亦润其体，赖于阳和也。随气而渡运，周流无滞，如阴柔之顺德也。灌溉五脏，荣养一身，内足外明，可应于万事。当炎暑而不畏热，可谓筋强而力倍。发润而甲华，唇似桃舒，面如杏吐，而荣于地道也。荣极则枯，旺极则衰，发鬓颁，五色皆眩，精髓有亏，而妇人天癸绝，男子精竭，如草木之凋落，而宛然一太极之坤元也。岂非莫大于修养乎？

《易》曰："寒往则暑来，暑往则寒来，寒暑相推而岁成焉。往者屈也，来者信也，屈信相感而利生焉。尺蠖之屈，以求信也。龙蛇之蛰，以存身也。精义入神，以致用也。利用安身，以崇德也。过此以往，未之或知也。穷神知化，德之盛也。"故曾子曰："盖人心之有灵，莫不有知。而天下之物莫不有理，惟于理有未穷，故其知有不尽也。"又曰："是故君子有大道，必忠信以得之，骄泰以失之。"子思子曰："故君子遵德性而道问学，致广大而尽精微。"《诗》曰："既明且哲，以保其身。"其此之谓欤！《读书录》云："常默念为此七尺之躯，费却圣贤多少言语。于此而尚不能修其身，可谓自贼之甚矣。"张敬堂《座右铭》曰："昼坐当惜阴，夜坐当惜灯。遇言当惜口，遇事当惜心。勿展无益身心之书，勿吐无益身心之语，勿近无益身心之人，勿涉无益身心之境。"高道淳曰："良农不以年歉而废耕，老渔不以岁寒而罢钓，芝兰不以无人而不芳，故君子不以夜浴而改容，不以昏行而变节。"故《鹤鸣集》曰："君子守身，若珍尺璧，惟恐失坠；若奉盘水，惟恐倾覆。"刘自济《四言》曰："父母之身，与我之身。欲欲昏度，废却真珍。纵使速殚，昧知悔憎。若返回志，原本固纯。知止至善，德润根深。能耐岁久，不畏霜侵。愤欲寻欲，蛾焚其身。亦如狂澜，阻舟逆沉。本利余资，尽抛穿沦。自逞聪明，能干劳神。暗失原本，无悔修身。弗知性命，君子难分。余今补医，莗①道警仁。贤先医备，莫待临身。庸医医庸，有果前因。欲修早备，莫待劫临。迷言造就，吾道废云。"

夫伤寒、瘟疫，感暑并湿寒、湿热等症，皆由正气不敌，而邪气入内也。盖元气随后天念动，则七情不禁之过耳。或因劳碌过度而得，或因用志极谋而得，或因气怒肝旺而得，或因计虑神疲而得，或因寒暑奔利而得，或因欲愤内伤而得。以上诸症，并从气虚引时令而风邪易入。大抵修身养气之人少矣哉。夫伤寒之总喻，究其名色者不一也。在乎时令，感之

---

① 莗（chǎn产）：完成。

轻重，传之浅深，染之强弱，治之贤愚，节候远近，四季佐法。若夫染着被感者多，或庸医而乱剂，惑异端而祈祷，其不自误而轻视也。盖伤寒一症，原系速疾之患，死生反掌之间，而治之者时在随机应变，方可立效也。凡遇伤寒，发热恶寒，腰痛脊强，则知病在太阳膀胱经；若身热而目痛鼻干，不得眠者，则知病在阳明胃经；若胸胁刺痛，耳聋口苦舌干，寒热往来而呕者，则知病在少阳胆经；若腹满咽干，手足自温，或自痢而不渴，或腹中时痛，则知病在太阴脾经；若烦躁，胁满惊恐，腰胯麻痹，囊缩而恶闻声者，则知病在厥阴肝经；若引衣踡卧恶寒，或舌干口燥寒战，则知病在少阴肾经；若潮热自汗，谵语发渴，不恶寒，反恶热，揭去衣被，扬手掷足，或发黄斑，狂乱，五六日不大便，则知病在足阳明夹手阳明，而肠胃结热，三焦上攻，急当下之，而后清之，次以温之补之也。若望闻不明，脉失真确，而荒误诊斟，便举笔而立方术。误用麻黄令人汗多亡阳，误用承气汤则令人大便不禁，误用姜附令人失血发狂，故仲景云：寒凉耗其胃气，辛热损其汗液，燥热助其邪火，庸医杀人莫不犹此为甚。

　　盖伤寒之邪热，原无定体，或入阳经气分，则太阳为首，其脉必浮，轻手便得；或入阴经血分，则少阴为先，其脉必沉，重手便得。浮而有力无力，是知表之虚实；沉而有力无力，是知里之寒热；中而有力无力，是知表里缓急。脉有浮沉虚实，病有转变不常。凡治疗之法，先分表里、虚实、阴阳、寒热、标本。先病为本，次病为标。先以治其急，而后疗其缓，乃第一之良法。而望形窃问，以察其外；而诊脉候动，以察其内。全在活法辨度，心领神会，反复明觉。施治之时，不可拘于日数。但见太阳之证，直攻太阳之患；但见少阴之证，直攻少阴之患；但见真寒真热，熯①而温之，凉而清之。若临险证，拿定主宰，不必悉具，勿贪功贿而机变退缓也。若见表证，汗之散之；若见里证，下之利之。病在上者越下。传经入手三阴三阳，而头汗身无汗，而头寒身热者传阴，头热而身寒者传阳，遇此证者少焉。遇有纯阴，阳气下陷，亦当升而举之。从乎中者，和而解之。若中阴者，温而补之。若见解表，不可攻里，日数虽多而慎诊之。但表证而脉浮，尚宜发散。若此证不明，攻之为逆矣。故《黄帝内

①　熯（hàn 汉）：热。

经》云：一逆尚引日，两逆误命期。

若表证解而里证存，不可攻表，日数虽少，而量为之。但里证而脉沉，沉实者急当下之。若此法不明，祸如反掌。经云：邪热未除，复加燥热，如抱薪以济火。如真中阴而真中寒，自然无热，恶寒不渴，以温补之，切忌凉药。此理不明，杀人甚速。

若阴证似阳狂者，温之；阳证似阴厥者，下之。若阳毒之证，分轻重下之；若阴毒之证，分缓急而温之。湿热发黄者，利之下之；血证发黄者，清之补之。发斑疹者，清之解之；谵语者，下之温之。痞满者，消之泻之；结胸者，顺之解之，而微下之。太阳证似少阴者，汗之；少阴证似太阳者，温之。衄血者，解之止之；外感喘急者，汗之解之；咳嗽者，利之解之。正伤寒者，即子月所发，由秋季所受，感湿而入。凡遇此证，辨别阴阳，宜当大汗大下。感冒伤寒，微汗微下；劳力感寒，温之散之；瘟疫双传，微解之，大下之。

以上此系治伤寒之大法。

凡临证用药，当体古人之心法，有从容、顺逆之用，有佐使、畏合、反合之法。而本之者，必当深悟。惟真阳狂、真厥阴，宜下之温之。如少阴、厥阴二证，有用白虎汤而兼四逆汤者，乃其性最寒；或用四逆散而兼真武汤者，乃其性最热。故有颠倒错剂，而俗医狐疑乱治。其知伤寒是为要证，有传经、越经转变之速？盖少阴传经而内热外寒，须用寒药主之，亦当辨脉观形识证，用药时须分轻重缓急，而强弱虚实治之。或久病，或新病，以定节令；或妇人产后，或室女经闭，或胎前而感，与男子治法不一。若妇人女子，经水适来适断，寒热往来似疟者，即邪热夹太阴承少阳入于血室，则当和解清里而补之。若久病过经而不解者，难治也。新发者，始病也。老者血气衰，少者血气旺。缓者病轻，急者病重。寒药热服，热药寒服。若中和之剂，温而服之。战汗须分四证，当知邪正盛衰。类伤寒者四证，照常例而治之。学者莫大意，宜究心焉。

辨形要诀

伤寒伤风何以辨？寒脉紧涩浮风缓。

伤寒恶寒风恶风，伤风有汗寒无汗。

阳属膀胱胆与胃，阴居脾肾肝相连。

浮长弦细沉微缓，脉症先将表里看。

阴病见阳脉者生，阳病见阴脉者亡。

以上风寒真口诀，阴阳吉凶细考详。

伤寒金口诀

辨论伤寒世罕稀，重证直指继筏梯。

自从仲景石函后，节庵陶公现真机。

应时速疾难识迹，千金不易伤寒秘。

古方范模宗纲领，四时伤寒有异奇。

惟有冬月正伤寒，不与春夏秋治施。

发表实里两妙方，用在三冬别无医。

真正伤寒真中风，表实里虚慎思知。

表虚自汗脉浮缓，疏邪实表有奇涤。

表实无汗脉浮紧，升阳发表汗枢沥。

背恶寒邪与发热，头痛脊强一般说。

俱属太阳膀胱经，有汗无汗分清浊。

有汗表虚无汗实，脉浮缓紧候中得。

春夏秋季别无方，通用羌活汤冲和。

春温夏热秋治湿，辨证加减细量酌。

形症与冬皆相似，浅深表里脉中觉。

脉有浮中有沉半，浮表沉里半中知。

有力无力求实虚，或温或下细为着。

更有汗吐下三法，当医施医莫留柯。

两感之症曰双传，一曰太阳少阴连。

肾与膀胱脉沉大，口干头痛是真原。

二曰阳明与太阴，沉长之脉脾胃兼。

目赤胀痛鼻口干，腹满自痢不能安。

三曰少阴厥阴证，肝胆脉细见浮弦。

耳聋胁痛囊拳缩，莫言无治命由天。

节庵漏泄真方术，不问阴阳两感传。

通用冲和灵宝饮，一服两解立苏痊。

更名表里多少病，分明阴阳先后详。

表证多浮里证微，麻黄葛根汤最良。

表缓里急宜攻里，调胃承气急安康。

寒中阴经口不干，身痛发热痢脱肛。

脉沉细小伏无力，回阳急救汤最强。

都言两感无治法，消息先后有妙方。

结胸症候反轻重，双解六一觅二方。

阳明之症不得服，鼻干目痛现形彰。

柴葛解肌汤一剂，犹如渴急遇泉潝①。

耳聋胁痛半表里，柴胡双解立能苏。

腹又胀痛咽又干，桂枝大黄汤可除。

太阳发黄头有汗，茵陈当归汤能逐。

无热自痢是脏寒，加味理中阳回速。

时行症候身大热，六神通解无普度。

小水不利导赤饮，下焦蓄血邪热入。

一切不正并结胸，六一顺气急当服。

周身邪热头不痛，面赤饮水难下喉。

庸医误认为热病，岂知心火炎上游。

自是戴阳多不晓，保元汤服急速求。

身如硫珠眼似火，发斑狂叫神不收。

病在上焦无人识，三黄石膏立解咎。

发斑之证咳先呕，耳聋足冷是根由。

他休发汗愈斑烂，消斑青黛饮缓瘳。

劳力感寒金不换，调荣养胃血气周。

内伤气血外感侵，莫与伤寒一样诊。

身出汗多热燥渴，如神白虎汤确真。

---

① 潝（hū忽）：疾流貌。

食积症候类伤寒，热不恶寒呕逆甚。

身疼头痛休疑论，加味调中缓平均。

气口紧盛应内证，小水自利便黑黗①。

热邪内传并蓄血，桃仁承气逐瘀奔。

兼治一切瘀热证，吐血衄血清上寻。

芩连生地量加减，肺胃肝经审辨分。

阴隔阳证辨难明，阴极发厥带阳形。

诊得六脉沉无力，急救回阳返本容。

饮水不下血腑瘀，地黄犀角加减攻。

真中阴寒厥阴证，回阳加减阳复生。

阳毒发斑脉洪数，三黄巨胜汤可从。

热结膀胱勿用下，导赤加减小肠通。

心下硬痛痢清水，桂芩饮子有奇功。

谵语狂言甚作渴，黄龙汤治虚中壅。

噤口摇头名痉痓，如圣饮用抽添徊。

瘥后昏沉百合病，柴胡百合汤应该。

亡阳过汗虚声衰，头痛神昏似发痎。

筋惕肉瞤虚太甚，温经益元汤救败。

阴阳欲劳阳遗易，逍遥汤治沉细脉。

脚气症与类伤寒，禁用补剂恐闭塞。

中暑身热中寒冷，浮风湿热脉验来。

便闭呕逆难屈伸，加味续命汤方凯。

摄空之症仔细考，错认为风命不牢。

循衣摸床为验症，叉手当胸恁人摇。

只因汗热相传肺，升阳散火如神疗。

睡觉迷乱忽言语，梦寐神昏不灵朝。

汤粥与之难吞咽，形如中酒视倾倒。

心火克肺越经症，泻心导赤汤立消。

---

① 黗（tún 屯）：黄黑色。

身热不渴头不痛，神气昏沉乱语招。

小便不利大便黑，误用凉药命难逃。

夹血上行心肺传，当归活血汤立安。

夹痰之症类伤寒，寒热神昏头目眩。

涎出口中为验证，七情内伤损根原。

神出舍空乱言语，加味导痰顾气兼。

大头瘟症即天行，项肿恶寒毒上攒。

一剂芩连消毒散，痰症喉痹尽安痊。

此是千古先贤秘，济世精学防错愆。

确法方剂列于后，汤头歌诀莫粗玩。

伤寒瘟疫风湿热，四时感冒续全篇。

夫伤寒一证有五，停饮、伤食、脚气、虚烦、内痛，是谓类伤寒也。同伤寒者十二：冬温、寒疫、温疫、温病、热病、风温、温疟、湿温、中暍、温毒、风湿、痉病。盖此症不一，易能错辨也。其原不一，形有疑异。夫志学者，实当深考细悟。病有传经、越经之转变，速如发弩，快若烟风，而祸福疾如反掌，易危易安，诊之验之。所传之经有六，曰：太阳、阳明、少阳、太阴、少阴、厥阴。

夫感之者，有浅深虚实之辨，有强弱厚薄之分，亦当明也。盖伤寒传经之际，从阳化热，从阴化寒。阳无越经，阴有越阳，此乃一定之理。其病初起，发热恶寒，头疼身痛，遍体拘急。六脉浮紧，与冬温、寒疫、瘟疫、感冒相类，治法不一。夫畏风者，外感风邪，染之轻者，藿香正气散；染之重者，九味羌活汤。若寒热往来，风寒两感者，冲和灵宝饮；气虚者，或夹疹，或咽喉肿痛，宜服人参败毒散。若四时瘟疫，速服达原饮，量其强弱老少，着时加减，用当如神，方可痊愈。夫真伤寒者少，而感冒者多。若四时有感，病在三阳或二阳，宜合证，当服柴葛解肌汤。增减治之，则妙法为衡，亦医之度量。若挨日久，患人气虚，或寒，或瘟，或感，膝里难开，或投巫男觋妇而乱服，故有里急腹痛。或阳极而变阴，或阴极而似阳，如见鬼神，或默无一语，形脱至危，为医者亦当堤点。若临险患，不可苏乎。盖伤寒奥指，仲景《论》中立三百九十七法，一百一十三方，神明变化，奥妙尽矣。若治杂症，有《金匮要略》一书，分门别类，包举该括，其妙如神。嗣后，东垣撰著《伤寒六种》，河间所著《注解伤寒后辨》一书，节庵有《伤寒会篇》一书，凡学者熟读默记，然后玩味，则全书易读易解，而临机易能施为，方免望洋之叹矣。余序《伤寒》一篇，撮其要指，剥去皮毛，独留骨髓。凡欲学伤寒者，必须会阅仲景之论，方为全涵。

易愈生证

易愈之病，取于神则神清，取于色则色泽，取于声则音长，取于体则体轻，取于皮则皮润，取于脉则和洪，皆一派不死之证，故曰生证也。若有如是之生证，忽然口噤不语，烦躁而甚，六脉停伏，宜谨察之，非变凶也，乃邪正交争，生战汗之候，为将愈之兆也。凡伤寒，渴者多阳证，易愈。若忽然饮多，寻常消散无停，知酿汗而作解也。伤寒多不能食，若忽然能食，且脉浮，知胃和邪还于表而作解也。若不急解者，阴阳未得其时也。子时得之，午时必解，阳济阴生而解也。午时得之，子时必解，阴从阳化而解也。

难治死证

病有生死，治有难易，生病不药可愈，死病虽药莫救，何则？以阴阳邪正有盛衰也。正盛邪衰则生，阴盛阳衰则死。阳证见浮大数动滑之阳脉，则易愈而生；见沉微涩弱弦之阴脉，则难治而死。故阴病见阳脉者生，阳病见阴脉者死也。大热不止，邪盛脉失神正虚，正虚邪盛，故死也。阴毒阳毒，亢极不生化也；色枯声败，内外两夺也，故均主死。形若烟熏，神昏直视摇头者，此阳邪独留，攻心而绝也。环口黧黑，腹满，下利不止，柔汗阳黄者，此为脾绝也。脉但浮无胃，汗出如油，喘息不休者，此为肺绝也。唇吻反青，四肢冷汗，舌卷囊缩，此为肝绝也。面黑，齿长枯垢，溲便遗失者，此为肾绝也。水浆不入，生无所赖也，脉代散，真气衰散也。呃逆无休，元气不藏。误发风温之汗，因而成痉；误发湿温之汗，名曰重暍，皆促人命也。强发少阴之汗，动其经，血从口鼻而出，名曰下厥上竭。以上皆死之候。汗后狂言不食，仍复发热，不为汗衰，脉躁疾者，名曰阴阳交，死之形也。厥逆不回，至七八日即通身肤冷，而躁无暂宁时者，名为脏厥。阴邪盛极，真阳飞越，凡厥逆甚者多无脉。若服四逆、白通等汤，脉微续者，即真阳渐复也。脉暴出者，回光返照。凡厥逆多下利，当不能食，今反能食，名曰除中。中者胃也，除者去也。胃气已除者，即反能食，亦无补于胃也。故仲景曰：除中者死。凡诸病久不能食，忽然大能，而即死至也，亦此类也。

藿香正气散治感冒初起，亦散风邪也。伤食加神曲

藿香正气大腹苏，半夏芩苓芷白术。
桔朴甘草姜三片，中满去术正气扶。

九味羌活汤即冲和汤，治春夏秋三季感冒，三阳之症

九味羌活用防风，苍芷细辛与川芎。
黄芩生地同甘草，三阳解表宜姜葱。

有汗去苍术，加白术；胸满去生地，加枳壳、桔梗；喘加杏仁；无汗加苏叶。

冲和灵宝饮无论阴阳双传，风寒外感，服此如雪泼化

冲和灵宝羌防草，生地柴葛芩石膏。
芎芷细辛苏薄荷，姜枣为引水煎熬。

败毒散治四时风毒、感冒不正之气，三阳发表，其毒散也

败毒散用茯苓草，枳桔柴前羌独芎。
薄荷少许姜三片，时行感冒有奇功。

引葱白三寸，口渴加黄芩、天花粉；咳嗽加陈皮、半夏；热毒咽喉肿痛，加栀子、牛蒡子；若风热上攻，荆芥、防风。兼治疮毒，加银花、连翘。若气虚者，量加人参、黄芪。

柴葛解肌汤

四时合病在三阳，柴葛解肌柴葛羌。

白芷桔苓赤芍草，利减石膏呕半姜。

防风通圣散

防风通圣治风热，郁在三焦表里中。

气血不宜经络滞，栀翘芩薄草归芎。

消黄芍术膏滑石，麻黄桔梗共防荆。

利减消黄呕姜半，自汗麻去桂枝增。

治一切风热之邪，气血不通，初感发热头痛，传经斑黄，抽搐，功效甚奇。

双解散

双解通圣合六一，四时温热正伤寒。

两许为剂葱姜豉，汗下兼行表里宜。

强者加倍弱减半，不解连进自然安。

若因汗少麻倍入，便硬消黄加倍添。

双解散者，其能发表攻里，即防风通圣散、六一散二方合剂。河间制此，解利四时冬温、春温、夏热、秋热，正令伤寒。凡邪在三阳，表里不解者，以两许为剂，加葱姜、淡豆豉，煎服之，候汗下，兼行表里即解。形气强者，两半为剂；形气弱者，五钱为剂。若初服，因汗少不解，则为表实，倍加麻黄以汗之。因便硬不解，则为里实，倍加硝黄以下之。连进二三服，必令汗，下利而解也。今人不知其妙，谓河间过用寒凉，仲景伤寒初无下法，弃而不用，深可惜也。不知其法神捷，莫不应手取效，从无寒中、痞结之变。即有一二不解者，非未尽法之善，则必已传阳明，故不解也。防风通圣散，详在于前矣。

河间解利后法

汗下已通仍不解，皆因不彻已传经。

内热烦渴甘露饮，甚用白虎解毒清。

有表热烦柴葛解，表实大热三黄宁。

里热尿赤凉天水，胃实不便大柴承。

服双解散，汗下已通，而仍不解，皆因汗之不彻，或已传经，治之不及。若表已解而里有微热烦渴者，用桂苓甘露饮，以和太阳之里。若内热太甚，太烦太渴，用白虎汤合黄连解毒汤，以清阳明之里。若表未解，又传阳明，身热而烦，用柴葛解肌汤，以解二阳之邪。若表实无汗，大热而烦，用三黄石膏汤，以清表里之热；若里有热，尿亦赤而涩者，用凉膈散合天水散，以清利之。若胃实潮热，不大便，有微表者，用大柴胡汤下之；无表者，三承气汤下之。桂苓甘露饮、白虎汤、大柴胡汤、三承气汤，已详于下。

小承大黄同枳朴，加硝即是大承方。

麻仁小承麻杏芍，桃仁调胃桂枝长。

抵当汤丸分微甚，俱用桃黄水蛭虻。

三承合一名三一，加参归桔黄龙汤。

小承气汤，即大黄、枳实、厚朴也。依本方加芒硝，即大承气汤。麻仁丸，即小承气汤方加麻仁、杏仁、芍药也。桃仁承气汤，即调胃承气汤加桃仁、桂枝也。抵当汤丸，分病之微甚，俱用桃仁、大黄、水蛭、虻虫四味也。三承者，大承气、小承气、调胃承气三方合为一方，名曰三一承气汤，依三一承气方，再加人参、当归、桔梗，名曰黄龙汤。

小柴胡汤

小柴芩半人参草，大柴芩半枳芍黄。

小柴胡加芒硝入，合桂柴胡桂枝汤。

小柴胡汤，即柴胡、黄芩、半夏、人参、甘草也。大柴胡汤，即柴胡、黄芩、半夏、枳实、芍药、大黄也。柴胡加芒硝汤，即小柴胡汤方加芒硝也。柴胡桂枝汤，即小柴胡、桂枝汤二方合为一方也。

黄连解毒汤

阳毒热极疹斑呕，烦渴呻吟谵语狂。

下后便软热不已，连芩栀柏解毒汤。

里实便硬当攻下，栀子金花加人黄。

表实膏麻葱豆豉，下利除膏入葛良。

消毒犀角饮

消毒犀角表疹斑，毒壅咽喉肿痛难。
犀角牛蒡荆防草，热盛加薄翘芩连。

消斑青黛饮

消斑青黛消斑毒，参琥柴犀栀地元。
黄连热实减参去，苦酒加入大黄煎。

普济消毒饮

普济大头天行病，无里邪热客高巅。
连芩薄翘柴升桔，蚕草陈勃蒡蓝元。

连翘败毒散

连翘败毒散发颐，高肿焮红痛可除。
花粉连翘柴胡蒡，荆防升草桔羌独。
红花苏木芎归尾，肿面还加芷漏芦。
肿坚皂刺穿山甲，便燥应添大黄疏。

橘皮竹茹汤

呃逆，肾虚宜都气汤，即六味地黄汤加肉桂、五味子。若橘皮竹茹汤，即橘红、竹茹、人参、甘草、大枣、生姜。

越经之证

谓无表里，脉和而身热不解，形如醉人，乃相传与肺，反克于心经，夹肝木邪入膈膜。古人立法，宜泻心导赤各半汤治之，即黄连、黄芩、栀子、茯神、人参、麦冬、知母、滑石、犀角、甘草、灯心、生姜、大枣，煎服，连进二三可缓也。

五积散

内伤生冷外感寒，五积平胃半苓攒。

麻桂枳桔归芎芍，姜芷加附逐阴寒。

痛腹呕逆吴萸入，有汗除麻桂枝添。

虚加参术去枳桔，妇人经痛艾醋煎。

达原饮

达原饮用厚朴芍，草果知母甘草饶。

黄芩槟榔能豁滞，通达发原阴阳交。

加葛川军三消饮，羌活柴胡表里调。

病有三阳无三阴，误用热药瘟复牢。

瘟疫治法

夫瘟疫者，初起先憎寒而后发热，日后发热而不憎寒，亦至三四日，其脉不浮不沉，而兼微数，昼夜俱热，日晡益甚。头疼身痛，神败语迟，舌苔亦如积粉，布满无隙。凡伤寒外感初起，原无舌苔，病在半表半里之间，不可汗下，宜先服达原饮，用三阳加法，是要圆机之妙辨也。所感轻者，一剂痊愈，不可误认两感速表。若大汗，或大下，实有太过不及之祸。如服达原饮后，邪从内陷也，则舌根先黄，渐至中央，宜三消饮服之。若脉洪数，大渴大汗，通身皆热，宜白虎汤治之。若舌苔纯黄，暗有黑色，宜承气汤治之。盖伤寒有六经之症，惟瘟疫有三阳而无三阴，俱是大热为患，不可轻用热药。

二圣救苦丹

此丹神妙，时医尽不关心耳（前篇所著）。

初起瘟疫、热病，最能救苦。此丹即大黄四两，皂角二两，为末，水为丸。每服三钱，无根水送下。弱者、老者、幼者，量减服之。此药施治初起时疫，传染伤寒、温病、热病，凡热盛形气俱实者，百发百中。服后或汗或下或吐，三法俱全，其病立解。

中风一证

夫中风之证不一，病有分别，中血脉、中腑、中脏，始自李东垣辨明。中血脉者，大秦艽汤；中腑者，小续命汤；中脏者，三化汤。然从未见有三化汤。中脏之证，惟陶弘景《金匮》书中分为四证，曰络、曰经、曰腑、曰脏，其说最为之当。此二圣之谓，大同而小异，使后人之梯蹬，则临机而再慧之也。盖口眼㖞斜，肌肤不仁，邪在络也；左右不遂，筋骨不运，邪在经也；昏不识人，便溺阻隔，邪在腑也；神昏不语，唇绥①涎出，邪在脏也。凡学者细悟，心领神会而自明。

中风死候

寸口脉平卒中死，生气独绝暴脱之。

五脏几息呼吸泯，譬如随溺其能期。

脉来一息七八至，不大不小尚能医。

大小浮昼沉夜死，脉绝不至死何疑。

证脱并见皆死候，摇头上窜气长嘘。

喘汗如油痰拽锯，肉脱筋痛发枯直。

通关散　开关散　熏鼻法　解语法

通关散，即南星、皂角、细辛、薄荷、生半夏为末，吹鼻，得嚏可治。开关散，即乌梅肉、冰片、生南星为末，擦牙，其噤可开。熏法，即巴豆、油纸卷皂角末，炼烟熏入鼻内，人事自省。解语法，即龟尿点在舌下，言语自易。

三圣散　瓜蒂散　全蝎散　五元散　巴矾丸

痰涎壅盛，无汗表实，用三圣散（即防风、藜芦、瓜蒂）吐之。若有

---

① 唇绥：指口唇纵缓，不能闭合。绥，舒，缓。

汗者，里实，用瓜蒂散（即瓜蒂、赤小豆），或用全蝎散（即瓜蒂散加全蝎）吐之，甚则用五元散（即藜芦、赤小豆、白矾、皂角、胆矾）吐之，巴矾丸（即巴豆、枯白矾）吐之。

乌药顺气散

治风邪中络，形壮气实可服。其病喎斜，口眼歪斜，顽酸，肌肤麻木，风气注攻，骨节疼痛，是当服此方。

麻黄、枳壳、桔梗、乌药、僵蚕、白芷、陈皮、干姜、甘草、川芎

大蓁艽汤

治风邪中络形气虚者，半身不遂，谓之偏废之症。

蓁艽、羌活、白芷、细辛、茯苓、当归、川芎、石膏、独活、防风、黄芩、於术、白芍、甘草、生地。

此方善能养血荣筋，久患风者，亦可加减调理。

换骨丹

此丹治风邪中经气实之人也，瘫左痪右之症。

白芷一两　川芎一两　防风一两　木香一两　槐角二两　苦参二两　五味子一两　灵仙二两　人参一两　桑皮三两　苍术一两　何首乌二两　蔓荆子一两　朱砂三钱，另研　冰片一钱，另研　麝香三分，另研　麻黄膏

将群共为细末，用麻黄三两，煎得去渣，再熬收膏，和前药为丸，朱砂为衣，重三钱，白开水送下。

小续命汤

小续命汤虚经络，八风五痹总能全。

麻杏桂芍通营卫，参人草归芎气血宣。

风淫防风湿淫防己，黄芩热淫附子寒。

春夏石膏知母入，秋冬桂附加倍添。

黄芪五物汤

治真虚，或因年迈收房过劳，或因心志神疲，中风邪而入经络，故而半身不遂。若舌强难言，神气不清，则是痰火为病，不宜此方。经曰：卫虚则不动，营虚则不仁。若心清语塞，舌软无力难言者，乃是营卫不足之病，以黄芪而补卫，桂枝、白芍而益营，以治不仁；佐生姜、大枣以和营卫也。不仁不用，在右属气，宜倍加黄芪；在左属血，宜倍加当归。若两膝腿软者，加牛膝；骨软不能立坐，加虎骨；肢节软，难于屈伸者，则加木瓜；周身或左或右经络不宣通者，则加熟附子，寒者亦可加。此方屡试屡验，其功力专补于外，故不用人参、甘草，惟有防风亦可稍加，可取与芪畏而得力。

三化汤　搜风顺气丸

治形气俱实，风邪中腑，神昏不识人事，二便阻隔，腹内胀满，宜用小承气汤，即厚朴、枳实、大黄，加羌活，名为三化汤。若形气虚者，当服搜风顺气丸，缓缓治之，则自然安康也。凡有风病，或久病之人，必有风燥，亦不论中经络脏腑。但有二便阻隔、形气不足，不可攻下，宜服此丸，能搜六腑之风，可通肠胃中气，则二便自利。

牛黄清心丸_{市时牛黄价昂，欲买真方可也}

牛黄清心实中脏，痰痹神昏不语言。
口眼㖞斜形气盛，两手握固紧牙关。

参附汤

治风邪中脏之人，形气俱虚，其症唇缓不收，痰涎流出，神昏不语，身肢偏废，或五脏脱症，宜大倍人参，半加附子。此法先固虚脱，次治风邪为妙。

千金还魂汤

经络闭证卒中恶，气促神昏不识人。

无汗拘急身偏痛，肉桂麻草杏还魂。

夺命还魂

脏腑闭证，谓风邪中脏腑之闭，故腹满，二便闭结，神昏，口噤不开，痰结于喉间不下。宜用此方吐下，即巴豆、白芷、半夏、葶苈、生南星也。

中风寒厥

不论经络脏腑，风邪中脏，四肢厥逆，六脉沉伏，即生南星、生川乌、生附子、木香，惟寒盛气实之人宜用之。若气虚者加人参，虚极将脱者大倍人参，始可用之，而无倒戈之害。

祛风至宝汤

不论经络脏腑，风邪中腑大热，六脉浮数，身热心烦，宜用防风通圣散（方见伤寒），加全蝎、天麻、细辛、白附子、羌活、独活、黄柏、黄连、僵蚕。

青州白丸子 各处药店俱卖

不论经络脏腑，风邪中表，有痰饮之人，或痰涎壅盛之用。生白附子、生川乌、生南星、生半夏，水法为丸，治小儿惊痰，是为妙药。

地黄饮子

风痱，谓之四肢不收，身无痛处；偏枯者，谓半身不遂，身有痛处。其言不变，志不乱，乃邪微浅，病在分腠营卫之间，以黄芪五物汤能补荣卫之间，亦能散风邪。夫甚者，志乱神昏，不能言语，则为瘖痱，乃肾虚内夺，少阴不至而厥。其邪已入于脏，则病曰凶，故地黄饮子是治肾虚内夺之证之用。大熟地、肉桂、附子、苁蓉、巴戟、远志、山萸、石斛、麦冬、五味子、薄荷、石菖蒲、茯苓。此方兼治百虚，补肾之要剂。

类中风证

名曰尸厥，形厥而气不厥，故口鼻无气，状类死尸而脉自动，即中虚、中气、中食、中寒、中火、中湿、中暑、中恶等证。虽是忽然昏倒，人事不省，类乎真中风病，但不见口眼喝斜、偏废、不仁不用等症，自可分辨。盖尸厥有虚有实，虚者以独参汤，虚兼寒者以参附汤，虚兼痰者以星香饮加参汤。实者气闭以死，脉动有力，腹满胀，二便闭，或腹急痛，前后不通者，以备急丹；实兼痰者，以夺命散治之。若房劳虚极，以人参、麦冬、五味子、熟地、当归、鹿茸，则速以生脉补精为要，然后多服补中益气汤更妙也。

木香调气饮

木香调气实气中，暴怒气逆噤昏痰。
气浮肢温气沉冷，木香藿砂蔻草丁香檀香。

八味顺气散

八味顺气虚气中，标本兼施邪正安。
参苓术草扶元气，乌芷青陈利气痰。

附子理中汤

附子理中疗寒中，腹痛拘急噤牙关。
有汗身寒或吐泻，附子参术草姜干。
无汗身寒加麻细，阴毒川乌生用煎。
呕吐丁香吴萸入，脉微欲绝倍参添。

左龙丸　斑蝥大黄方

破伤风者，火盛宜用防风通圣散加蝎尾治之。若风盛者，用全蝎散，即蝎七个，研末，热酒服之。不解，患处渐深，用左龙丸，即野鸽粪、江鳔、僵蚕、雄黄、蜈蚣、天麻、朱砂、巴豆霜为丸（此方《丹溪心法》）。凡诸破伤风皆宜，外用砂烧酒壶二个，盛酒火上，令滚无声，去酒，将壶口对疮口，拔出黑血自落。再以壶仍按疮口，轮流提拔，以尽为度，其风自愈。若癫犬咬伤，用斑蝥七枚，以糯米炒，炒黄去米为末，生大黄末一钱合匀，黄酒一盏煎至半盏，空心温服，取下毒物，弱者减半。盖癫犬咬之，是为危急之症，必须用酒壶拔之，方可出毒。

霍乱一证

得之者，由风寒暑食水邪杂为病，乱于肠胃，清浊相予，故心腹大痛，或吐或泻。宜用霍香正气汤，即霍香、苏叶、陈皮、半夏、茯苓、甘草、白芷、桔梗、大腹皮、厚朴也。暑则吐，多合香薷饮，名曰二香汤；湿则泻，多加苍术。暑热甚者，用辰砂六一散，或五苓散，加石膏、滑石、寒水石，名曰甘露饮。若寒极肢厥脉伏者，用川乌、附子合理中汤。转筋者，加木瓜、吴萸。

验证可识

欲吐不吐，欲泻不泻，心腹大痛，名曰干霍乱，亦名搅肠痧。若舌卷筋缩，则卵阴抽入腹中者，难治也。

伤暑受暑

伤暑受暑感寒风，无汗热渴面赤红。
干呕恶心腹绞痛，嗜卧懒食肢肿疼。
清散二香饮极效，气虚六合汤奏功。
夹食恶食多吐泻，加味香薷法最灵。

二香饮 治气实之人

二香饮治风暑病，苏叶霍香白茯苓。
扁豆厚朴陈半草，腹芷桔梗香薷灵。

引姜、灯心。

> 六合虚暑用人参，香薷半夏草砂仁。
>
> 木瓜赤苓藿香杏，厚朴扁豆枣姜匀。

引姜、枣。

> 加味香薷治夹食，藿香厚朴共陈皮。
>
> 白扁豆配山楂肉，猪苓甘草砂枳实。

无引，煎服。

清暑益气汤<small>与前三方治暑、风、食、水邪之要剂</small>

> 清暑益气虚受暑，参芪归术<small>白</small>草陈皮。
>
> 麦味青皮苍术檗，升葛泽泻炒神曲。

瘟毒霍乱

惟此吐泻转筋一症，俗谓霍乱，此症最速危险。或者不吐不泻，腹中绞痛难忍，头出冷汗，刻不能挨，易伤元气之至急也。而耐等吐泻一二时辰，则四肢气少，而两腿筋抽，眼胞塌陷，速宜棱针刺之，取其捷便，放出紫血。其穴在两胳膊弯处尺泽，是穴左右同刺。取其快者，上有大络，即大血管，刺之得通。次五指中甲缝内放血，即两腿弯处刺之。血出后，再服解毒活血汤，是为救命之宝法也。

解毒活血汤

连翘<small>三钱</small>　葛根<small>三钱</small>　柴胡<small>三钱</small>　当归<small>三钱</small>　枳壳<small>二钱</small>　甘草<small>二钱</small>　生地<small>五钱</small>　赤芍<small>三钱</small>　桃仁<small>八钱，研</small>　红花<small>五钱</small>

水煎服。

《元汇医镜》下部序

古今之经典，何为而作也？既不能行道于当时，何可不传道于后世？无非为继往圣、开来学计也。

吾师敲蹻老人，年近八旬，志气不衰，精神倍爽，鼻如腻粉，唇似涂朱，满面春风可掬，二目星光相并，行住坐卧，飘洒异常，动静云为，迥出凡表，真乃神乎其神，不知老之将至。观其形容，揣其骨格，明眼人见之，莫不称曰明道之真人。能无作乎？溯其曩昔，由儒入玄之根本源流，由壮岁宦途中看破红尘，计出幻海，辞却功名，抛弃富贵。儒门寻师，并无知道之人，始皈依玄门南无派下，退隐北平府天寿山桃源观内。岩壁之下，石室之中，数十年读书养气之余，作书有四：一曰《道源精微》，一曰《敲蹻洞章》，一曰《瀊燧易考》，一曰《元汇医镜》。彼三书理虽奥妙，皆尽性立命之学，尽人合天之道。吾窃思之，生知安行，上智之资无几；困知勉行，中材之士甚众。登高不自高始，行远不自远从，医卜星相之等书，虽皆由教入道之阶级，犹不如医书之得其要约也。何则？远取诸物，不如近取诸身。五脏六腑、十二经、十五络、奇经八脉、周身穴道，尽皆明晰，再访三教中之高人，低心求教，嫡指安炉立鼎之区处，日月黄赤之路径，始则不渗不漏，继则生智生慧，由人仙可以至地仙之果位。医学至于地仙，天地阴阳五行之造化，即在握袖中藏。况人之一小天地也，何能出其范围？在一乡高出一乡，在一国高出一国，在天下高出天下。凡男女老少百病，内外两科，妇科胎前产后，儿科痘疹，以言难全之症候，有不着手回春者乎？如此者，修己治人之道，未有如斯之明且近者也。即称之为医圣，谁曰不宜？

嗟夫！吾师之作是书也，名之曰《元汇医镜》，岂偶然哉！吾为解之：元者玄也，取其深远之意也。《中庸》曰："君子之所不可及者，其唯人之所不见乎？《诗》曰：'相在尔室，尚不愧于屋漏。'《传》曰：故君子必慎其独也。"探赜索隐，钩深致远，静守动取，有不玄者乎？汇者类也，取其触类旁通，生慧之意也。心与肾相隔八寸四分之远，远相亲相恋，二六时中常观自在菩萨，日久有不生慧者乎？医者意也，以医者之志意，迎取病者之病症，望闻问切即知病在某经络中，或针或药，如探囊之取物，有不得意者乎？镜者明也，取朱子"半亩方塘一鉴开"之意。诊证时人之病症，观读前圣之医经，即如藻鉴之持，妍媸何不毕露？善恶安有遁情？医书医理，有不明者乎？世之有其名者，必有其实；因其实者，始获其名。斯书也，名实相称，真无负于《元汇医镜》四字之谓也。其中泄前圣之所未发，补前圣之所未备者，多多矣。《十月胎形图》《手纹三关图》《观形察色图》《诊脉九道图》《眼科摘要图》，审其脉即知其人之富贵贫贱寿夭，相小儿即知其命之生死修短，此数条，尤其泄补中之最大者。其余之德慧术知之处，难以言语表白，何可胜数？人有万有不齐之伤感，即有万有不齐之脉按以讨之；人有百年不遇之奇症，即有百年不遇之良方以应。卷中丸散膏丹，杂记良方，酌量得宜，百发百中，用之者不可改头换尾，画蛇添足，以显扬己之丑态也。倘有与吾同志者，熟读此一书，即能贯乎诸前圣之书理。熟读诸前圣之书，未能彻悟乎此一书之理，前圣之医书医则医矣，如理而止，此则兼性命而并言者也。善夫！善夫！口诵心惟，玩索乎其所当然；朝乾夕惕，涵泳乎其所以然。穷涓搜髓，为之不厌。究竟到山穷水尽之处，左右逢源，头头是道，手舞足蹈，有莫知其所以然而然者，惟读此书为然也。吾故曰：理从难解翻成悟，化入无痕始觉奇。当此之时，医圣可称矣，地仙有望矣。

　　吾师本婆心救世，犹不止此。愿仁人君子早上筏船，先登彼岸，于卜星相之书，犹有意焉。幸而吾有余力，早一日供送吾师羽化飞升，正吾之厚望也。即不幸，吾有余力，吾师留身于世，意中之书，皆出毕焉。将数函攒成一部，名之曰《蔽蹯全书》，共诸大众，亦吾之厚望也。

　　是为序。

　　时　光绪戊申中秋廿日曹大益沐手敬书于反性斋中

《元汇医镜》卷之四

虑深志远，心力用过，法当天王补心丹

人参两　熟地二两　生地二两　天冬两　麦冬两　云苓两五分　远志两五分
元参两　丹参两　柏子仁两　菖蒲五钱　甘草五钱　当归二两　五味子五钱　琥
珀五钱　辰砂两　桔梗两　枣仁两　百部两

蜜丸，辰砂为丸衣。

腰膝虚痛，步履艰行，法当健步虎潜丸

人参两　虎胫两，醋　黄柏二两，盐　当归二两　五味子两　杜仲二两　白
芍二两，酒　补骨脂二两，盐　熟地半斤，酒蒸　黄芪三两　菟丝子二两，酒炒　牛
膝四两，醋

炼蜜为丸。

十全大补丸 治气血双虚，扶正引火归原

人参二两　熟地四两　云苓三两　黄芪四两　云头术三两　归身三两　川芎
三两　白芍三两　肉桂两五钱　甘草二两

炼蜜为丸。

六味地黄丸 治肾精不足，虚火上炎，腰膝痿软，诸虚梦泄

熟地半斤　山茱萸四两　云苓三两　山药四两　丹皮三两　泽泻三两

炼蜜为丸。

桂附地黄丸 治命门火衰，脾胃虚寒，大便不实，下元虚冷

熟地半斤　山萸四两　山药四两　丹皮三两　肉桂两　云苓三两　附子两，熟

炼蜜为丸。

金匮肾气丸_{治男子多贪色欲，腰痛，虚弱，自汗，盗汗，滑精等症}

熟地半斤　云苓三两　怀膝二两　泽泻三两　车前子二两　山药五两　附子两　丹皮三两　肉桂两

炼蜜为丸。

知柏地黄丸_{治下元虚衰，相火时强}

熟地半斤　山药四两　丹皮三两　山萸四两　云苓三两　泽泻三两　知母二两，盐　川柏二两，盐炒

炼蜜为丸。

麦味地黄丸_{治法同前，兼治上燥}

熟地　山萸　山药　丹皮　云苓　泽泻　麦冬　五味子各三两

炼蜜为丸。

济生肾气丸_{治肾虚腰重脚肿，小便不利，腹胀成鼓，其效如神}

熟地四两　云苓三两　丹皮两　肉桂两　泽泻两　山药两　车前子两　山萸两　牛膝两　附子五钱

炼蜜为丸，空心米饮下。

滋阴百补丸_{治一切虚损百伤，失身过早}

人参二两　丹皮三两　丹参三两　当归四两　沙参四两　菟丝子四两　白芍二两　杜仲三两　续断三两　远志三两　芡实四两　五味子二两　莲肉四两　麦冬三两　熟地半斤　山药四两　云苓三两　山茱萸四两　泽泻三两

炼蜜为丸，桐子粒大，每服四钱。

补天大造丸_{古方虽有，今罕用之}

紫河车一具　人参二两　熟地四两　山药四两　天冬四两　黄柏二两　山

黄四两

炼蜜为丸。

大补阴丸 治阴亏火旺，肺痿咳血，骨蒸盗汗，虚劳之症

黄柏四两，盐酒炒　知母四两，盐炒　熟地六两　败龟板六两，酥炙

猪脊髓合蜜为丸，每服三钱，淡盐汤下。

补中益气丸 此谓平补阳气下陷

人参两　於术三两　黄芪四两　当归三两　陈皮两　柴胡两　升麻五钱　甘草两

炼蜜为丸，重三钱。

鼓原丸 治原气亏损，因元气枯竭，偏身不遂

生芪半斤　赤芍二两　川芎两　归尾一两　地龙两　桃仁三两　红花二两
防风两

炼蜜为丸，重三钱。

衍宗丸

车前子三两　菟丝子四两　五味子二两　覆盆子三两　枸杞子四两
故纸、胡桃各一两，煎汤糊丸。

继宗丸 老人无嗣，亦当夫妇逐日培补，非有德之君不能也

潞党三两　归身二两　杜仲二两　五味子二两　车前子二两　肉桂六钱　於术二两　白芍二两　续断二两　覆盆子三两　菟丝子三两　故纸三两　生芪四两　怀膝二两　云苓二两　枸杞子三两　韭菜子两　巴戟两

治虚不治实，专此一门，水泛为丸。每服三钱，百日可效。

封髓丹 治梦遗、失精与鬼交

黄柏　砂仁　甘草各等分

炼蜜为丸，每服三钱。

虎潜丸 治肾虚不足，筋骨痿软

龟板四两　川柏四两　知母二两　熟地二两　牛膝三两五　白芍一两五　锁阳两　虎骨两　当归两　陈皮七钱五

共为末，煮羯羊肉对药末，同捣为丸。淡盐汤送下。

滋肾丸 亦名通关丸，治热在下焦，小便癃闭，口不渴者

黄柏三两，酒　知母二两，酒　肉桂钱

沸水为丸，每服四钱。

琼玉膏 治虚劳干咳

生地四斤　茯苓十三两　人参六两　白蜜二斤

先将地黄煮汁，去渣，再入参苓细末，和匀对蜜，入瓷瓶，封住瓶口，放在砂锅内，用长流水、桑柴火煮，勿令走气，一昼夜取出，悬于井中，去火毒后，再用汤调服，每日三钱。

龟鹿二仙胶 大补精髓，益气养神

龟板五斤　鹿角十斤　人参十五两　枸杞三十两

先将龟鹿煮佳，尽处去渣，再入参杞取胶，同前法清去火毒，每服三钱。

四神丸 治脾肾双虚，子后作泄，不思食，不化食

肉果二两　补骨脂四两　五味子二两　吴茱萸二两

将药末听用，大枣四十九枚、生姜四两同煮，去姜，用枣肉（捣），入药和匀为丸。每服四钱，空心盐汤送下。

二神丸

去茱萸、五味子，枣肉为丸。

五味子散

去肉果、骨脂，枣肉为丸。

琥珀还睛丸 治肾虚瞳人散大，一切眼迎风流泪等症

熟地二两　生地二两　当归二两　山药二两　山萸二两　菟丝子二两　枣仁二两　栀子二两　石决明二两　草决明二两　五味子二两　甘菊二两　牛膝二两　杜仲二两　麦冬两　天冬两　石菖蒲两　蝉蜕二两　川柏两　知母两　茯苓二两　巴戟二两　枸杞二两　远志二两　琥珀两

炼蜜为丸。

明目地黄丸 治双虚目矇之患

熟地半斤　山萸四两　山药四两　丹皮三两　云苓三两　泽泻三两　枸杞三两　甘菊三两　菟丝子三两　白芍三两　当归三两　天冬三两　麦冬三两　蒺藜四两　生地四两　黄柏二两　知母二两　川芎二两

炼蜜为丸。

金锁固精丸

肉苁蓉二两　阳起石二两　龙骨二两　巴戟天二两　赤石脂二两　鹿茸两　鹿角霜二两　熟附子两　锁阳二两　韭菜子二两　白茯苓三两

炼蜜为丸。

青蛾丸

杜仲五两　萆薢五两　牛膝五两　故纸十四两　淫羊藿四两　羌桃肉四两

炼蜜为丸。

巨胜丸

人参两　附子两　五味子两　柏子仁两　熟地四两　首乌四两　巴戟天两　莲须两　芡实两　肉苁蓉两　牛膝两　枸杞二两　天冬两　肉桂两　云苓两

覆盆子两　山药两　枣仁二两　续断两　木瓜两　莲肉两　楮实两　生地四两
故纸二两　菟丝子二两

炼蜜为丸。

还少丹

熟地六两　山萸四两　山药四两　枣肉四两　菟丝子四两　杜仲三两　云苓
三两　苁蓉三两　巴戟天三两　牛膝三两　菖蒲两　五味子二两　小茴香二两
枸杞四两

炼蜜为丸。

参苓白术丸

人参二两　云苓三两　白术四两　甘草两　陈皮二两　蒺藜二两　砂仁二两
扁豆四两　莲肉四两　山药四两　米仁四两

泛水为丸。

资生丸治妊娠三四月，脾虚呕吐或滑胎，兼治男子，调中养胃

人参三两　茯苓二两　云术三两　山药二两　陈皮二两　薏苡仁五钱　莲肉
二两　芡实两　甘草两　麦蘖二两　神曲二两　白豆蔻八钱　桔梗两　藿香两
川莲四钱　砂仁五钱　山楂五钱　白扁豆两

炼蜜为丸，每服三钱。

助元增力丸盛如百倍增力

黑芝麻一升，牛乳浸　小黑豆一升，糯米汁蒸　胡桃肉四两　桂枝尖五钱　生
黄芪四两　全当归二两　补骨脂三两，食忌猪肉、厚朴、龙胆草。

此法用骨脂煎汁一茶杯，拌炒胡桃肉，至干去骨脂用桃肉，共为细
末，炼蜜为丸，桐子粒大，云母粉为衣。每日五更时，滚水服四钱，功行
四十九日，力长千斤。或牡蛎水送下亦可。

坎离既济丹

云苓二两　五味子二两　当归两五钱　肉苁蓉二两　沉香两　川椒两　金樱

子三两　虎骨二两　益智仁二两　附子两五钱　柏子仁三两　故纸二两　枣仁三两
菟丝子三两　巴戟天二两

酒糊为丸，辰砂为衣。

妇科调经临机不可疏忽，大易失为

四君子汤加陈皮，异功散；异功散加半夏，六君汤。

七味白术散

人参　白术　茯苓各钱五分　甘草五分　藿香　木香　干葛各钱五分

参苓白术散

人参　白术　茯苓　干草各钱五分　山药二钱　莲肉二钱　砂仁　扁豆
薏苡仁　桔梗各一钱

归脾汤

人参　黄芪　白术　茯苓　当归　龙眼肉　远志　枣仁各钱五分　木香
甘草各一钱

引生姜、大枣。

逍遥散

当归　白芍　柴胡　茯苓　白术各二钱　甘草　丹皮　栀子　薄荷各一
钱

引用生姜。

八珍汤

即四物、四君合之等分。

十全大补

即八珍加黄芪、肉桂。

双和饮

即十全大补去人参、白术、茯苓。

人参养荣

即十全大补去川芎，加陈皮。

理中汤 治经寒胃寒，吐泻

人参　白术　干姜　甘草各等分

桂枝四物汤

即四物加桂枝、甘草，治表热有汗。

麻黄四物汤

即四物加麻黄、桂枝、甘草，发汗之解表。

柴胡四物汤

即四物加人参、柴胡、黄芩、半夏、甘草，治寒热往来。

玉烛散

即四物加调胃承气汤（即大黄、朴硝、甘草），治燥结急，宜下之。

行经先期

实热以四物加芩连，虚热以四物加地骨皮、丹皮。

血多无热，四物加阿胶、艾叶；血多有热，四物加黄芩、白术。

血多块紫，有瘀，四物加桃仁、红花破之，血瘀自安，继服逍遥散。

血少气虚，用黄芪、当归，名曰补血汤，然后可服八珍汤，或十全大补汤。

血虚甚者，以四物汤加人参、黄芪，亦可见机而治法。

血滞少，色赤热盛，以四物汤加姜黄、黄芩、丹皮、香附、元胡，亦可通之。

血少涩滞热盛，四物、姜黄、黄芩、丹皮、香附、元胡，名姜芩四物汤。

血块凝结，须用逐瘀，佛手散，即当归三两、川芎二两为末，每服二钱，酒水下。

行经过期

经水过期，气血凝滞，胀痛，四物加桃仁、红花、香附、莪术、肉桂、甘草、木香、木通；若不痛不胀，即无血，宜用双和饮，或圣愈汤、人参养荣汤。

经行发热，四物加丹皮、骨皮、胡连；形虚加黄芪，去胡连、骨皮，名六神；若脾虚汗热，用逍遥散。

经行身痛，四物加羌活、桂枝；经水过多，即黄芪、肉桂、白芍、甘草，或小建中汤，即桂枝、白芍、甘草，加姜、枣、饴糖、黄芪。

经行腹痛，或经前腹胀，宜用加味乌药散，即乌药、砂仁、元胡、甘草、木香、香附、槟榔；若痛过于胀，即血凝碍气，宜用琥珀散，即三棱、莪术、丹皮、官桂、元胡、乌药、寄奴、当归、赤芍、生地。

经水来多，胞虚受寒，或过期不行，少腹冷痛，宜用大温经汤，即当归、川芎、白芍、炙草、人参、肉桂、吴茱萸、丹皮、阿胶、半夏、麦冬；若胞中不虚，如受风寒为病，减去阿胶、人参、白芍、川芎，加防风、藁本、细辛、干姜、茯苓、木香，即吴茱萸汤；经来泄泻，脾虚，宜用参苓白术散；鸭溏清澈，冷痛，乃虚寒也，宜用理中汤；肌热渴泻，是为虚热，宜用七味白术散；呕饮痰水，即虚湿也，宜用香砂六君子汤。

经前吐血衄血，因热壅迫其血，宜用三黄四物汤，即加大黄、黄芩、黄连；若经后吐衄，虽然有热，亦不宜泻，当用犀角、生地、赤芍、丹皮；有热如狂，加黄芩。

血滞经闭

寒气客于胞中，血留不行而成石瘕，宜吴茱萸汤温散之；若兼里证，琥珀散攻之；若胞脉闭，肺心气不通，故月信不来，宜三和汤清之，即四物汤合清膈散（即朴硝、大黄、连翘、黄芩、栀子、薄荷、甘草）。

血枯血亏经闭

胃热甚则灼其血，故血海枯干而月水不下，宜玉烛散泄其胃热；或因素有吐衄，或生育过多，及房劳过度伤阴，故血不行，宜养荣汤主之，宜六味地黄汤滋之，以十全大补汤培之。

经闭嗽久成痨

经闭久嗽，又见骨蒸盗汗、自汗食少，名曰血风痨，宜用劫劳散救之，即人参、茯苓、白芍、当归、生地、甘草、黄芪、半夏、五味子、阿胶。

经断复来

妇人七七之岁后，天癸水不行，复来者血有余，宜芩心丸，即黄芩心为末，二两醋糊丸，温酒送下；或内热，用益阴煎，即知母、黄柏、龟板、生地、缩砂、甘草；若血去过多，热随血去，任冲虚损，其血不固，或八珍汤、十全补汤；或因怒气伤肝，肝不藏血，忧思伤脾，脾不摄血，宜逍遥散、归脾汤二方用之。

室女师尼孀妇经闭

室女经闭，多因气血凝结，宜用大黄䗪虫丸，破血行气，其经自通，即大黄、䗪虫、桃仁、杏仁、虻虫、水蛭、蛴螬、甘草、白芍、干漆、生地、黄芩，蜜丸为服。若人虚弱，不任攻下，则用泽兰汤，即泽兰叶、当归、白芍、甘草，兼服柏仁丸，即柏子仁、熟地、泽兰叶、牛膝、卷柏、续断。若尼姑、孀妇，宜逍遥散，加香附、泽兰、丹皮、生地、郁金、栀子、黄芩，以和肝理脾，清心开郁，其经自通也。

崩　漏

血漏，胃脘疼痛，用失笑散，灵脂、蒲黄各等分，醋二钱，入水八分，煎服；血漏不痛，用地榆两，醋煎，露一宿，次早服之立止，然后调治。

带下赤白

因六淫之邪入于胞中，宜吴茱萸汤；若赤色黄而浊黏者热，色黄赤者，加栀子、川连；若色青者，加防风、栀子；若色黑白而清稀者，寒虚也，用补中益气汤，或六味地黄汤；色黄淡，宜用六君汤，或加味归脾汤；若五色带下，皆虚热所化，宜用清白散，即四物汤加姜炭、甘草、黄柏、椿皮；若赤多，加地榆、荆芥、黄芩；湿多，加苍术、白术；房劳滑多，加龙骨、牡蛎，久则合四君子汤；若少腹疼胀，污水绵绵，即湿热，宜用导水丸，牵牛、滑石、黄芩、川锦纹各等分，打糊为丸。若寒热往来，即湿寒，宜用万安丸。

万安丸

牵牛　胡椒　木香　小茴香各等分
水泛为丸，量人虚实服之。

威喜丸治白浊白淫，瘀化疮脓，皆带下之类

白茯苓四两，细块用猪苓四钱同入砂锅内，煮三十余沸，晒干，不用猪苓。将茯苓为末，黄蜡四钱为丸，重四钱。空心细嚼，满口生津，徐徐咽服，服至小便清者为度。忌一切酸物，动气之事。

固精丸因房劳或遗梦，带下白浊，肾虚之故

牡蛎　菟丝子　韭菜子　五味子　龙骨　白茯苓　桑螵蛸　白石脂各等分
共为末，酒糊丸，淡盐汤送下。

附：汤剂

因素昔有带下，或至五十岁经水不止，或无时下利，少腹寒痛，中膨腹满，以至不怀，皆脘胞中内有瘀血，故手足五心燥热，当服此剂。

吴茱萸　丹皮　当归　麦冬　桂枝尖　人参　白芍　半夏片　干姜阿胶　川芎　甘草

三剂后，酌量加减。

土瓜根散 凡带下日久，生疮带血，此散最神妙也

土瓜根　白芍　桂枝　䗪虫各等分

为末，对酒，日三服。外用坐药，即矾石丸：

杏仁三钱　白矾两，枯

为末，蜜丸，纳入户中。

若如虫串痛，用蛇床子为末，入白粉为丸。或疮在户里，外用狼牙草三两，日三洗之。

抽刀散

血崩一切不止，兼治产后恶血，腹痛不可忍者，并治蛇、蝎、蜈蚣诸虫咬伤，涂患处急愈。

九转五灵脂，不拘多少，炒令烟尽，为极细末，以当归酒或童子便调下三钱，其效如神。此救急之良方，居家不可不备。

大七气汤 治一切瘕痕，积痞血蛊

藿香　益智仁　三棱　莪术　青皮　陈皮　木香　桔梗　肉桂　甘草各七钱

水煎分服。

乌药散

治经行后或产后贪食，生冷之物抟聚，坚块牢固不移，日渐长大。此

散最能开滞消积。

乌药　桃仁　莪术　木香　当归　青皮　桂心各等分

每服二钱，温酒调下。

血竭散治血瘕坚牢不移，兼治产后，百病不生

血竭　当归　赤芍　蒲黄　元胡各等分

为细末，每服一钱，童便、好酒煎一沸。

助气散治痞满胸膈闷，气不宣

三棱十两　莪术十两　青皮六两　陈皮六两　白术六两　枳壳四两　槟榔四两　木香四两

糊丸，桐子粒大，滚水下十五丸。

开郁正元散治血滞凝搏积聚

白术　陈皮　青皮　香附　山楂　神曲　海粉　桔梗　茯苓　元胡　砂仁　麦芽　甘草各等分

引用生姜。

苁蓉菟丝子丸此丸调经，不寒不热，助阴生子

肉苁蓉两三钱　覆盆子三钱　川芎三钱　蛇床子三钱　菟丝子三钱　当归三钱　牡蛎两　乌鲗鱼骨两　五味子六钱　条芩六钱　防风五钱　艾叶四钱　白芍两

炼蜜为丸，桐子大，每服四十丸，早晚盐汤下。

调经丸此丸理气养血，调经种子

香附　杜仲　川芎　小茴香　白芍　乌鲗鱼骨　当归　大生地　旧青皮　乌药　元胡　陈皮　苁蓉　枯芩各四两

若人羸瘦，去陈皮、地黄，加人参、黄芪各二两，用好醋和面糊为丸，桐子大。每服百丸，空心酒下。

十圣散治胎前胎动不安，恐小产而胎堕之

人参　白术　黄芪　熟地　砂仁各钱　甘草　当归　川芎　白芍各钱五分　续断一钱

水煎服。

元胡四物汤治孕妇至四五个月腰酸腹痛

当归　白芍　川芎　生地　元胡　灵脂各等分

水煎服。

独参汤治孕妇气虚身弱

人参要好的，或两，或二两，或四两，煎汤，徐徐服之。

益母丸

此丸用益母草，五月五日采之，或六月六日采之，阴干，用石器碾为细末，最忌铁器，炼蜜为丸。童子便、好酒各半服之。三钱一丸。

黄连煎

即川连二钱，调空房内鼠穴中土，治胎哭神效。

香棱丸

木香五钱　丁香五钱　枳壳四钱　三棱四钱　莪术四钱（将莪术细切，每两用巴豆三十粒，去壳，同莪术炒，待巴豆黄色，去巴豆为丸）　川楝子肉四钱　茴香四钱

治鬼胎（即思情不遇，瘀血凝聚而成，与妇人怀胎相似）。将药为细末，醋糊丸，朱砂衣，重三钱。每服酒下一丸。

妇人产后之苦，以言难尽。总之，见机而作，宜用生化汤酌量加减为妙。

开骨散 或气血双虚，或难产，或新产，或坐早，急用此散救之

当归五钱　龟板三钱，醋炙，研　川芎三钱　妇人发一团　生芪二两

夺命散

血竭　没药各等分

为细末。才产下，急用童子便、好酒各半盏，煎一两沸，调下二钱，良久再服。恶血下行，不能上冲，免生百病。

清魂散 治坐早、用力太过，或恶露过多，神昏气脱

泽兰叶三钱　人参二钱　川芎五钱　芥穗两　甘草二钱

为末。温酒、热汤各半盏，调一钱灌之。下咽之后，气定眼开急醒。

保胎无忧散 急救难产等症

全当归钱五分　川贝母钱　羌活五分　甘草五分　芥穗八分　厚朴七分　蕲艾七分　菟丝饼钱四分　生黄芪　枳壳　川芎　白芍冬日一钱，春夏秋一钱四分

水二盅，姜三片，煎八分，温服。此方务必称足分量，不可多少加减。如两三月胎动不安者，服一剂即安；五七月预服一剂，则临产平安易生；如临月，服一剂顺利无比；或横生逆产，五七日不下，三二日不养者，按方服一剂，立刻顺生，母子平安矣。此方救过千万人者，如有仁人君子，施送方也。

治产危

一乌梅三巴豆七胡椒，细研捣烂取成膏。

酒醋调和贴脐下，顷刻母子见分胞。

失笑散 治产后心腹绞痛，血迷不省人事者

灵脂四钱　元胡四钱　蒲黄三钱

共末，黄酒下。

保胎益母丸

熟地四两　当归三两　阿胶三两　黄芩二两　杜仲二两　续断二两　益母草十两　香附二两　白芍二两　白术二两　川芎两五钱　砂仁两五钱　陈皮两五钱

炼蜜为丸，重三钱。

益母丸加味即八宝坤顺

当归四两　川芎二两　白芍三两　熟地五两　台党六两　黄芩三两　木香两　益母草十二两　香附五两　生地五两　陈皮三两　柴胡二两

炼蜜为丸。

若胎诸病，随症调引。气虚者，人参白术汤下；产后诸症，用童子便送下；如腹痛，用桃仁元胡汤下；若无痛，用人参黄芪汤下。

香附丸妇科中之要药

香附半斤　云苓三两　劳芎二两　白术二两　益母草十两　当归三两　白芍二两　元胡三两　甘草两　丹皮四两

炼蜜为丸。

千金保胎丸

白术　杜仲　川芎　黄芩　蕲艾二两　续断　当归各二两　益母草五两　熟地四两　陈皮二两　砂仁两　红枣五十个，煮烂

入蜜为丸。

鼠肾丸亦名催生丹

雄鼠肾一对　乳香二两　朱砂钱　麝香二分　木香钱

四味为末，入肾内，再入滑石二钱，研烂如泥，蜜丸，重三钱。

又方：治妇人蚂蚁疮，亦名鸡冠疮，俗名下瘊异、吃血劳。

枯矾六两　铜绿四钱　五味子五钱　雄黄五钱　桃仁二两

炼蜜为丸，重五钱，雄黄衣。纳入产门，日日换之。若不速治，永不

生育，则百病皆出，苦不可言也。

又方：治妇人少腹患痛，兼治男子七疝之症。

五苓散加小茴香、木香、木通、金铃子，着量加之。

丹参饮 治心痛腹痛，诸药不效者，服此如神。妇人用之，神妙尤甚

丹参　白檀香　砂仁各二钱

水煎服。

又方：治心口胃脘痛，妇人多此症。

五灵脂三钱，九转　良姜二钱　厚朴二钱

为末。每服一钱，真的醋送下，急止痛。

华佗顺生丹

朱砂五钱，研　明乳香两，盐炙，干

共细末，端午日猪心血为丸，芡实粒大。每服一丸，用当归三钱、川芎二钱煎汤送下。不经妇人之手。

又方：治妇人每月余经作痛，或有血积癥痛即男子亦可用。

大黑枣（即焦枣去核），中间入胡椒七粒，将枣包好，煅至黑焦为末。每服四分，用木香、红花、当归、灵脂各二钱煎汤，酒送下。

催生神丹 逆产横生，其功甚大

百草霜　白芷各等分

不见火，为末。每服三钱，童子便、好醋调成膏，再加沸汤调下，或酒煎，入童便少许。不但顺生，大能固血，免生百病。

半白散 治产难，急救母子之命

夏片二两，童子便浸一日，取出阴干，白蔹二两为末，候半夏干时合均细末。如胞衣不下，用四钱，横生用五钱，倒产用六钱，胎死用六钱，温酒调服。如不能饮酒者，淡盐汤服之，急刻立产。

德愆丸

量事而为，用此方当积德，不当取利即愆，亦与世事不同，忖量而行。

默地耕田蜜味佳，无心布种种开花。

果荐亦恐生羞恶，黯里施荫早摘瓜。

牛膝三钱　三棱三钱　莪术三钱　桃仁四钱　归尾三钱　大黄三钱　丹皮三钱　南红花三钱　枳壳三钱　地龙三钱　凌霄花一月用一朵　麝香六厘

用长流急水三盅，将药煎得，去渣，再入麝香，碗中对冲搅均服之。再用男子鞋心潮湿泥两许为丸，放入脐内，作膏贴之。此药壮人，只用二剂二贴，弱人只用一剂一贴，急下。若有坚强系固不下者，或月深，或逐月日日馔内五谷、五菜，暗保坚固，须用坐药之法救之。

生土牛膝两　牙皂五钱　麝香五分

将土膝捣汁，牙皂为末，与麝香调和，作一药条长四寸，用棉布裹好，纳入产门，使气上冲，子宫门急开也。

又方：鱼胶七寸多，使灯油火上熏之，存性，为细末，入麝香三分，水调下。

妇人乳痈

山楂核两五钱

微火炒焦，研末，作三丸。每服一丸，酒送下，立愈。

宿泉丸治呕吐、泄泻，客寒犯胃，冷气腹痛，即崩带、泄精，无不治之

益智仁　乌药各等分

酒煮山药为丸。盐汤送下。

干姜人参半夏丸治妊娠呕吐不止，可补仲景之剂

干姜两　人参两　半夏二两

生姜汁为丸。

当归贝母苦参丸治妊娠饮食如故，小便甚难

当归四两　贝母四两　苦参四两
蜜为丸。

肾气丸治妊娠转胞不得溺者，或忍溺入房

大生地半斤　薯蓣四两　山茱萸四两　泽泻三两　茯苓三两　丹皮三两　桂
枝两　附子两
蜜丸。酒下，日再服。

搜风顺气丸

酒军五两　郁李仁二两　山药二两　牛膝二两　槟榔二两　独活二两　火麻
仁二两　车前子二两　枳壳二两　菟丝子三两　山萸二两
炼蜜丸。

槐角丸肠风下血

槐角半斤　川连二两　地榆四两　黄芩四两　生地四两　当归四两　枳壳四
两　秦艽四两　防风四两　川柏四两　栀子四两　熟军四两
炼蜜丸。

天麻丸

天麻六两　牛膝六两　萆薢六两　元参六两　附子两　杜仲七两　当归十两
羌活十两　独活五两　生地斤
炼蜜丸。

豨莶丸

豨莶半斤　防风两　羌活两　川乌五钱　川芎两　熟地二两　当归两　白
芍两
炼蜜为丸。

宁嗽太平丸

金墨两　犀角两　蒲黄二两　川贝二两　阿胶二两　天冬四两　麦冬四两
云苓四两　前胡四两　百合四两　桑皮四两　冬花四两　当归三两　白芍三两
芡实三两　五味子二两

炼蜜为丸。

止嗽百花丸

天冬二两　麦冬二两　山药二两　冬花二两　川贝二两　桔梗二两　桑皮三
两　云苓三两　紫菀三两　橘红二两　知母二两　元参三两　黄芩三两　百合二两
甘草二两　丹皮二两

炼蜜为丸。

清气化痰丸

半夏四两　胆星四两　杏仁四两　蒌仁四两　天麻二两　防风二两　云苓二
两　於术二两　神曲二两　白芥子二两　海石三两　陈皮二两　白附子二两　苏
子三两　莱菔子三两　知母两　枳壳两　花粉两　当归两　熟地四两　川柏两

姜汁糊丸，青黛为丸衣。

清肺抑火丸

知母两　川贝两　花粉两　川柏两　胆星四两　半夏四两　陈皮四两　海
石三两　白附子二两　当归二两　神曲二两　防风二两　桔梗二两　桑皮二两
前胡二两　云苓二两　枳壳二两　黄芩二两　白术二两　天麻二两　熟军二两
甘草两

姜汁、水泛为丸。

竹沥枳术丸

枳实二两　白术二两　云苓二两　黄芩二两　南星一两　苍术一两　夏片二
两　白芥子一两　当归一两　陈皮一两　楂肉二两　神曲二两　川连一两

姜汁、竹沥、水为丸。

礞石滚痰丸

熟军两　黄芩两五钱　礞石二两　沉香两　芒硝两　枳实两　厚朴两
水泛为丸，礞石为衣。

沉香达痰丸

沉香两　礞石两　甘草两　半夏二两　云苓二两　白术二两　熟军四两　黄
芩四两
竹沥、姜汁为丸。

海石祛痰丸

先打瓜蒌曲：
文蛤　海石　南星　半夏各二两
为末，用瓜蒌七个同共捣烂，摊于黄蒿之上，上用黄盖之，七日取出
晒干，亦名瓜蒌曲。再入群品药味：
黄芩　陈皮　白矾　甘草　香附　云苓　云术　川连　枳实各五钱
为细末，同瓜蒌曲、姜汁为丸。

开胃健脾丸

白术半斤　半夏半斤　山楂半斤　神曲半斤　麦芽半斤　云苓四两　米仁四
两　芡实四两　山药四两　木香四两　砂仁四两　香附四两　苍术六两　厚朴六两
枳壳二两　陈皮二两　甘草二两　泽泻二两
神曲水为丸。

保和丸

白术四两　山楂四两　陈皮四两　云苓三两　半夏二两　莱菔子二两　神曲
二两　麦芽二两　黄连五钱　连翘两
神曲水为丸。

香附枳术丸

白术半斤　陈皮四两　半夏四两　枳实四两　麦冬四两　莱菔子四两　香附四两　楂肉四两　苍术四两　云苓四两　神曲四两　砂仁二两　木香二两　甘草两

姜汁泛水为丸。

加味香砂枳术丸

陈皮四两　厚朴四两　蒺藜四两　香附四两　神曲四两　白术四两　木香二两　青皮二两　苍术二两　楂肉二两　砂仁二两　泽泻二两　甘草二两　木通二两　藿香三两　小茴香三两　甘松三两　枳实三两　莱菔子三两　草豆蔻三两

泛水为丸。

三补枳术丸

云苓二两　白术二两　陈皮二两　香附二两　枳实二两　半夏二两　山楂两　黄芩两　苍术两　砂仁两　川连八钱　川贝两　神曲四两

薄荷煮米饮水为丸。

启脾丸

人参二两　陈皮二两　白术四两　白芍二两　砂仁二两　木香两五钱　肉果二两　山药四两　神曲四两　山楂四两　云苓三两　莲肉三两　泽泻二两

神曲水为丸。

越鞠丸

香附四两　苍术四两　神曲四两　栀子二两　抚芎二两

泛水为丸。

木香顺气丸

青皮四两　莪术四两　枳实四两　香附四两　藿香四两　神曲四两　木香四两　丁皮四两　檀香四两　甘草四两　甘松三两　砂仁三两　陈皮六两　楂肉六两

姜黄六两

泛水为丸。

山楂内消丸

楂肉四两　灵脂四两　陈皮四两　香附四两　麦芽二两　枳实二两　青皮二两　砂仁二两　莱菔子二两　厚朴二两　半夏二两　三棱三两　莪术二两

神曲水为丸。

神应百消丸

木香二两　陈皮二两　青皮二两　小茴香二两　三棱二两　莪术二两　巴豆二两，同米炒，去米　黑丑二两　白丑二两

醋糊为丸。

沉香化滞丸

沉香二两　木香二两　槟榔二两　枳实二两　莱菔子二两　陈皮二两　三棱二两　莪术二两　青皮二两　香附四两　灵脂四两　黑丑四两　白丑四两　大黄四两　山楂三两

水泛为丸。

调中四消丸

香附二两　灵脂二两　黑丑二两生，二两炒　白丑二两生，二两炒　猪牙皂二两

醋糊为丸。

木香槟榔丸

木香二两　三棱二两　莪术二两　黄芩二两　槟榔三两　枳壳三两　青皮二两　当归二两　黄柏二两　香附半斤　黑丑半斤　熟军半斤

醋糊为丸。

防风通圣散

防风四两　川芎四两　川军四两　荆芥四两　薄荷四两　当归四两　朴硝四两　麻黄四两　甘草四两　白芍四两　连翘四两　石膏半斤　黄芩半斤　桔梗半斤　栀子四两　白术四两　滑石二十四两

朴硝水为丸。

藿香正气丸

藿香四两　紫苏四两　大腹皮四两　陈皮四两　厚朴四两　桔梗四两　半夏三两　白芷三两　白术三两　甘草三两

水泛为丸。

栀子金花丸有加味川柏方内

栀子半斤　黄芩半斤　大黄半斤　川连四两

水泛为丸。

黄连上清丸

黄芩半斤　黄连三两　川军半斤　连翘半斤　栀子半斤　桔梗三两　薄荷三两　荆芥三两　甘草二两　川芎二两　元参三两　川柏二两　花粉二两　防风四两　石膏四两　甘菊四两

水泛为丸。

犀角上清丸

犀角二两　川连二两　川芎二两　桔梗二两　生蒡子二两　赤苓三两　连翘二两　元参二两　石膏三两　滑石三两　甘草二两　生地四两　栀子三两　黑丑三两　薄荷二两　黄芩四两

泛水为丸，青黛为衣。

二圣丸治春疫并天行时气、四时不正之气传染之症，即救苦丹

川锦文斤，生　猪芽皂四两，去皮弦，微炒

泛水为丸。无根水送下，软弱之人减服。

古人立此二方，一治冬疫，一治春疫。冬疫多寒，春疫多热。寒者宜用水解丸。

水解散

大黄四两　白芍二两　黄芩三两　甘草三两　桂心三两　麻黄三两

为粗末。每撮一两，煎水服之。汗下不下，再服一撮。

天水散一名益元散，一名六一散

治夏时中暑，热伤元气，内外俱热，无气以动，烦渴欲饮，肠胃枯涸者，又能催生下乳，积聚水蓄，里急后重。

遇仙丹治食水二积停滞

黑丑五两　白丑五两　槟榔二两　川军二两　茵陈两　牙皂两　三棱两　莪术两

皂水为丸。

香连丸治起初痢疾为患，分解之法

黄连四两　木香二两　厚朴二两　枳壳二两　槟榔二两

干醋为丸。

木香化滞丸治壮人痢疾初起之法

生军十两　木香三两

共为细末，蜜为丸。大人用一钱，小人五分，服之急愈。

真人脏腑汤寒痢日久，须用此法

人参　白术　木香　白芍　肉桂　肉果　当归　甘草　罂粟壳　诃子
肉
引用梅，水煎服。

噙化上清丸治咽喉之症

桔梗二两　薄荷两　花粉两　诃子两　甘草五钱　硼砂五钱　青黛五钱　冰
片三钱
炼蜜为丸，青黛为衣。

当归芍药汤热痢宜服之

当归　白芍　木香　黄芩　黄连　肉桂　大黄　甘草　槟榔

参连开噤散噤口痢宜服之

人参　川连　莲肉各等分
为末，米饮调下。

一方治新久痢疾、呕吐等症，异名双料拐

赤石脂两　沉香四钱　乳香三钱　川连三钱　朱砂五钱　川柏五钱　木香五
钱　没药三钱　甘草三钱
共为细末，入广土洋药烟炮五钱，调化对之，炼蜜为丸，桐子大。大
人每服三钱，小儿着量加减。若红白痢疾，白开水下；霍乱呕吐，藿香汤
下；若有瘾者，加倍服之；便血肠红，地榆、槐角、当归共成炭，各一
钱，煎汤送药。

四宝丹

朱砂　木香　川连　广土洋烟炮四钱
共为末，蜜丸，绿豆粒大。用时任意上下左右串用，临症加减灵变，

可以立竿见影，妙可知也。

百验散治一切喉症喉闭立验

盆硝四钱　白僵蚕三钱　青黛钱八分　甘草钱八分　蒲黄钱　麝香分　马勃三钱　片脑四分

每服一钱，新汲水调服缓咽，急破见血为妙。

搜风解毒汤

治一切疮毒误服结药，即如杨梅误服轻粉等类，或疮愈后变症流毒，故有复发是也。

土茯苓二两　苡仁钱五分　银花三钱　防风二钱　木通二钱　木瓜二钱　白鲜皮二钱　皂角子七分

气虚加人参钱五分，血虚加当归二钱，水煎服，或加倍而作丸。

夺命汤治冲疝厥奔豚之气

吴茱萸三钱　肉桂钱　泽泻三钱　白茯苓四钱

青木香丸治一切疝症如神

青木香五钱,醋炒　吴茱萸两　香附两,醋炒　草橙茄五钱　乌药五钱　小茴香五钱　巴豆仁二十一粒　川楝肉五钱

共为末，葱涎为丸。服三钱，酒盐任下，立愈。

千金消癖丸

芦荟　阿魏末糊　青黛　厚朴　槟榔　木香　陈皮　甘草各钱　神曲四钱　麦芽四钱　人参二钱　白术二钱　茯苓二钱　君子肉二钱　莪术二钱　三棱二钱　胡连二钱　香附四钱　楂肉二钱　水红花四钱

共为末，将阿魏一钱合泉水为丸，绿豆粒大。米饮下。

黄连解毒丸

黄连二两　川柏二两　半夏二两　黄芩二两　厚朴二两　栀子两　甘草两

姜汁为丸。

胃苓丸寒水停饮

白术半斤　苍术三两　陈皮三两　泽泻三两　厚朴三两　赤苓四两　猪苓四两　肉桂两五钱　甘草两五钱

泛水为丸。

香砂平胃丸

治倒饱嗳气反味，中膨气逆，胃口沌酸，消食不快等症。

陈皮半斤　厚朴半斤　苍术半斤　木香四两　砂仁四两　甘草二两

神曲水为丸。

烂积丸

黑丑四两　白丑四两　灵脂四两　大黄四两　香附半斤

醋糊为丸。

和中丸

苍术五两　厚朴三两　甘草三两　青皮三两　乌药三两　楂肉三两　香附三两　枳壳二两　鲜姜四两　红枣百二十个, 去核

将药用河水二十碗，入砂锅内煮透，水气吃尽，取出晒干，为末听用。

神曲二两、白豆蔻两、白芍三两，同前药泛水为丸。

五花丸

芦荟二两　阿魏二两　青黛二两　木香二两　厚朴二两　槟榔二两　甘草二两　麦芽四两　君子肉四两　胡连四两　楂肉四两　三棱四两　莪术四两　香附

四两　云苓四两　蓼子四两　神曲半斤　白术六两　人参二两

上共为末，和均，分五分。一分用礞石为衣，一分用青黛为衣，一分用蒲黄为衣，一分用滑石为衣，一分用神曲为衣，俱以泛水为丸。

千金保婴丸

白术三两　枳壳三两　槟榔二两　半夏二两　三棱二两　莪术二两　蛤蚧一个, 酒炒　陈皮二两　莱菔子二两　川连两　楂肉二两　白芍二两　麦芽二两　苍术二两　木香两五钱　厚朴二两　草果两　君子肉两五钱　砂仁两五钱　胡连两　酵子二两　神曲四两　香附三两

神曲水为丸。

走马牙疳即口内腐烂

五谷虫五钱　川连钱　儿茶钱　麝香二分　人中白钱　青黛三两　硼砂钱冰片三分

共研极细末，用管吹之。

小儿惊风

麝香　朱砂　雄黄　僵蚕各等分
共为细末，竹叶汤下。

小儿惊风不能服药者, 以此方也

麝香　飞罗面少许
真米醋糊丸，贴入脐中，外膏药封好，立愈。

青硝散治双单喉哦, 小儿走马疳, 即口中臭烂等症

青黛钱　芽硝三钱　僵蚕钱　冰片四分　麝香二分
研极细末，吹之。

小儿疳虫蚀齿

雄黄　葶苈等分
用腊月猪脂熔化，以槐枝锦裹头点药。

沉香琥珀丸

杏仁　琥珀　苏子　泽泻　赤苓各五钱　陈皮七钱　防己七钱　葶苈子两
五钱　郁李仁两五钱　沉香两五钱
蜜丸水下，大小人分用。

消疳肥儿丸

人参两　胡连两　川连两　君子肉两　芜荑两　白术二两　云苓二两　楂
肉二两　神曲二两　麦芽二两　芦荟两　甘草两
米饮为丸。

一捻金

牛黄三钱　辰砂三钱　木香四钱　神曲两三钱　冰片五分　鸦片钱
饮为丸，金箔为衣。

抱龙丸

胆星二两　甘草二两　天竺黄钱五分　沉香五钱　僵蚕两　朱砂五钱　雄黄
三钱　全蝎三钱　天麻五钱　薄荷四钱　麝香钱
炼蜜为丸。

仙传至宝丹

天竺黄三钱　天麻三钱　防风三钱　白芥子三钱　伏神六钱　全蝎三钱　朱
砂三钱　半夏三钱　羌活三钱　僵蚕三钱　白术三钱　桔梗三钱　胆星三钱　前
胡三钱　荆芥三钱五分　蝉蜕二钱五分　藿香二钱　川芎二钱　菖蒲二钱　雄黄八
分　青黛八分　麝香四分　薄荷钱　柴胡三钱

米饮为丸，大赤金为衣。

加味芦荟丸

苍术三两　陈皮二两　厚朴二两　神曲二两　楂肉二两　麦芽二两　雷丸二两　青皮二两　云苓二两　砂仁二两　川连二两　胡连二两　枳实二两　芦荟三两　芫荑二两　槟榔三两　三棱二两　莪术三两

有加全蝎十个（去毒），饭为丸。

灵砂丹

防风　陈皮　桔梗　石膏　砂仁　麻黄　赤芍　半夏　荆芥　羌活　独活　甘菊　大黄　白芷　紫苏　滑石　川芎　连翘　天麻　薄荷　细辛　甘草各二两

蜜丸，朱砂为衣。

香薷丸

香薷三两　紫苏二两　藿香二两　赤苓四两　木瓜两　甘草二两　檀香二两　丁香两　扁豆四两　厚朴二两

蜜丸。加红糖六两。

冰霜梅苏丸

薄荷二两　干葛二两　紫苏四两　柿霜四两　乌梅十两　檀香两　冰片五分　白糖十斤

当归龙荟丸

当归　熟军　龙胆　栀子　黄连　黄芩　柴胡　黄柏　青皮　芦荟　青黛各二两　麝香钱　木香六钱

神曲糊为丸。

加味逍遥散

当归二两　白芍两　柴胡两　云苓二两　於术两　枳壳两　桔梗两　栀子两　丹皮两　丹参二两　黄芩两　薄荷两　香附三两　甘草两

蜜为丸，姜汤送下。

胜金丹

香附斤　人参三两　赤芍二两　当归三两　川芎二两　白芷二两　生地五两　牛膝三两　桂心二两　云苓三两　丹皮三两　乳香四两　白芍二两　白石脂二两，醋　赤石脂二两，醋　琥珀两　朱砂两　甘草两　白薇四两　藁本二两　没药二两

将琥珀、朱砂另研为末，用好醋熬成膏，然后入群药末，炼蜜为丸，大赤金为衣，重三钱。

当归内补丸

当归　云苓　香附　白芍　生地　甘草　白术　杜仲各四两　陈皮二两　砂仁两　川芎三两　阿胶三两

蜜为丸。

木香分气丸

木香五两　丁皮五两　香附四两　砂仁两五钱　甘松两五钱　莪术两　甘草两　姜黄两　藿香两　檀香两　三棱两　白豆蔻两

水泛为丸。

利膈丸

木香　枳实　槟榔　陈皮　当归　厚朴　藿香各二两　甘草两　熟军四两

神曲水为丸。

三黄丸

川锦文　川柏　黄芩各半斤
泛水为丸。

雄黄解毒丸

雄黄四两　郁金半斤　大黄半斤　巴豆六两
神曲水为丸。

五福化毒丹

犀角二两　花粉二两　生地三两　赤苓三两　牛蒡三两　甘草二两　桔梗二两　连翘三两　贝母三两　朴硝三两　元参三两　青黛二两
蜜为丸。

神芎丸

大黄四两　黄芩四两　黑丑半斤　滑石六两　黄连二两　川芎二两　薄荷二两
水泛为丸。

润肠丸

生地　熟地　熟军　黄芩　枳壳　甘草各一两　厚朴　火麻子　当归　桃仁　郁李仁各二两
蜜为丸。

消虫丸 华山碑记名曰立应丸

石榴皮　大黄　巴豆　灵脂　大戟　芫花　甘遂　牙皂　乌梅　葶苈各二两
醋糊丸。

牛黄丸 即珠宝镇惊丹

牛黄三钱　枯矾三钱　朱砂五钱　僵蚕六钱　陈皮五钱　天竺黄五钱　海石五钱　全蝎五钱　礞石五钱　菖蒲五钱　远志五钱　雄黄四钱　硼砂四钱　蝉蜕四钱　胆星四钱　蜈蚣十条,酒制　麝香六分　珍珠三钱　沉香三钱　天麻七钱

共为细末，外用勾藤三钱、甘草六钱、皂角七钱煎汤，对蜜为丸，大赤金为衣。

太乙紫金锭

山慈姑二两　文蛤二两　千金子两　大戟两五钱　朱砂五钱　雄黄五钱　麝香三分

端午日糯米糊丸。

飞龙夺命丹

雄黄　蟾酥　乳香　没药　铜绿　胆矾　血竭　寒水石　麝香　冰片　轻粉　蜗牛各等分

将蟾酥为末，酒炮成膏为丸，豆粒大。

梅花点舌丹

朱砂　雄黄　乳香　没药　葶苈子　硼砂　血竭　麝香　冰片　牛黄　沉香　蟾酥　珍珠　熊胆各等分

人乳为丸，绿豆粒大，大赤金为衣。

口疮赴宴散

川连　黄柏　黄芩　栀子　细辛　干姜各等分

为细末，吹之急愈。

九种心痛丸

木香　槟榔　灵脂　乳香　元胡　干姜各等分

为细末，醋糊为丸。

万亿丸

朱砂二两　巴豆二两　寒食面四两

好酒为丸，绿豆粒大。

追虫丸

黑丑三两　君子肉三两　槟榔三两　胡连三两　贯众三两　木香二两　芦荟二两　大黄二两　干漆二两　芜荑二两　雷丸二两

醋糊为丸。

离宫锭

京墨两　蟾酥三钱　胆矾三钱　血竭三钱　雄黄三钱　朱砂三钱　麝香五分

极细为末，作锭，用时酒调，治一切无名肿毒。

虎肚冲和丸

虎肚一具，煅成炭　人参　石斛　白豆蔻　陈皮　远志　青黛　香附　柴胡　栀子　海石　苍术各一两　川芎五钱　川连五钱　楂肉二两　谷芽四两，炒

面糊丸，益元散为衣，粒大如梧桐子。

除风鹅掌丸

银朱三钱　轻粉三钱　官粉三钱　水银三钱　冰片钱　杏仁三钱　木鳖子三钱

共为细末，用苏合油作饼，微火擦之。

附：洗方

扒山虎二两　黄芩两　川椒两　明矾四钱　苦参二两

洗之极愈。

明目散 或收膏点上犹妙

炉甘石四钱　海螵蛸二钱　月石二钱　蒲黄二钱　元明粉钱　珍珠六分　木香六分　乳香六分　明矾五分　琥珀五分　朱砂四分　没药五分　川连三钱

共为细末，用无根水浸一宿，水五碗煎至二碗，去渣，入蜜二两、明矾五钱，再熬至一碗，入冰片四分、熊胆四分、麝香三分，急刻入瓶收膏。

左归丸

熟地半斤　山药四两　山萸四两　龟胶四两　鹿角胶四两　牛膝三两　菟丝子三两　枸杞三两

炼蜜为丸。

右归丸

熟地半斤　山药四两　菟丝子四两　杜仲四两　鹿角胶四两　枸杞四两　当归三两　肉桂二两　熟附子二两　山萸四两

炼蜜为丸。

三消丸 血积、食积、痰积，男女皆可治

黄连两五钱，吴茱萸煎汁浸拌，用益智仁炒，炒好去益智仁不用　莱菔子两五钱　川芎五钱　桃仁五钱　栀子五钱　青皮五钱　三棱五钱　莪术五钱　香附两，梗炒　山楂两

共研细末，水泛为丸。白术、陈皮各三钱，煎汤送三钱。

时痢良方 初起一剂可愈，善能分解

川连钱五分　当归钱　白芍二钱　木香钱五分　槟榔二钱　青皮钱　黄芩二钱　地榆钱五分　厚朴钱五分　桃仁钱五分　枳壳钱　甘草八分　山楂二钱　红花钱

水煎服。若白痢，去地榆、桃仁，多加木香、橘红。如肠胃涩，加大黄。

神应枣苋散 治小儿牙疳，并大人口齿

马齿苋五钱，梗，炭　儿茶三钱　红枣五枚，去核，剥开入雄黄三分，煅炭　硼砂

二钱　人中白二钱　冰片二分

　　共研极细，入瓶封固，勿令走气。每遇牙根腐烂，或血肉自落，时时擦之，涎水满口不可咽下，效验如神。

应验如意散 治男妇胃脘疼痛，立止

　　青皮二钱　灵脂二钱　川楝二钱　山甲二钱　茴香二钱，八角　良姜二钱　槟榔钱五分　木香钱　沉香钱　砂仁五钱　元胡钱五分　没药钱五分

　　共为粗末，用木鳖子一钱一分，切片，同粗末炒，至焦枯，将木鳖捡去不用，然后入群药研细，服时大盐少许为引，开水送下急愈，除根救命。

　　猪羊癫风症，时常跌倒，不省人事，竟成废人。二料除根，可谓神妙奇方法。治因痰滞而得者，实有验法。如四肢时常麻木，或眉棱骨酸痛，或痰壅上喘，当服此剂，名曰苏割散。

　　皂矾两，煅红　鱼胶两，切碎面炒　铅粉两，炒黄　朱砂三钱

　　极研细末，每早空心陈酒少许缓服，自愈。

　　又方：痫症俗名羊羔风症，与前症相同，原由不一。此法专治气虚血瘀而得。何以知之？当明验法，看逐日未发症之时，或症来时，身热作炼，面赤，时常脑闷头疼，肢体散慢，或腹中有肠鸣之声，即是脑气不足，血滞不能上冲。此症发时欲发日近，竟成废人。先服通窍活血汤一二剂，然后再服黄芪赤风汤，并服龙马自来丹。兼治之法慢缓，百日痊愈。盖此症千古而不易治，万不可惜费药价。除此之法，无实无验也。

通窍活血汤

　　赤芍钱　川芎钱　桃仁三钱，酒　南红花三钱　鲜姜三钱，切碎　红枣七枚，去核　老葱三根，切碎　麝香五厘，冲

　　黄酒十两，将药煎得去渣，对麝香，再煎三沸，服之益。麝香须要真的，市商最易入假。

龙马自来丹

　　马前子四两　地龙两，去泥，焙干为末

香油十两入锅内，将马前子炸之微有暴声，拿一个切看，紫红色为度。极研细末，再入地龙末，和匀糊丸，绿豆粒大。每服三分，小人一分五厘，红糖水送下。早晚兼服黄芪赤芍汤。将炸油埋入地内，恐犬食而死。

黄芪赤芍汤

生芪两　赤芍钱　防风钱

水煎服，小人减半。

神病变化

魂，阳之灵，随神往来；魄，阴之灵，并精出入。盖神机不离乎精气，亦不杂乎精气，故曰：妙合而有之。指神而言，则神超乎精气之外；指精气而言，则神寓乎精神之中。意者，心神之机动而未形之谓；志者，意所专注也；思者，志之变动也；虑者，以思谋远之谓；智，以虑处物之谓。此皆识神变化之用也。

凡五脏所藏七神：心藏神，脾藏意与智，肺藏魄，肝藏魂，肾藏精与志也。五脏所生七情；心生喜，肝生怒，脾生忧思，肺生悲，肾生恐惧。气和则志达，故生喜笑；气暴则志愤，故生忿怒；系心不解散，故生忧思；凄心则哀苦，故生悲哭；内恐外触非常事物，故生恐惧惊骇也。

夫惊悸、怔忡、健忘、恍惚、失志、伤神等病，皆因心虚胆弱，诸邪得以乘之。若心气热者，先用朱砂安神丸，即朱砂、川连、当归、生地、甘草。若惊恐太甚，独自生疑者，皆因气怯胆虚，宜服仁熟散，即柏子仁、熟地、枸杞、五味子、山萸肉、桂心、人参、茯苓、菊花、枳壳为末，老酒调服也。

凡诊鬼祟之脉，各从其位，以意揣度。心脉常浮，瘟劳血鬼；肝脉频数，土地社神；肾脉弦急，落水身亡之鬼；肺脉浮数，外路邪神；脾脉紧数，犯土地而时疫。同以禳之则吉，药之可愈。大凡邪脉者，乍大乍小，乍疏乍数，即是鬼祟之脉。禳之不散，逐告不走，待之日久，邪入房舍，非用针灸不可移也。

针灸 鬼门十三针要诀

先取天罡气一口

天罡即斗柄（所指之方，万邪如尘），自正月建寅，斗柄回寅是也。

凡取之时，须知转运之方，故曰：月月常加戌，时时见破军。如取之时，背斗向魁，左脚踏魁，右脚踏罡，二字俱以虚书，然后取气吹入笔上书之。

咒曰：天罡大神，日月常轮。上朝金阙，下覆昆仑。贪狼巨门，禄存文曲。廉贞武曲，破军辅弼。大周天界，细入微尘。玄黄正气，速赴我身。所有凶神恶煞，赴吾魁罡之下，毋动毋作。急急如律令。

太乙灵符

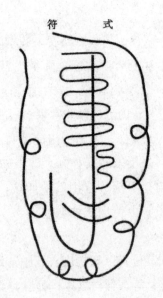

符　式

临机用时，医与病者须存正念，目不可邪视，心不可妄起，存想神农、黄帝、医圣、孙真人，自心默祷。咒曰：

大哉乾元，威统神天。金针到处，万病如拈。吾奉太上老君急急如律令。

惟下针时，呵气一口，吹在穴中，存心徐徐而刺之。

第一针，鬼宫穴，针三分，即人中，督脉所属，鼻准下水沟之间正中是穴。

第二针，鬼信穴，针三分，即少商穴，手太阴肺经所属，在手大指爪甲外侧去韭叶是此穴也。

第三针，鬼垒穴，针三分，即隐白穴，足太阴脾经所属，在足大指内倒之端后去甲韭叶是此穴也。

第四针，鬼心穴，针五分，即大陵穴，手厥阴心包络经所属，在掌后骨横纹两筋中间有肉处是也。

第五针，鬼路穴，火针三分，即申脉穴，足太阳膀胱经，在足外踝下五分陷中是穴，并阳蹻脉交会。

第六针，鬼枕穴，针二分，即风府穴，督脉所属，其穴在枕骨下一寸五分是穴也。

第七针，鬼床穴，针五分，即颊车穴，足阳明胃经所属，其穴在下齿尽处内床之外，开口取之是穴也。

第八针，鬼市穴，针三分，即承浆穴，任脉所属，其穴在口下唇正端陷中取之是穴。

第九针，鬼窟穴，针二分，即劳宫穴，手厥阴心包络经，在掌中央动脉以无名指自曲取之是穴。

第十针，鬼堂穴，针二分，即上星穴，督脉所属，其穴在前顶一寸五分囟会穴，由囟会一寸是上星穴。

第十一针，鬼藏穴，针三分，男即会阴穴，在横骨之下；女即玉门头，在横骨之下阴户上些是穴。

第十二针，鬼腿穴，火针五分，即曲池穴，手阳明经所属，以手拱胸屈肘横纹陷中取之是穴也。

第十三针，鬼封穴，在舌下中缝之间刺血，将针横安一枚，口吻合，舌不动，此法甚妙。

凡针，男子先针于左起首，女人先针于右起首。单日为阳，双日为阴，阳日阳时针从右转，阴日阴时针从左转。

凡行此法，必须酌量访问病家患人有无因果，是善是恶，不可冒识强缪。倘内中冤魂索债者，或有暗昧不明之事，其不连累自咎？甚之默思今之为医者，失裕后成，因利而德陷也，谓此余之大盖而详言，嘱吾同人以为要哉！

保安万灵丹

此方治痈疽疔毒，对口发颐、风寒湿痹、湿痰流注、附骨阴疽、鹤膝风及左瘫右痪、口眼歪斜、半身不遂、血气凝滞、偏身走痛、步履艰辛、偏坠疝气、偏正头疼、破伤风症、牙关紧闭、截解风寒，无不应效。

苍术八两　麻黄两　羌活两　荆芥两　何首乌两　雄黄六钱　防风两　细辛两　草乌两　川乌两　天麻两　川芎两　石斛两　全蝎两　当归两　甘草两

共为细末，炼蜜为丸，朱砂为衣，重三钱，瓷瓶收贮听用。视老弱强壮以用之，若伤寒怪症，宜葱白煎汤化服。若肿毒恶疮，宜酒化服。经云：汗之则疮已，正服此药。后当避风，忌冷物，戒房事。如妇人有孕者勿服。

指迷茯苓丸 治中焦停痰停饮停食

半夏二两，制　茯苓两　枳壳五钱　风化硝三钱五分
共为末，姜汁糊丸。

如饮食失度，不和于中，水精不渗溢于外，直下走入大小肠，而为泄泻。若三焦失运，气不蒸化不升，浊而不降，内停作胀，外泛作肿，上攻喘呼，不蓄淋闷。若上焦气不清肃，不能输布，留于胸中，水之精者悉变为浊，阳盛煎灼成痰，阴盛凝蓄为饮。故治痰者以清火为主，实者利之，盛者化之；治饮者以燥湿为主，实者逐之，虚者温之。所以古人治饮有温补之法，治痰则无。故王隐君有礞石滚痰丸一法，方治老痰。用黄芩清胸中无形诸热，大黄泻肠胃有质实火，欲治痰必须清火。以礞石之燥悍，此治痰必须除湿；以沉香之速降，此治痰必须利气也。二黄得礞石、沉香，则能迅扫，直攻老痰巢穴，浊腻之垢，顷刻不留。若阳气不盛，痰饮兼作，又非此方所宜。当以指迷茯苓丸合而治之，用半夏燥湿，茯苓渗湿，风消软坚，枳壳利气，别于二陈之甘缓，远于大黄、礞石之峻悍，殆攻中之平剂欤？

茵陈蒿汤

栀子_{四钱}　大黄_{五钱}　茵陈蒿_{八钱}

水煎服。

治瘀热在里，身必发黄，腹满，小便欲结。连服二剂急解。

接骨丹_{仙方救急}

土鳖虫　自然铜　月石　乳香　没药　血竭　猴姜　当归_{各二两}

为末。每服七厘，酒送下，尽量饮之。外用荞麦面、螃蟹三个同捣碎烂，贴患处，伤骨自接。

吹验散_{治口疮}

儿茶_{三钱}　黄柏_{三钱}　月石_{二钱}　青黛_{二钱}　川连_{二钱}　薄荷_{钱五分}　山豆根_{钱五分}　人中白_钱　冰片_{三分}　寒水石_{四分}

或蜜为丸噙之，或作散吹之。

四神丸_{渐补}

肉果　五味子　吴茱萸　补骨脂

姜汁、枣肉为丸。

类圣散_{治一切诸疮，慎勿轻视}

白芷_两　薄荷_{八钱}　防风_{两五钱}　川芎_{八钱}　细辛_{八钱}　苍术_{两五钱}　草乌_{两五钱}　甘草_两

为末，用鸡蛋清子调上，要留疮口。

如雪散

官粉_{两，炒}　黄柏_{五钱}　轻粉_钱

鸡子调敷湿疮。

人参健脾丸

米仁三两　白术三两　扁豆五两　苍术四两　莲肉四两　麦芽三两　山药三两　白芍三两　陈皮二两　芡实三两　车前二两　川连两　云苓三两　砂仁两　木香两　人参二两　木通二两　泽泻三两

枣肉为丸。

七转丹 治男女虫积五噎

黑丑十二两　槟榔十二两　雷丸二两　木香两　芜荑二两　锡灰两　君子肉三两　茵陈二两　大黄四两

泛水为丸。每服三钱，葱汤送下。

太保丸 壮药，兼治诸伤

人参二两　虎胫一对　当归两　鹿板筋三两　自然铜五钱　乳香五钱　没药五钱　朱砂五钱　雄黄五钱　白蒺藜四两　无名异二两　木鳖子二两　地龙六两

蜜为丸。每服三钱，酒送下。

固元丸

亦名遗精丸，亦名法制骨脂。凡遗精之患有五，风、火、虚、寒、梦，皆本相火而承，盖因纵欲者多，或因失精太早之过耳。

补骨脂四两，泔水浸一宿晒干，再用盐水浸一宿晒干，再用黄柏一两煎汁浸一宿晒干，再用杜仲一两煎汁浸一宿晒干，然后用胡桃肉一斤，炒去桃油，同牡蛎二两，与制过骨脂为末，炼蜜作丸，重三钱，淡盐汤送下。

又方：男子房劳过度，或滑泄，或妇人带下，并皆治之。

生龙骨水飞　生菟丝子　生韭子　牡蛎水飞　各等分

泛水为丸。早晚服三钱，酒下，每日二次。

又方：治妇人情重为劳，即带下崩漏。

菟丝子五两　石莲肉一两　白云苓二两

共为极细末，菜山药为丸，重三钱。或酒或盐汤下皆可。

又方：治男子虚滑遗精不禁。

龙骨　莲须　乌梅　芡实各等分

为末，菜山药为丸。

又方：治男子气虚，肾劳、浮热虚汗、作冷、精寒。

白芍三钱　生姜三钱　生龙骨三钱　生牡蛎四钱　炙草二钱　白芷二钱　炮附子二钱　大枣四枚

水煎服。

又方：白芍　大枣　炙草　生姜　桂枝尖　炙芪

煎得去渣，入饴糖四钱烊服。若胸满气短，去枣，加茯苓、半夏。

又方：治男子房劳、妇人梦交等症。

桂枝　白芍　生姜　甘草　龙骨　牡蛎　大枣

又方：治虚极盗汗，有积聚者勿用。

桂枝三两　甘草二两　白芍六两　生姜三两　饴糖五两　大枣二十枚，去核　生芪二两

若形虚内不虚，减去芍药、饴糖。或煎服，或为丸。

又方：治死血作淋。

桃仁二钱　归尾二钱　牛膝四两　白芍一两五钱　生地两五钱

煎得去渣，入麝香五厘，分四次服之。

又方：治少阴下痢，故为肾泄。

赤石脂一两六钱，留六钱研末冲　干姜三钱

水煎，冲赤石脂末，分三次服之。

驻车丸 治寒冷涸痢肠滑，下赤白如鱼脑，痛肿难忍

黄连六两　干姜二两　当归二两　阿胶二两

共为末，以大酢八合烊胶，和之应手，如豆粒大，候干用之。大人每服三十丸，小人量意加减。

茵陈汤

有人问之：阳明夹太阴发黄，何也？曰：知之也。头眩痛，腹胀满，

小便不利，内热作渴，实无汗而身如有汗，睛黄无彩，此汤可疗此疾也。

茵陈六钱　栀子三钱　大黄三钱

水煎服。

小便不通

独头蒜一头　栀子三十个　盐一匙

共捣，敷脐中即通。若不通，敷肾囊，急通。若淋久不通，或老人思欲，忍精耐战，变为精结，不然上变为疝，当服八正散或肾气丸。内有寒热之分，宜加萆薢、菟丝子、石菖蒲、远志而导之，而后常服六味地黄丸。

又方：治男子阴囊湿痒。

龙骨末，日日擦之即愈。

膏子药 治牛皮癣

芝麻油　全蝎十个　巴豆一两　斑蝥十个，全

入油炸枯黄色，去渣，入黄蜡三钱，熔化收膏，擦之急愈。

芙蓉散 治一切臁疮癣疮

芙蓉一两　枯矾一两　赤小豆二两　大风子肉一两　蛇床子一两五钱　潮脑一两　水银三包，即六钱　黑铅六钱

将铅熔化，投入水银之内，搅均，共为极细末。柏油调上，其应神妙，真难测也。

盐水锭 夏日当备，虫蚊咬伤

牙硝一斤四两　黄丹三两　朱砂一两二钱　雄黄二两　黑矾五两

共为细末，滴成锭子。

一方：治虫毒及金蚕毒。验毒之法：先将白矾末令患人尝之，若不觉涩而反味甘，再食黑豆不腥者，中毒无疑。急将石榴根皮浓煎饮之，不下即吐，一出蛔虫，无不愈也。凡有中毒者，以白矾、芽茶捣末，凉水饮之。

一方：治五种虫毒及一切草虫。此术出西凉，岭南妇人专行此术暗计，入人咽中，刺痛欲死者，宜用马兜铃根一两，细剉为末，水二碗，煎至八分去渣，空心顿服，当时吐虫。若不吐，再服，以决为度，即不误命也。

喻此南方人日食海物，北方日露夜眠，往往有得此症者，用鳗鱼晒干为末，其鱼有五色纹者最佳。空心服三钱，三五度可愈。

嘱预：或遇食物日陈，亦当试验有毒无毒，以犀角搅之，若有白沫即是有毒，无白沫即是无毒也。

保灵丹治一切虫毒、药毒，诸物之毒

朱砂一两　山豆根五钱五分　雄黄三钱　黄药子三钱　东丹三钱　麝香二钱五分　续随子二钱，生捣　巴豆肥大，二钱五分，去油　斑蝥二钱五分，去足，生半熟半　蜈蚣二条，一生一熟

将药制好，研为极细末，于端午或重阳或三元五腊或天德天医日修和，勿犯鸡、犬、妇人，糯米糊丸，重三钱，阴干，入瓷器收贮。每服一丸，清茶送下，不可嚼破。自觉心腹有声，或毒从口中吐出，或随大便而下。毒嫩是血，毒老是鳖，其药裹血凝而下之。将药用水洗净，尚可能救三人。如口噤，急可灌之。如蛇蝎诸虫所伤之毒，用好醋磨敷患处。若服之者，忌酒肉、房事月余。

血　症

治一切血症，无论远年近日，服此二方，永不复发，效验如神，不可轻视此法。则吐血一症，最忌寒凉。药品图用凉药，当时应手取效，即如止水成冰，闭血凝滞。凡遇春秋之令，则血大发，纵有神医妙手，无能救护。古人云：服童便百无一死，食凉药百无一生。今撰著二方，连服十二剂，可保痊愈。

头　方

肉桂一钱　真郁金一钱二分　当归一钱四分　枳壳一钱四分　厚朴一钱六分

桔梗二钱　杜私子①一钱六分　生军一钱六分，酒煮

　　煎得，对童便半盏，姜汁三匙，食远温服，连二剂。

二　方

　　续断一钱　麦冬一钱　丹参七分　赤芍七分　茯神一钱　远志七分　山药五分　川贝一钱　益母草一钱

　　一日一剂，连服。服药后若咳嗽痰中带血，不必惊慌，即前所服凉药凝滞之血，渐渐归经。若身体瘦弱，可继服六味地黄丸一料，次服建脾丸一料，永保无疚。

疥癣膏 治发疮，及周身脓疮瘙痒

　　巴豆五钱，去壳　樟脑四钱　枯矾一两　硫黄二两　人言五钱　水银二钱

　　先将巴豆、人言研烂，次下硫黄再研，又次下樟脑，入粗瓷器，放炭火上，微熔入柏油，搅均擦患处，痛则耐之。

膏子药 治臁疮

　　白蜡四钱　樟脑四钱　川椒二钱　片松香二钱　明矾六钱　东丹三钱　老葱七根　雄猪油五两

　　先将油化开，去渣，入葱、椒熬至黑色，澄清去渣，再下樟、松、矾、丹，再熬至黑色，下白蜡，成膏去火毒听用。

应验乌须

　　云苓七钱　青盐二钱　白芷三钱　细辛三钱　故纸五钱　杜仲五钱　猪牙皂三钱　首乌三钱，黑豆制　五倍子四钱

　　共为细末。洗脸时将药擦齿，略吃一口，徐徐抹在须上。如此三月，白须变黑，增长精神。每年用三月，永黑。

---

① 杜私子：疑即菟丝子。

青蛾丸治虚弱腰痛

胡桃三十个，去壳　故纸半斤　杜仲一两

炼蜜为丸，醋下。

甘麦大枣汤治脏燥如见鬼神，时欲悲伤

甘草三两　小麦一斤　大枣十枚

煎汤饮之，顿服。若狂笑颠倒，远走亲朋不识，昼夜无休，忽然而醒，忽然而迷，急强似勇，服诸药皆不见效者，当煎桑树根皮饮之。务须取向南根上嫩皮，捣汁为佳，不可对水。日长服之，神效有难于言语形容者。

一方：治打伤面青

三七一两　荞麦面二两

水熬敷之，一夜其青自去。

杨梅结毒治法

朱砂五分　雄黄五分　轻粉二分　陈矿灰四分

共为细末，分匀三十六丸。早晨空心服三丸，晚上服六丸。毒甚者，三料痊愈。白滚水送下。毒从大便而出，粪务须用土盖之。

坎宫锭子治热毒肿痛，焮赤诸疮，痔疮，搽之神效

京墨一两　胡连二钱　熊胆三钱　麝香五分　儿茶二钱　冰片七分　牛黄三分

上七味为末，用猪胆汁为君，加生姜汁、大黄浸取汁，对醋少许，和药成锭。用凉水磨浓，以笔蘸涂之。

白锭子治诸毒初起，痈疽疔肿，湿痰流注，耳痔耳挺

寒水石二钱　人中白二钱　银黝二钱　白降丹四钱，即白灵药

上四味，共为细末，以白及面打糊为锭。用陈醋调敷患处，自效。

二妙拔毒散 治一切湿痒诸疮，痛痒疥癣，甚效

明雄黄　白矾各等分
共为细末，清茶调上。

回阳玉龙膏

治一切阴证，痈疽，诸疮，不热不痛，不肿高，不作脓，即寒热流注，痹风脚气，手足顽麻，筋骨疼痛，一切皮色不变，即鹤膝风无头之症。

均姜三两, 炒　赤芍三两, 炒　肉桂五钱　南星一两　草乌三两, 炒　白芷一两
共为末，酒调敷之。

冲和膏

治痈疽发背，阴阳不和。此膏善能疏风活血，止疼痛，软坚，兼治之良药也。

紫荆皮五两, 炒　独活三两, 炒　赤芍二两, 炒　白芷三两　石菖蒲一两五钱
共为细末，葱汤热酒敷之。

铁桶膏 治发背将溃，已溃根脚走散，疮口不收，此药敷之

明矾三钱　铜绿五钱　麝香三分　白及五钱　轻粉二钱　郁金三钱　五倍子一两, 炒　明矾四钱

上八味，共为极细末，用陈米醋一碗，入勺慢火熬至一小杯，候起金黄色泡为度。待温再入药末一钱，搅入醋内，再头温时，用新笔涂于疮根周围，以纸盖覆药上，疮根自生皱纹矣。

乌龙膏 治一切诸毒红肿，赤晕不消，此药敷之极效

木鳖子二两, 去壳　草乌五钱　轻粉四钱　半夏二两
慢火炒焦为度，研细末，水调涂之，务留疮口。

神效干捶膏专贴疮疡疔毒，瘰疬连根拔出，臁疮拱头神效，非寻常可比

土木鳖五个，去壳　铜绿一钱，研　乳香二钱　白嫩松香四两，拣　没药二钱
蓖麻子七钱，去壳　巴豆肉五粒　杏仁一钱

合一处，石臼内捣三千下，成膏取出，浸凉水中。随疮大小，手拈贴之，自知其效验如何。

马齿苋膏

小碎叶者最佳，采取熬膏，收入瓷器内，随便取之，其功甚大，其效甚速。

一治杨梅遍身如癞，喉硬如管，取苋一握，酒水煎服，汗出。

一治发背诸毒，用苋一握，或酒煎，或水煎，冷服，出汗。外捣苋敷之。再服。

一治多年顽疮臁疮，疼痛不收口者，捣苋敷之，一日三换，其效如神。

一治妇人脐下生疮，连及二阴痛痒。用苋四两、青黛一两，研匀敷之。

一治湿癣、白秃风，用石灰末炒红，用苋汁熬膏，调匀涂之。

一治小儿丹毒，苋膏加蓝靛根，和捣敷之。

苋之功勋，概疮毒皆治，无一不效也。

胃爱丸治溃疡，脾胃虚弱，诸味不喜，服此丸助脾开胃进食

人参一两　云术一两，麦芽水炒　甘草三钱　云苓一两　白蔻三钱　山药一两，
男乳①拌晒　陈皮六钱，老米炒黄色　紫苏五钱，蜜拌晒　莲肉一两

共末，用老米二合，微焙碾粉，荷叶汤打糊为丸，桐子粒大。每服八十丸，清米饮送下，不拘时候。

---

① 男乳：指男性婴儿的母乳。

二神丸 治痈疽，脾胃虚弱，饮食不消，黎明溏泄，服之有效

肉果二两，面裹煨，去油　破故脂四两，炒香

共细末，枣四十九枚，去核用肉，老葱四两切片，与枣同煮。煮至水干为度，去葱取枣为丸。每夜晚服三钱，米饮送下。

八仙糕 治脾胃虚弱、呕泄、精神短少、饮食无味，因痈疽后始治之，他症莫服此糕

山药半斤　人参六两　粳米七升　糯米七升　白蜜一斤　莲肉八两　云苓六两　白糖霜六两　芡实六两

上五味为末，二米为粉，与药和匀，将白糖入蜜中炖化，随将粉药共合一处，摊铺笼内，切条蒸之。熟后火上烘干，入瓷器收贮。每日清晨饥时服之，白汤下。饮服至百日，启脾壮胃。无病之人，能服此糕更妙。

葱归溻肿汤 治一切无名肿毒、阴疮，时用洗之，实外科中之圣剂

独活四钱　白芷四钱　老葱十颗，要头　当归四钱　甘草四钱

凉时温温再洗，再洗凉时温温。若阴疮不起，用艾茸汤洗之敷之。如溃后，用猪蹄汤洗之，以助肉气而逐腐烂。

艾茸汤

洗法敷法：凡阴证黑陷而不痛，皆可用之。

硫黄五钱　雄黄五钱　艾茸一斤

二味为末，同艾茸水煮半日，将干取出艾茸，捣烂敷患处。若知痛，则生；若不知痛，出紫血者死。

猪蹄汤

治痈疽诸毒流脓者，用此汤熬好洗之，以助肉气，消肿散风，脱腐止痛，去恶肉，活死肌，润疮口。如腐尽者，不必用之，当以米泔水热洗之，令疮洁净。不可过洗，过洗则伤皮肤，破烂难生肌肉敛口矣。

黄芩　甘草　当归　赤芍　白芷　蜂房　羌活各等分

共为粗末。看症大小，定药之多少。先将獭猪前蹄一只，用水煮软为度，去渣出油，以清汤，用粗药末一两投入汁中，微火煎至数沸。温洗患处，轻手按搽，温温再洗。然后再上药，或丸散生肌等法，无不应验。

轻乳生肌散 治溃烂、红肿、热痛、腐脱，定疼生肌

石膏　血竭　乳香　轻粉　冰片

如有黄水，再加龙骨、白芷各一钱；如不收口，加鸡内金一钱（炙）。共细末撒之。

姜矾散 治一切诸疮发痒，撒之甚效

枯矾一两　干姜五钱

二味共为细末，先用细茶、食盐煎汤洗之，后撒此药。如不收口，去枯矾，用干姜一味亦可。

腐尽生肌散 治一切痈疽，诸疮破烂等毒不敛者，撒之即愈

儿茶三钱　乳香三钱　没药三钱　冰片一钱　麝香二分　血竭三钱　旱三七三钱

共为末，撒之。若有水，加龙骨一钱。欲速收口，加珍珠一分。

整骨麻药 此药开取箭头，服之不痛，不伤筋骨

麻黄　胡茄子　姜黄　川乌　草乌各等分　闹羊花加倍用

共为末。每服五分，茶酒任下。欲解药力，甘草煎汤服之。

琼酥散 治一切肿毒等疮，服之开针不痛

蟾酥一钱　半夏六分　闹羊花六分　胡椒一钱八分　川椒一钱八分　荜茇一钱　川乌一钱八分

共为细末。每服半分，黄酒调。如欲大开，加白酒药一丸。

外敷麻药 <small>此药敷放毒上，麻木任割不痛</small>

川乌尖<small>五钱</small>　草乌尖<small>五钱</small>　蟾酥<small>四钱</small>　胡椒<small>一两</small>　生南星<small>五钱</small>　生半夏<small>五钱</small>
一方加荜茇五钱，一方加细辛五钱。为末，烧酒调敷。

加味太乙膏

此膏治发背痈疽，及一切恶疮，湿痰流注，风湿遍身，筋骨走注作痛，汤烫火烧，刀伤棒伤，五损内痛，七伤外证，俱贴患处。并治男子遗精，妇人白带，俱贴脐下丹田或气海二穴。脏毒肠痈，亦可作丸服之。若诸般疮疖，血风癞痒，诸药不止痛痒者，并效。

白芷<small>二两</small>　当归<small>二两</small>　赤芍<small>二两</small>　元参<small>二两</small>　柳枝<small>百寸，细条</small>　槐枝<small>百寸，细条</small>　肉桂<small>二两</small>　没药<small>三钱</small>　大黄<small>二两</small>　木鳖<small>二两</small>　轻粉<small>四钱</small>　生地<small>二两</small>　阿魏<small>三钱</small>　乳香<small>五钱</small>　血余<small>一两</small>　黄丹<small>四十两，水飞</small>

上将白芷、当归、赤芍、元参、肉桂、大黄、木鳖、生地八味，并槐、柳枝，用真麻油足称五斤，将药浸入油内，春五、夏三、秋七、冬十日，再入大锅内，慢火熬至药枯浮起为度。用布袋滤净药渣，将油用旧绢滤入锅内，清净为佳。再将血余投入，慢火熬至血余浮起，以柳枝挑看，似膏熔化之象，方算熬熟。再将飞过黄丹，夏秋季油一斤投入丹六两五钱，春冬季油一斤投入丹六两，不住手搅，候锅内先发青烟、后吐白烟，叠叠旋起，气味香馥者，其膏已成，即便住火。将膏滴入水中，试软硬得中，如老加热油，如稀加黄丹。渐渐加火，要务冬夏春秋老嫩得宜为佳。将药锅移下炉灶，候烟吐尽，阿魏切成薄片，下入膏上化尽，再下乳、没、清粉，搅匀倾入，中以柳棍搂成一块，再换冷水浸片时，乘温每膏半斤，扯拔百转成块，又换水浸。随用时每取一块，铜勺复化，随便摊贴，无不应手，至验至妙。

生肌玉红膏

此膏治痈疽发背，诸般溃烂，棒毒等疮。用在已溃流脓时，先用甘草汤淋洗，甚者用猪蹄汤淋洗患处，然后将玉红膏搽上贴好，外用太乙膏盖之，大疮洗换三次。内兼服大补气血之药，则新肉即生，疮口自敛。此外科收敛药中之神法矣。

当归二两　白芷五钱　白蜡二两　轻粉四钱　甘草一两二钱　紫草二钱　血竭四钱　麻油一斤

上将当归、白芷、紫草、甘草四味入油浸三日，再入勺内慢火微熬，枯色滤清去渣，将油复折入勺内，煎滚入血竭化尽，次下白蜡微火化之，用茶盅四个预放水中，将膏分匀四茶盅内，待候片时，将轻粉研极细末，各盅中投入一钱，搅匀，候一日夜，用之极效。

史国公药酒

防风二两　秦艽二两　当归三两　草薢三两　羌活二两　鳖甲二两　怀膝三两　虎胫二两　白术二两　松节二两　杜仲三两　枸杞五两　蚕沙三两，炒　苍耳四两，醋　白茄把半斤，饭蒸

干酒四十斤煮，勿令走气，时在妙辨。煮得入地去火毒，对蜜四斤。

杞圆药酒　活血养神，增补精髓，大有功力

枸杞四两　桂圆肉四两　枣头一斤，即焦枣去核　大生地四两　归身四两　牛膝三两　杜仲三两　五加皮三两　南红花一两　甘草一两　金银花三两

将药煎浓，澄净去渣，水不可过多，对酒十五斤、白糖二斤、蜂蜜二斤，入瓶再煮半时，取出入阴土三七日去火毒。然后日饮一盅，不可多服。

搜风药酒

治一切损伤筋骨，并治腰膝疼痛，大能健脾，去湿活血，兼治劳碌过度，制法随意。

故纸二两　石斛二两　川芎一两　薏米二两　白芍一两　广皮一两　生地二两　灵仙一两六钱　白茄把半斤　苏木一两六钱　香附二两　五加皮二两　羌活一两　独活一两

日饮。

万金药酒

此酒能和气血，养脏腑，调理脾胃，解宿醒，破迷误，壮精神而悦颜色，扶劳倦，能补诸虚。凡服此酒者，百病消除，久余久饮则耐老。异名甘露金不换，是此酒也。

当归三两　白术三两　云苓三两　白芍二两　生芪四两　川芎一两五钱　甘草一两五钱　生地五两　胡桃肉五两　小红枣五两　黄精八两，九蒸　五加皮八两　龙眼肉五两　枸杞五两　潞党五两　远志三两　故纸一两　紫草二两

制法与杞园药酒相同，用酒二十斤，入糖三斤、蜜三斤。此药之性，守而不滞，多补少阴，能和脾胃，其有益于人也多多矣。

牙疼升药法

苏薄荷　真川椒　樟脑

将薄荷入碗内，次川椒，次樟脑，上用小碗盖之，面糊严紧，勿令走气。微火炼之，是时候药升在碗上，取出擦于牙之患处。

苍龙丸

治风毒肿疽，服一丸，葱汤下。有脓即溃，无脓即消。兼治肠痈胃痛，呕吐者，服此即愈。

血竭三钱　蟾酥三钱　麝香五分　冰片五分　轻粉三钱　雄黄三钱　苍龙曲三钱　人言一钱

用绿豆水煮三次，凉水浸三次，共末，为丸芡实粒大。

黎洞丸 治杖伤跌仆，瘀血疼痛等症

大黄四钱　儿茶四钱　血竭四钱　没药四钱　乳香四钱　天竺黄四钱　藤黄四钱，秋用露水，夏用雨水，春冬用河水化开，再入山羊血制　麝香四分　冰片四分　牛黄四分　雄黄三分　阿魏三分　三七四分

俱不见火，为末蜜丸。

一方：鸡子一个，轻敲小孔，蛛、蝎、蛇伤，孔合患处，急愈。

铁布衫

是君子可传，防重责而不痛，临时服一。

自然铜醋制七次　当归　无名异　木鳖子去壳，油炸　乳香　没药　地龙
苏木各等分

为末蜜丸，重三钱，水下。

一条枪治痔漏翻花，瘿瘤气核

明矾二两　白砒一两五钱　雄黄二两五钱　乳香五钱

砒矾为末，入小罐内，炭火煅红，青烟已尽，旋起白烟，片时上下红
彻，住火，罐内隔一宿，取出砒矾，为末一两，对雄黄、乳香，共研稠
糊，调成药条，阴干。遇症时任入孔中，若无孔，用针刺一小孔，将药条
插入孔内，早晚二次。三日后孔窍必大，渐渐透肿，透宽能插入十余条
者。至七日，患孔药满方住，以后患孔自裂开缝。共至十四日前后，其疔
核瘰疬，痔漏诸管，自然脱落。随用汤洗补剂，亦可痊愈。

一方　治五更肾泄
五味子四两　吴茱萸一两，七制
泛水为丸。每服四钱，白开水送下。

升灵药

俗云七硝八矾一两银，非也。原用三品，各等分。

火硝　明矾　水银

将三味入锅，用粗磁为盖，下用火炼，上者周围用荞麦面糊好，勿令
走气。须明火候，而用取药之法。

如意金黄散

花粉五两　黄柏二两五钱　大黄三两五钱　姜黄二两五钱　白芷二两五钱　厚
朴一两　陈皮一两　甘草一两　苍术一两　南星一两

共为细末。

万应锭 能治大人小儿受暑，一切疗毒杂症

熊胆四钱　胡连四钱　川连四钱　朱砂六钱　冰片三钱　儿茶一两　牛黄六分　古墨四两　百草霜二两　麝香二分

极细末，为丸，大赤金裹衣。

七厘散

治跌仆损伤，骨断筋折，血流不止。干末敷上患处。若不破，用酒调敷，然后酒冲七厘温服。若金伤食嗓，不须鸡皮包扎，即用此药干擦，定痛止血，立时见效。并治无名肿毒，酒调敷之。诸般重伤，无不应手而效。

朱砂一钱二分　麝香一分五厘　冰片一分五厘　乳香二钱　没药二钱　血竭一两　儿茶三钱　红花二钱

共细末，瓷瓶收贮，黄蜡封口。五月五日修合，孕妇忌服。

跌打损伤

当归三钱　广皮二钱　独活三钱　没药二钱　乌药二钱　红花三钱　寄奴三钱　骨碎补三钱　五加皮二钱　胡桃三个，碎捣

水煎服。

损伤敷药

生芪　血竭　红曲　胡桃

为末，葱三颗，姜五钱，同药捣烂如泥。用酒酿、白糖一杯，同糯米粉一杯，敷患处。

五子散

黑丑　槟榔　石榴皮　榧子肉　君子肉各等分

为末。每服三钱，上半月服之必效。先吃油腻几口，引虫开口尤妙。

玉容散 治头面上斑点，及膝上风癣

白附子　白芷　三柰　干松　僵蚕　牙皂　生香附　滑石　火硝各等分

为末，每两入绿豆粉二两，作肥皂擦之。

经验疟疾

真川贝六两，去心　生半夏四两

共细末，端午日午时修和，用铜锅微火炒至嫩黄色，冷定入瓷瓶，勿令泄气。每服一分五厘，生姜汁三匙温服。疟未来先服，重者三剂除根。南瓜、鸡子、芋艿忌三月，永无后反。

耳聋 肾虚者用

白蒺藜炒，去刺

为末，蜜为丸。空心服五钱，日久甚效，兼益寿。

通气散

治耳实聋不闻雷声，不论年久，先服通窍活血汤三剂（方见妇科门前篇）。

柴胡一两　香附一两　川芎五钱

为末，早晚开水冲服三钱。

噎食

雄羊胆　雄鹅胆　雄黄精

共末，入猪胆内，悬挂阴处阴干，二十一日取用。每服五厘，白开水送下，即开关引。

无名肿毒 一切痛不能忍者

蓖麻子仁捣烂，敷上急止。

肾虚遗精久患梦交等症

白蒺藜四两，为末收膏　续断三两　菟丝子五两　山萸肉五两，生　芡实五两，生　五味子三两，生　莲须二两，生　覆盆子三两，生　枸杞子三两，生　车前子三两，生

共细末，用蒺藜膏为丸。每服五钱，空心盐汤送下。虚弱者加人参三钱、肉桂一钱。此方权柄治虚之王道，服百日之后方明真确。若能培养，老人亦能种子，德家可传。

颠狗咬伤

雄黄二钱　斑蝥十五个，米炒　麝香一分　朱砂五分

米饮为丸，大赤金为衣。米饮送下，忌麻油、赤豆百日。

五香丸

善能消食消积，消痰消痞，能化滞气消胀，蛊胀、血胀，一切胸膈闷郁，其功难以询述。

九转灵脂一斤　香附一斤　黑丑二两　白丑二两

一半微火炒，一半生用，共为细末，醋糊为丸，黍米粒大。每服一钱五分，早晚用姜汤送下。日久其效如神，不费多资。

断瘾丸戒烟之剂多也，在人之有志

熟附子八钱　丹参一两　生草节一两　升麻二钱　桂心二钱五分　粟壳五钱　生芪一两五钱　银花六钱

共末，黑砂糖为丸。每服三钱，白开水送下，断净瘾为度。若服之燥热，去附子、桂心，加黄连、黄芩各二钱。若气虚，去升麻，加人参二钱、陈皮一钱。

一方，附急救吞服洋烟

黄土　百草霜　红土　白土各五钱

为末，罗过之，对香油灌之。腹中若有饱食，急刻探出，吐净再灌，方可得全。余救过数十人也，神效极矣。

又方：解吞鸦片生烟毒神方。

凡吞鸦片烟中毒者，用硼砂一钱五分，以凉水调和灌下，轻则一吐而愈，重则从大便泻出。此方前从陕西传来胙嘉兴，有中鸦片毒者煎服，已救数人。真神方也。

避邪丹

虎头骨　朱砂　雄黄　鬼臼　皂荚　芜荑仁　鬼箭　藜芦各等分

炼蜜为丸。男左女右佩带身上，或空房中焚之更妙。

仓公散

遇有阴气，或栖山林深谷，或空房中投宿，防备昏睡不醒，将药吹入鼻中，得嚏可生。若不便，焚苍术。

白矾　皂荚　雄黄　藜芦各等分

为末，随便用之。

解水毒

苍术　生地　管仲　山楂　黑豆各等分　柳枝不拘多少

诸骨入喉卡嗓

威灵仙　砂糖　砂仁各等分

好醋煎饮之，忌茗茶、面食。

或用顺骨咒，此法至验。咒曰：

江公江公，助我神童。九龙入海，万却空中。飞布化一气。三遍。

用碗一个，盛无根水八分，左手三山诀托碗底，右手剑诀指定碗中水内。若诀咒完时，用剑诀在碗边上一围，仍指令患人饮之，硬骨即时顺下。

又方：

骨鲠咽喉最堪忧，吐咽刺痛碍咽喉。

鱼刺须用鸭涎灌，兽骨狗涎灌即瘳。

二物皆取倒接涎灌之，其骨尽化。若失治，咽喉肿痛，溃脓，宜用冰硼散吹之，不可妄服凉药而错误也。

冰硼散 治口疮、白口糊、舌苔白点、小儿胎热、口烂齿痛

冰片五分　硼砂五钱　元明粉五钱　朱砂六分
共研极细为末，以芦筒吹之，立效。

铁针入肉

凡针误入肉中，无眼者不动，有眼者随气游走。若走向心窝胸膛者，极险。急用乌鸦翎数根，炙焦黄色，研细末，烧酒调服一钱或二钱，外用神圣膏贴三五次，其针自出。三日可效。

神圣膏

即车脂碾油，不拘多少，研如膏，调磁石末，摊纸上，如钱大，贴之。每日二换。

铁针入咽喉

铁针误入咽喉，无药可施，宜用癞蛤蟆数个，将头剁去，倒垂流血，以碗接之。得一杯许，灌入咽喉之中。移时连针吐出，针自软曲。
一方
用旧笤篱存性研末，每服三钱，黄酒调下，亦能化针。或用饴糖一斤，食尽便出。

误吞铜钱

多食荸荠，能化坚为软。若吞铁骨等物，肠中不能转送。觉坠，多食青菜、猪脂，自然送出大肠也。

汤烫火烧

皮肤疼痛，外起燎疱，挑破放出毒水。形势轻者，治之应手。重者须防火毒热气攻里，令人烦躁作呕，便秘神昏闷绝。凡初伤时，用冷烧酒一盅，作无意中望患者胸前一泼，被吃一惊。其气必一吸一呵，则内之热毒必随呵而出矣。急以新童便灌之。外初用清凉膏涂之，解毒止痛，不致臭烂；次以罂粟膏涂之，止痛生脓；又次换黄连膏贴之，使之收敛。若火毒攻内者，宜用四顺清凉饮服之，务令二便通利，则热毒必解。始终禁用冰冷井泥浸渍伤处，恐热毒伏于内，寒滞束于外，致令皮肉臭烂，神昏便秘，端肩气喘，多致不救。

遇有花炮、花药烘燎者，治法同前。

清凉膏

水泼开石灰末一升，加水四碗，搅浑澄清，取汁一碗，加香油一碗，以箸顺搅数百转，其稠黏如糊。用鸡翎蘸扫伤处。

罂粟膏

罂粟花十五朵，无花以壳代之　香油四两

将罂粟花炸枯滤净，入白蜡三钱，熔化尽，倾入碗中。待将凝之时，下轻粉二钱，搅匀坐凉水中，令冷取出。临用时，挑膏于手心中捺化，搽于伤处，绵纸盖之。日换二次，其痛自止，再搽。

黄连膏

黄连三钱　归尾五钱　生地一两　川柏三钱　姜黄三钱

用香油十二两，将药炸枯，捞去渣，下黄蜡四两熔化，用夏布将油滤净，入碗内，以柳条不时搅之，候凝为度。用时涂抹最妙。

奇授藿香丸 治鼻渊，内因胆经湿热，移入脑髓，外因风寒邪火

藿香连枝叶八两

细末，用雄猪胆汁和丸，桐子粒大。每服五钱，食后苍耳汤下，或酒下亦可。

天罗散 治鼻流浊涕，日久淋漓，藿香丸愈之，否者当服此散，神效

丝瓜藤一斤，挨蒂者是，微烧性存

为末。每服三钱，食后黄酒下，日久虫自出。

柏叶散 治缠腰火丹，俗名火珠疮，由肝经湿热而发于外者

侧柏叶炒黄　蚯蚓粪韭畦佳　川柏　大黄各五钱　雄黄　赤小豆　轻粉各三钱

共为末，香油调搽，用针穿破更妙，内服柴胡清肝汤。

柴胡清肝汤

柴胡二钱　生地三钱　当归三钱　赤芍二钱　川芎一钱　连翘三钱　黄芩二钱　牛蒡子二钱　生栀子一钱五分　天花粉一钱五分　草节一钱五分　防风一钱五分

水煎服。

八正散

八正散清积火盛，小水作淋结肿痛。

扁蓄军滑瞿麦草，车前栀子并木通。

水煎服，灯心为引。

异传不出天花经验奇方

天麻子三十粒，去壳，要肥大的　朱砂一钱，透明的　麝香五厘，真当门子

先将朱砂、麝香极研后，将天麻子研膏，共入一处，再研和匀。于五月五日午时，擦小儿顶心、前心、后心、两手心、两脚心、两腋弯、两腿弯、两胁，共十三处，俱要擦到，不可缺少。擦如钱大之处，勿使药有剩余。擦完不可摩动，听其自落。如本年擦过一次，出痘数粒；次年端午再擦一次，出痘三粒；再次年端午擦一次，永不出痘。如未过周年小儿，于

七月七日、九月九日依法搽之，更妙。男女皆同。此法自南省传来，盖传法之家不出天花十三代矣。自道光初年，始传入都省之地。

又一方　服药不出天花。擦过不可服药，服药不可再搽。

羌活五分　防风五分　升麻五分　麻黄五分　生地五分　黄柏五分　归身二分　川连三分　甘草三分　柴胡二分　干葛二分　藁本二分　川芎二分　黄芩二分　苍术二分　细辛一分　白术一分　陈皮一分　苏木一分　红花一分　连翘一分　吴茱萸一分

共合一剂，每逢立春、立夏、立秋、立冬前一日晚，用水二盅，煎八分，露一夜。若遇雨时，露在檐下，次日温服。一年之内只服四剂，永不出痘。若服三剂，时出痘稀少；服四剂为齐，再不可服。服药后如泄腹，无妨，次剂后自然不泄矣。

救五绝之法

以半夏为末，冷水为丸，如豆粒大，纳入鼻中即愈。如心下温者，一日尚可治。扁鹊治产后晕死，用半夏纳入鼻中，自无不活之理。

一救自缢

凡自缢高悬者，徐徐抱住解绳，不可截断上下。安被放倒，微微捻正喉咙，以手掩其口鼻，勿令透气。一人以脚踏其两肩，以手挽其顶发，勿使纵缓；一人以手摩胸膛至四肢，屈伸其手足，如若僵直，渐渐强顺屈之；一人以脚裹衣，抵其粪门，勿令泄气。又以竹管吹其两耳，候气从口出，则呼吸气接。眼闭仍引按不住，而须臾醒也。急以小姜汤或清粥灌之，令喉自润，渐渐能动，乃止。此法自旦至暮，虽冷可活。自暮至旦，阴气方盛，为难救之。若心下微温者易治，百发百中。

一治自缢气已僵脱，极重者，只灸涌泉穴，男左女右，脚心偏内是穴也。灸三壮即活。

一法：男用雄鸡，女用雌鸡，刺鸡冠上，血滴入口中，急活。活后宜用茶水徐徐灌之。

一法：救水溺而死者，先用硬物捎开溺人之口，横放箸一双，令其牙衔之，使可水出。又令健夫一名，屈溺人两足在肩上，以肩背贴之，倒驼而行，令其出水。仍先取燥土置地上，将溺者仰卧土上，以土覆之，只露口眼鼻，而自然水气吸入土中。再用竹管在口、耳、鼻、脐、肛门更迭吹之，令上下相通。亦用半夏末搐其鼻，又用皂角末绵裹塞其肛门，须臾水出即活。

一方：艾灸脐中即活。

一方：溺死将梯乘其人倒放，用盐塞鼻填满，盐化即活。然后将盐堆在脐上，再候复动。

一方：救冻死及冬月落水但有微气者，脱去湿衣，随解活人热衣包暖，用米炒热，囊盛熨于心上，冷即换之。或炒灶灰，亦可。候身温暖，目开气回后，再以温酒或姜汁粥饮灌之。若先用火烤炙者，必死。

一法：用雄黄、焰硝各等分为末，点两目角急活，而后亦须汤丸调养。

一方：救压死及跌仆高坠欲死，但心头有微温者，急扶坐起，用手提其发，以半夏末吹入鼻内，缓苏。以生姜汁同香油打匀灌之，次当以散血药服之。若不预药时，以童便灌之，或取向东桃枝各七寸，煎汤灌之。此各法顺俗地宜便取之。

一方：中恶魇死者，不得近前呼叫，但唾其面。不醒者，即咬脚跟及大拇指，略移动卧处，徐徐唤之。原无灯，亦不可用灯来照。待少苏之，以皂角末吹鼻取嚏。

凡溺缢魇死，急取韭菜捣汁，灌入鼻中。若得皂角末、麝香同灌，更妙捷也。

一男子被鬼击，身有青痕作痛，急用金银花三两煎汤服之，极效。

一方：治客忤卒死，急服还魂汤救之。

麻黄三两，去节　　杏仁七粒，去皮尖　　甘草一两

水二碗，煎一碗灌之。诸卒死，通能救之。

救荒饥馑良方集成

《王氏农书》云：辟谷之方，见于石刻。水旱虫荒，国家代有，甚则怀金立鹄，易子炊骸。业艺者技无所施，营运者贷无所售；典质则富室无财，举贷则上户乏力；鱼虾螺蚌，索取已竭；草木子叶，捋取亦空。面皆

饥色，身似鬼形，弃男鬻女，忍割心肠。乞之不足，又顾而他。转辗号呼，悲哀匍匐。气息奄奄，须臾不保。或垂亡于茅舍，或积尸于道途。当此之时，非用方术，难以度此过厄。今各省大饥，饥毙情形，闻之不胜悲惨。点金乏术，于是爰集救饥辟谷诸法。倘能合行之，可延饥莩时日之命，再待各省运米接济，庶不致饥民早填沟壑耳。为此有德者广录流传，聊备救荒一策，云《辟谷方》。

辟谷方 见《太平广记》所载

晋惠帝永宁二年，黄门侍郎刘景先表奏：臣遇太白山隐士，传济饥辟谷仙方，臣家大小七十余口，更不食别物。若不如此，臣一家甘受刑戮。幸遇日服其方：大黄豆五斗淘净，蒸三遍去皮；大麻子三斗，浸一宿，亦蒸三遍，令口开取仁。各捣为末，共作一团如拳大，入甑内蒸之。从子时蒸至寅时止，出甑，午时晒干为末。干服之，以饱为度。不可再食一切诸物。则第一顿，七日不饥；第二顿，四十九日不饥；第三顿，三百日不饥。不问老少，但依此法服之，则令人强壮，容貌不能憔悴。若口渴，研麻子汤饮之，滋润脏腑。若要食诸物饮馔，用葵子三合研末，煎得冷服，开导胃脘，解下药物亦如金色，任食他物，亦无所伤。余前知随州朱颂，教民用之有验，序其首尾，勒石于汉阳郡大别山太平兴国寺。

许真君救荒方 见《月令广义》

黄豆七斗　芝麻三斗

用水淘净急蒸，不可多浸，恐损元气。蒸一时即晒，晒干去皮，再蒸再晒，共三次。捣极烂，为丸如核桃大。每服一丸，三日不饥。此方所费不多，一料可济万人。

辟谷休粮良方 见《王氏农书》

麦面一斤　黄蜡四两，化开　白茯苓一斤，去皮

上三味为细末，打糊摊成如饼，先清斋一日，食一顿，七日不饥。再食一顿，一月不饥。如欲食饭，葵菜煎汤，饮之即解。或饮茯苓汤亦可。

济生大丹 不但救荒，兼能大补

芝麻一斗，微火炒，磨　黄豆　糯米各一斗二升，水淘，蒸熟晒干　大熟地十斤
炙黄芪　山药各五斤　白术三斤

共为磨面。红枣十斤，煮熟去皮、核，打烂。炼蜜为丸，重五钱，白开水送服。若能修合如法，则自然香美疗饥，一料数月可安。

休粮养道良方 见《救荒本草》

白面六斤，春麦　香油二斤　蜂蜜二斤　干姜二两，滚水泡　生姜四两，去皮
甘草二两　白茯苓四两　黄米三升

上为细末，合成一块，切片，蒸一时辰，阴干为末。先吃饱饭一顿，后服药一茶匙，白开水送下。若服至一盏，可一月不饥。要解药力，用葵菜煎汤饮一杯，仍可食饭。

服食苍术良方 见《王氏农书》

苍术一斤　芝麻油半斤

将苍术用米泔水浸一宿，取出切片，以香油炒熟，用瓶盛之。每日空心服一撮，冷汤送下。饥时服之，壮气力而驻颜色，兼辟邪气，亦能步履。

食生黄豆法 方见《仙娥清玩》

生黄豆与槿树叶同嚼，味不作呕，可下咽二三合，能度一日。

又方：

赤小豆一升　大黄豆一升半，炒

共捣为末。每服一合，新水下，一日三服。一料可度十日。

又方：

糯米一升　酒三斤

浸之三日夜，取出晒干为度。分以食之，一料可辟一月。

又方：

糯米一斗

淘净，百蒸百晒，以水调食，服至一月，能可一年不服谷食，亦不饥也。

休粮良方 备远行逃难，随身可带

白茯苓一斤　淮山药一斤　白蜜二斤　干姜二两，末　黄米四斤　麦子面二斤　香油半斤　鸡豆粉半斤

共匀蒸熟，切片阴干，共为细末，绢袋盛之，十年不坏。每服一二匙，新水调下。一日一服，气力如常，亦不饥耳。

辟谷治病

松香十斤

以桑柴炭煮七沸，淋汁滤出，在冷水中旋煮十次，以白色为度。每斤加云苓四两为末。每服二钱，小米饮送下，每日三服。久服则不饥，又能兼治百病。

又方：

杜仲　茯苓　甘草　荆芥各等

为末，炼蜜为丸，桐子大。每服数丸，即吃草木可以充饥。只有竹叶、甘草不可同食，若食毒草，盐汤可解。

休粮辟荒 备防无粮无物所充

歌曰：

芝麻黑豆半斤齐，俱炒微黄要去皮。
管仲茯苓各四两，甘草干姜四两宜。
炼蜜为丸如钱大，百草入口化为泥。
任他四野无烟火，走遍天涯不受饥。

滚水疗饥 见《遵生八笺》

水经数百沸煎熬，饮之亦有补于人。余曾在岩陵见一衲僧，枯坐深谷，多积山柴，每日煎沸水数碗，枣枚芝麻合许。饥时饮之，百日无粮，

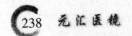

而亦能不死。

四果丹方

胡桃　大枣　栗子　柿子各等

胡桃去皮用生，柿子生用，栗子去皮煮用，大枣去核煮用，共捣成饼，阴干吹透，不可着雨，存百年不坏。或遇兵劫，或遇荒岁，方能度命。

服食黄精

居山谷崖林备无粮时，将黄精采来洗净，九蒸九晒，勿犯铜铁等物。日可顿服，米饮送下。久服身轻体健易容。盖黄精得坤土之精，各处皆有，形似竹叶，一节四叶对生，开白花似垂珠，光润无毛者是。有毛者名苟苈，其性有毒，不可采食。

盖诸方多有应验，确有证据，方敢采入。但欲试方者，一二日不可饮食，到饿极之处，立见功效。不然不验，反生退悔之心，而阻大善缘矣。遇岁歉年凶，有仁君子将方传之，务须使人信服。必须自饿一二日，服辟饥丹后即绝食。可在闹市中与众人目睹，然后传方施药，众人方始信服而无疑惑者哉，并嘱伊极饥而后可验矣。

作叹曰：大劫天降饥荒，瘟疾疫染，刀兵之劫，皆人民心机术逆者多也。或背天理，或忠逆，或孝逆，或伦常有失，等等乖异之心，亦难全书。若能为善去恶，改过自新，天心亦运转矣。古有云：人心顺，天地之心亦顺；人心正，天地之心亦正。风雨应时，君民奠泰；天灾人害，何能有之？如论刀兵之劫，另有异说，非民之过耳。昔尧舜之时，五风十雨，焉有谬言讹传者哉！

凡救荒之书，原板存嘉兴北门外袁万兴刻字铺。

白喉咙

咽喉之症，关津之要路，传变急速，唯有白喉咙传染尤速也。

白喉咙看法

初起恶寒发热，头痛背胀，遍身骨节疼痛。喉内或极痛，或微痛，或不痛而喉内稍硬。有随发而白随现，有至二三日而白始现，有白点、白条、白块之不同，渐至满喉皆白，所治皆同。服药之后，喉内或白收敛，或白稀疏，或白微小，或白转黄，久之必然退净。

白喉咙治法

初起用粉葛、僵蚕、蝉蜕以散风热，牛蒡、连翘、金银花、土茯苓消肿败毒，生地、黄芩、元参、栀仁、豆根、麦冬、石膏清热，木通、泽泻、车前子引热下行，重者再加马勃、龙胆草，外用土牛膝兜拷。或于未服药之前，既服药之后，煎汤间服，再以万年青捣汁，或服或噙。轻者以除瘟化毒散主之，重者以神功辟邪散主之。再重者，以神仙活命汤主之。轻则日服一二剂，重则日服三四剂。将瘟毒由上焦引至中焦，由中焦引至下焦，自大便而下。大便泻泄，火毒下行，此为吉兆。大便闭塞，少加熟大黄；若仍闭塞，改用生军。大便泄时，即去大黄。服十余剂愈者有之，服二三十剂愈者有之，以白点退净为度。其分量药味加减，剂数之多寡，需临症制宜，不必另更别方。连日投之，自然痊愈，屡试屡验。白点退完，当服清凉之品，以清心涤肺汤主之，日服一剂，彻尽余毒。再服养阴之剂，以养心汤主之。脾胃素虚者，用四君子汤加生何首乌、金银花。总赖圆机，而行活法。

以上白喉治法，凡单蛾、双蛾、喉痈以及喉内肿满，均可依法治之，但药味需酌量加减，慎之慎之。

除瘟化毒散 治白喉初起，单双蛾，以及喉疼

粉葛二钱　黄芩二钱　生地三钱　栀子二钱　僵蚕二钱　浙贝三钱　豆根二钱　木通二钱　蝉蜕一钱　甘草五分

引用冬桑叶三钱。

神功辟邪散

粉葛二钱　生地四钱　木通二钱　连翘二钱　僵蚕三钱　浙贝三钱　金银花二钱　马勃二钱　蝉蜕一钱　黄芩二钱　牛蒡子二钱　麦冬三钱　生青果三个

神仙活命汤

龙胆草一钱　土茯苓五钱　黄芩三钱　生地四钱　车前子二钱　金银花二前　生石膏三钱　木通二钱　马勃三钱　浙贝三钱　蝉蜕一钱　僵蚕三钱　青果五个

以上三方，白喉重者宜之。日服二三剂，少服不效，并治单蛾、双蛾喉痛，以及喉内红肿。土茯苓、金银花、马勃其余药味，均斟酌加减而用。

清心涤肺汤

生地三钱　浙贝二钱　黄柏二钱　麦冬三钱　花粉二钱　知母二钱　天冬二钱　黄芩二钱　僵蚕一钱　甘草五分

日服一剂，二三剂为度。气弱加人参。

养正汤

玉竹五钱　山药四钱　茯苓三钱　熟地四钱　生地三钱　酒芍二钱　花粉二钱　麦冬三钱　首乌四钱　女贞子三钱

水煎温服。

银花四君子汤

潞党参五钱　云术三钱　云苓三钱　甘草一钱　生首乌四钱　银花二钱

引桑叶。

瓜霜散吹药

西瓜霜一两

制法：将皮硝（多少量瓜大小）研细，入瓜内，用秋风吹透，瓜面起白霜取下，即是瓜霜。再入人中白一钱（火煅）、辰砂二钱、雄精二分、冰片一钱，共为细末，再研至无声。若非白喉之症，减去雄精，能治诸等咽喉之症，真是良方之妙用矣。

验白喉不治之症

白块自落，喉干无涎，音哑无声，两目直视，痰壅气喘，七日不退，药不能下，服药大便不通，未服药大便泄，大便连泄不止，或死睡、闭、阳狂脉沉为闭。

眼科摘要良方

治一切眼症大法，善治最忌刀针，验轮辨证，临机加减。

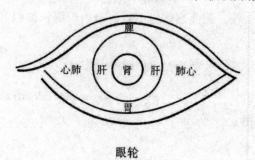

眼轮

白珠属肺，黑珠属肝，瞳人属肾，大小眼角属心，上胞属脾，下胞属胃。

荆芥八分　蔓荆子八分　川芎八分　赤芍八分　甘菊一钱　生地二钱　蝉蜕八分　车前子一钱　防风八分　甘草五分

引用姜一片。治白眼珠有红丝微痛，可服此方。

治一切眼症

黄芩三钱　防风二钱　赤芍三钱　白芷二钱　蒙花三钱　柴胡二钱　生地四钱　甘菊二钱　栀子二钱　归尾三钱

水煎服。验证斟酌加减：气虚加参芪，痰滞加半夏、南星，火盛加胆草、川连，燥湿加苍术、半夏，气郁加木香、香附，血热加红花、川芎，小儿减半。大抵一切眼症，皆忌房事。若孕妇，加川芎、木香、益母草、白芍，去赤芍、栀子，可服。

养血散火汤 治小眼角淡红赤痛者，心内虚火也

生地　丹皮　归身　青葙子　荆芥　防风　白芍　川芎　车前子　甘菊　草决明　茯苓

服此剂后，红肿愈而看物不明，去荆芥，加蒺藜、菟丝子、熟地各一钱，水煎服。

泻肝汤 治目黑珠四周围红者，或甚痛，或微痛，皆可服

柴胡一钱　防风八分　甘菊一钱　荆芥八分　赤芍一钱　川芎八分　归尾一钱　青皮一钱　栀仁一钱,酒炒　车前子一钱

痛甚加黄芩一钱。服此剂痛仍不减，口内干渴，加胆草八分。

搜风散 治眼弦作痒及烂者，受风外点蕤仁膏

防风八分　荆芥八分　蕤仁一钱　蒺藜二钱五分　谷精草八分　甘草六分　甘菊一钱二分　蝉蜕八分　车前子一钱　赤芍一钱

引用生姜一片。

外用洗药：

羌活二钱　防风二钱　胆矾二两　桑皮一钱

水煎，熏洗烂处，轻擦洗更妙。更用蕤仁一两，去皮研烂　水二碗熬至半酒盅，去渣研细，入胆矾、铜绿各五分，再熬，入蜜少许，收膏，点眼皮上即愈。若大眼角红肿者，心火也，用前方加黄芩一钱（酒炒）、木通一钱、淡竹叶二十片。

加减补中益气汤 治眼不红不肿，目胞下坠，视物不明，元气虚损故也

炙芪二钱　炙草一钱　归身二钱　川芎一钱　升麻四分　柴胡五分　陈皮一钱　茯苓二钱　白芍二钱　枸杞二钱

水煎服。

加味地黄丸治目不红不肿，眼胞不下坠，视物不明，肝肾虚弱故也

熟地二钱　山萸一钱　丹皮八分　茯苓八分　山药一钱　泽泻八分　归身一钱　川芎八分　甘菊一钱　枸杞一钱　菟丝子一钱

水煎服。

继服丸药治一切视物不明，或病后，或云翳退后，元气不足等症，均可服之

熟地半斤　山萸四两　丹皮三两　茯苓三两　山药四两　泽泻三两　归身四两　川芎三两　甘菊二两　菟丝子三两

炼蜜为丸，重四钱，空心白水送下。

加减拨云散治黑珠有白点及成块，轻者为云，后者为瞖

防风一钱　荆芥一钱　蝉蜕一钱二分　木贼一钱二分　柴胡一钱　黄芩一钱二分　赤芍一钱四分　甘草八分　草决明一钱二分　车前子一钱四分　青葙子一钱二分

引用姜一片。

加味导赤散治目赤脉一条贯瞳人者，心火乘肾也

生地三钱　木通一钱五分　甘草一钱　柴胡一钱六分　黄芩一钱六分　防风一钱六分　荆芥一钱六分　赤芍一钱六分　归尾一钱六分　车前子二钱

痛甚口渴生瞖，加川连一钱（酒炒）、连翘二钱。

红花导赤散治目大角长肉一块，及黑珠胬肉反睛，内服外点

生地　木通　甘草　红花　防风　赤芍　荆芥　归尾　蝉蜕

引姜一片。痛者加黄芩二钱，痒者加蕤仁二钱、蒺藜一钱，外点硝炉散。

硝炉散点药

炉甘石不拘多少，煅红，人童便淬七次，焙干细研，水飞三次，晒干再用

羌活、防风、蔓荆子、川芎、白芷、川连、黄芩、甘菊各等分，熬浓汁，去渣，入蜂蜜少许，再煎数沸，将炉甘石末拌透，晒干听用。每料用

制过炉甘石一钱、盆硝三分、冰片一分，或散或膏皆可。

开郁散治目不红不肿干痛者，气郁是也

柴胡一钱五分 青皮二钱 车前子二钱 防风一钱五分 荆芥一钱五分 川芎一钱五分 栀子一钱五分 香附一钱五分 青葙子一钱五分 草决明一前五分

黑珠夜痛，加夏枯草；有红丝加归尾、生地各一钱五分。

目黑珠有云翳，眼角红及有赤丝，服前拨云散加归尾、甘菊、生地各二钱。若疼痛甚，流泪，生眵又肿，加黄连一钱。

目黑珠云翳围满，有瞳人可治。内服拨云散，外点硝炉散。

凡目白珠有云翳，遮满黑珠挡瞳人，稍薄，看物不甚清楚，可治，亦用加减拨云散治之。若凸起，不见瞳人，名绿水泛瞳，不可治也。

凡目昏沉似迷物，若见黑花、金花，乃肾虚之患。

熟地六两 丹皮二两 茯苓二两 山萸三两 菟丝子二两 归身三两 白芍二两 枸杞二两 山药三两 蒺藜二两

炼蜜为丸，重四钱，白开水送。若火盛，多梦精遗，去菟丝子、枸杞，加生地三两、泽泻二两、牡蛎三两，将所用熟地减去三两。若火太盛，头痛，五心发热，口渴能饮者，加黄柏、知母各一两五钱，俱用盐水炒。

凡小儿痘后，余毒攻眼，生云翳者，宜服加减拨云散。

木贼一钱 蝉蜕一钱 连翘一钱 荆芥八分 生地二钱 甘草八分 防风八分 赤芍一钱 木通一钱 车前子一钱五分

若红肿，加川连六分，以解其毒。

治迎风流泪

防风一钱 荆芥一钱 蕤仁一钱五分 蔓荆子一钱 归身二钱 白芍二钱 甘菊一钱五分 丹皮一钱五分 甘草八分 车前子一钱五分 决明子一钱五分

如有红脉，加黄芩二钱、蒺藜二钱。

瞳人散大

熟地二钱 归身一钱 白芍一钱 川芎八分 菟丝子一钱 甘菊八分 车前

子一钱　青葙子一钱　五味子一钱

若口干头昏，加生地一钱、麦冬一钱。头不昏，加枸杞一钱。兼服六味地黄丸，加归身、白芍、五味子、菟丝子等分，细心酌量用之。

洗眼方 治目珠有云翳，或目中有胬肉，可日日洗之。初起之时甚，忌用此方

砂仁一钱　桃仁一钱　杏仁一钱

焙干为末，再入铜末、胆矾、明矾各一钱。以上药品共合一处，用开水一酒杯，再用雌鸡胆内清水三个并合，在内调匀，再加花针七个，贮于水内，以瓷瓶将口封固，埋入土中三昼夜，取出去渣。每日洗之，半月后眼珠云翳自退。

暴发火眼 大宋武穆王传遗

蒺藜四钱　麦冬二钱　栀子二钱　川芎二钱五分　草决明二钱　荆芥子二钱　甘菊二钱五分　防风二钱　木贼二钱　蝉蜕二钱　蔓荆子二钱　青葙子二钱　胆草二钱　蒙花二钱

水煎服。

加味止痛没药散 治初起眼疼，白珠红，后起云翳

没药三钱　血竭三钱　大黄三钱　朴硝二钱　石决明三钱，煅

为末，分四副，早晚清茶调服。眼科外症，千古一方。

舟车神祐丸 治周身四肢手足皆肿，所受风湿为患也

大黄二两　轻粉一钱　甘遂一两　芫花一两　大戟一两　青皮五钱　陈皮五钱　木香五钱　槟榔五钱　黑丑四两，去头末

泛水为丸，椒目粒大小。入三五丸，白水下。

三黄宝蜡丸

藤黄四两，以秋日荷叶露泡之，煮十次，免去，再入山羊血拌，晒干用　天竺黄若无真的，以九转南星代之　红芽　大戟　刘寄奴　血竭各三两　儿茶三两　雄黄三两

朴硝—两　归尾—两五钱　铅粉化开，入汞　汞即水银　乳香各三钱　麝香三钱　琥珀二钱

解骨丸 治铁箭入肉，蜜丸纳入伤口，渐渐而出

蜣螂　雄黄　象牙末各等分

为蜜丸。

验喘急吉凶之症

喘汗润发为肺绝，脉涩肢寒命不昌。

喘咳吐血不得卧，形衰脉大气多亡。

吕祖一枝梅 方法一枝梅，慈悲早回归

此法预防远路，或贸易途长，公行宦任边陲，明此限至，急刻还籍，乃祖师恩谕中之慈悯矣。盖此药治男女、大人、小儿、新久诸病，生死难定之间，用芡实大一饼贴印堂中间，燃官香一枝，香尽去药。再候片时，瞻视贴药处。有红斑晕色肿起飞散，谓之红霞捧日，病虽危笃，其人不死。如贴药处一时后，不肿不红，皮肉照旧不变，谓之白云漫野，病虽轻些，终归冥路。小儿急慢惊风，老幼痢疾，一切延缠之症，俱可贴以试之，无不预知。生死何不先卜之也？

雄黄五钱　朱砂三分　五灵脂三钱，九转如膏者佳　麝香三分　银砂—钱五分　蓖麻仁五分　巴豆仁五钱，不去油

各研细。于端午日午时，寓静室中修和，加油胭脂为膏，瓷盒内收藏，勿经妇人之手。临用时豆大一团挽成饼，再贴印堂中，其功立见。若用过之饼，务须送入河中，勿践履也。

川楝丸 治小儿胎疝，并男子七疝

木香　槟榔　三棱　莪术各三钱　辣桂二钱　青皮四钱，醋炒　陈皮四钱　川楝肉八钱　芫花五分　巴豆三粒，去油　牵牛二钱，生，取仁

共为末，糊丸麻子粒大，姜汤下。大人服一钱，小人服二三分。

通气散 治气滞闪挫，腰疼如锥刺

木香　陈皮　穿山甲　元胡　甘草　小茴香　白丑

活络丹 治日轻夜重腰疼

川乌　草乌　南星　地龙　乳香　没药　灵脂　麝香

或丸或散或煎，皆可用之。

凡积聚，俱宜攻之。然胃强能食者，可直攻下；若攻虚弱人，须兼用药补之，或三补一攻，或五补一攻。攻邪而不伤正，养正而不助邪，则邪正相安也。凡攻气食积癖，宜用秘方化滞丸。若攻积聚癥瘕，宜用温白丸，即万病紫菀丸，方倍川乌。若攻血积、血瘕，宜用桃仁煎，即桃仁、大黄各一两，虻虫五钱（炒），朴硝一两，共为末，先以干醋一斤，用砂器慢火熬至多半盏，下药末，搅匀，良久为小丸。前一日不吃晚饭，五更时分用温酒送下一钱，取下恶物如豆汁、鸡肝。若不下，次日再服，见鲜血止药。如无虻虫，用䗪虫代之，但不如虻虫，急愈。若攻痰积，宜用控涎丹。

秘方化滞丸 治法不论寒热气滞积痛，攻下之妙药

巴豆五分，用霜　三棱五钱　莪术五钱　青皮四钱　陈皮五钱　黄连二钱　半夏五钱　木香三钱　丁香二钱

此方乃是朱丹溪之心法，屡试屡验。按症随引，量其多少虚实，增损进退，以意用之，久久自得其效。

共研细面，炼蜜为丸。

灵疹药

生军六两　麻黄三两　苍术三两六钱　天麻三两六钱　粉草二两四钱　雄黄三两六钱　麝香三钱　蟾酥九钱，烧酒浸化　丁香六钱　朱砂三钱六分　冰片三钱

上药各研细末，以糯米粥浆和之，丸如莱菔子大，朱砂为衣。

《元汇医镜》卷之五

敲蹻后序

道即天道，一切术理乃道之发原也。盖四术之遗，皆本于道。世有从士为学者，浅深则不同，实在标本而进悟也。大凡医卜星相，统于阴阳之中，而不离四象、五行、河洛之原，况夫深参实悟而得？近者关乎潜究慧解四字，头头无不是道矣。故言好事，补续一篇，寄序医脉于下。此谓天人合一之尺度。惟吾同学，四术之理一合而悟。

夫静观大《易》之数，阳奇阴偶，奇则只，偶则双，是此阴阳而得配也。《系辞》曰："天一地二，天九地十"是也。此数大而天地小，所谓道行于天外，兼该物理，总括万情，则根茎无所不包。即此数也，合日月之轮度，无往而不周，成变化而行鬼神，辨四时，体万物，实与天地同流。然圣人之道，亦不外乎此。察安危，知存亡，变化无穷，隐奥深匿，无不洞见。故曰：数即天数，可辨人物薄厚之分，则天下后世，可以前知。故孔子曰："不知命，无以为君子。"此之谓也。即关乎性理修身之道，凡弃命从学者，反失于道，否则多矣。古人精学此数，及一二三四五六七八九十之数，乃天数五，地数五，五五二十五，加中数之五，正三十，故曰三十而立，即河图原象是也。故孔子曰："加我数年"，及天地四时之真候，则圣修凡感之道耳。

夫气感之机，有清有浊，吉凶顺逆，名遇其时，当与不当，不容一毫为妄。所得之数当，则万事遂心，千祥群集；如其不当者，则万变交生，百无一遂。夫发原之枢机，在炁息之中。若得时而一顺，天地四时亦顺，而成卦成爻，则时刻相洽，必然富贵，名誉聪贤定矣。若受时失令，天地四时亦失令，即乎成卦，是为不当，不当则贫薄困苦，愁戚悲哀定矣。所谓天命是也。经曰：天命已定，鬼神不能移之。夫分数既定，则天地不能越此发机之时，况乎鬼神与人者乎？盖喻卦爻原本一也，一即先天真乙之炁。夫一念之微动，先天变也。既变则为后天，故贤圣之道，亦在动萌之间。时至枢机，初爻采之，方得中令，故妙喻遁甲。甲本于田（即丹田，乃真乙所处之地），乙衰于丑（丑土即库，甲之冠带），古圣谓之二候采牟尼。夫若动而失时，顷刻下陷，变为甲子，亦曰海中之金。若能捞取海中之金者，可以遁甲还回，名曰一阳来复，是谓知命之君子，内修之道得也。亦可达天地之至道，亦可辨天地之全功，必能补将播禽，抽爻换象，趋吉避凶，自然卜卦寻龙，医人医物，则太极无极焕然而握，自然深明本来面目，一窍之实迹易而达彻也。

二天合说

自玄黄鼓而辟破，附时寂静，静极而后子息复动，动甚则阴阳自彰。始曰鸿蒙，阳施阴化，三寂之后动极形奠，化生日月，极而上朝，立为朕兆，无间璇干，三五错综，列象分度，周而复始，则自造自化，万物生生，无所不息，亦无穷尽。然由一点之真火，磨而成形，鼓舞妙合，方有风轮机动，所以虚而能补，故此永久同沾恩裕。夫惟赖神息感机，机息自通，通则自明，明则自成。以时明通爻象，速起开阖之机，规规节履，舒而运用，圣可为之也。

凡气禀之轻重，发于自教。盖天地合其德者，非真时而不能相遇也。贤人得之，良知良能；愚人得之，恐有失机，背理妄用而错误也。夫真机即天机，时至强攻，人物各争，恣情愤志，争极情浓，浓极必乱，故而浊多清少，邪胜无止。无止倍异，时有不及之过耳。欲得源头清者，时在密萌窅冥之际，发于中节基之地处，即贤圣知此易能从质，以柔制刚，则川流敦化，存理而洁用，故时至无过亦无不及之叹耳。夫常人发原理欲并行，或先或后，迟速偏正，非时误人，人误其时，故有愚顽乖戾凶逆愤时而出。教人之大原失于根蒂，然而不失天道无极之理，皆属有极错用，而后天正令失之也。

问曰：往圣先贤，亦有偃蹇不舒，困于中途者，何也？答曰：非只一说，或隐迹而避乱，或复兴而治世，或彰德显化而施与良人，故假名异号，使千古之下上进之义耳。

谷中和问曰：凡有血气之私，可能得正气乎？答曰：炁机相亚，关乎在止于至善。半息之间，君子已小人也，邪正之分，亦在时之发际是也。气禀邪者不乖也，愚夫贤能正宜动而有时，如欲不动，则能静养。愚者恣情纵欲，时原无动，合欲引动，如蜂四起，时无止动。大凡无志不能不着，欲无动，维上希贤者待时而运用。自古至今，何少之有也。昔伊尹负阿衡之任，复兴山林之趣；吕望困于渭水，遇姬成名；庄周弃漆园之吏，侍老子同游；贾谊屈于长沙，范子养拙，时受清贫。几究老彭因何而得寿，好学莫如颜回，子在，回何敢死；不遄伯牛误时而有疾，司马灰尘无爱，郑谷还野归耕，冯唐自坐皓首。盖原各有良因，若能待时机动，自然空谷传声尔。时不至者，枉展机穷。必须天时地利人和，四通八达贯中。如若失候，错误爽信，反成无用。逐日心领神会，物格深考自明。譬如田中荞麦，时逢秋旱，冬被厉风，春无甘雨，枉劳费耕；花被春霜，夏果勿望有成。即兴复暖，扬艳蒂空。天时尚有危险，况夫人事？局中慕道志诚君子，觅访至人指名。古圣云："劈破窍中窍内窍，踏破天中天外天。"而奇能贡高，志谋思虑，措用一旦失机时误，如履罗葛难行，纵有回天转轴之机，则建功立业，一无所能。必须因时因地，人杰慧明，觉中觉益，对德培隆，默默惺惺，头头缕程，自然相洽，不约而同。知数君子或大贤，屈伸怀茔，步缓根坚，履正中行，其不闻渊明东归，子美西行，孟轲不遇，冯衍空回，买臣负薪，讴歌咏吟，江草苦寒，悲世独泣？盖有苗而不秀，亦有秀而不实，亦有识而不遇，亦有遇而不识，世之常也。则芳兰中不断蓬蒿，尺璧根生于山野，而时至顺机者，亦当摄职从政。

刘锡纯曰：得时勿为违理，负义其能久荣？无念之中存念，空色色中勒融。备防身后之灾，预期丕极亏盈。《易》曰：乾坤一大父母，群品万类无不由此一也。然而天道之元机，增减闰余，周而复始，况五数列于五行。夫一时之中暗藏五，五生杀含于四时，内有沐浴进士之工，各有旺相休囚，清浊济既亏盈。大凡受气失于养者，其能逃乎四维之中？故世观云：大莫大于镃基，奇莫奇于秀异。自古达圣达贤者，无时不有；至富至贵者，今古皆然。辨怪异兮，鹊之巢而鸠占，鸾之孤而凤无配偶；思良姻兮，题诗于红叶之上；倾国之姿，皆因西施貌美。缘珠薄福兮，悔坠于重楼，亦有妻哭夫而夫哭妻；烟花绊身，女求男而男求女，一世单霜。考诸趁心而自少孤寒者，默问本心，当自省察，反求诸其身，非一时而得悟；

穷理尽性，极研贯诸，涤尘洗垢脱俗网，必须彻底根究，方知尔我各违理中。大抵先贤倍吾万重，知天乐道，俟命至善，固本圆融，德能远耐，潜忍尘粉，识幻躯如露如电，何虑身外伪形与俗贵贱，有何争竞？痴苏居士云：情浓恣态，恩山义海。力尽尫羸，血枯神败。尔我换通，伪和一派。染习深厚，自弃贤怀。

刘盼蟾《运金歌》集《敲蹻洞章》语录

敲蹻一生别无干，搜索阴阳清浊辨。

人事物理会源头，穷研极考三教范。

古圣秘隐仁中仁，不离先天如铁券。

悟解河图识卦爻，洛书变象合丹篆。

冬至复萌阴渐消，春风鼓动地中天。

丙旺于牛寅生土，夏熏乾阳姤浴巅。

秋不肃杀无结果，金逢火库气归原。

阳得一阴返炎热，阴得一阳返极寒。

生生化化分四季，七十二候戊己添。

对待流行分均用，稍有差殊不能圆。

阳中有错须密悟，阴内有差觉细瞻。

乾坤人物一父母，应怀气感在真元。

虽然禀受皆一理，良戾之分有正偏。

物有毒物人善恶，无等品类何一般。

刚柔粗致分贵贱，贤愚寿夭禀脉源。

大抵贤寡奇致少，人道物类细相参。

尽性至命德为用，生死关头早培坚。

道之大统无多语，牢拴意马锁心猿。

知止始发元物窍，变达勿失运复玄。

守静识动合天道，活子一候志留连。

二候采取炉中济，文温封固善养全。

寅枢斗柄翻卦象，行则当行勿再绵。

缓步时节安沐浴，大壮跷蹊里中担。

扶上银河苍龙岭，泽天夬卦鼓推坚。

垂眉皱目交乾顶，姤卦乙生己土兼。

速下降遁神目系，否卦防范入口偏。

观卦在酉刑中浴，剥入五阴火库眠。

六阴返坤还原位，寂照勿离静机关。

周而复周由天定，还止缓行静莫瞻。

无数分金验无数，铅汞均平赤子般。

始则难行终者易，颠倒返复自然旋。

虽然借卦言至理，莫当后天着相玩。

遇师功至明真趣，一派先天静中禅。

若寻皮毛后天用，譬如荒花结果难。

余著言浅恭笃悟，借此后天喻先天。

时念人世光阴少，无日不惜众苦艰。

故笔愤发无虚言，知音有孚愿继传。

上古先贤遗恩喻，贫道誓立待仁参。

至贤实学余敢误，功勤必应有受缘。

达观若肯培至善，方知敲蹻苦心田。

千譬万喻非为己，浅泄恭同加倍言。

古圣不论余尽论，量力和盘不畏愆。

莫言根浅仙路远，一志超群即灵山。

愚者能贤贤者圣，大畏无志错机缘。

心性合说

心是王，性是地，王居在性地上，王在身心在，王去身心坏。夫以意役性，而神主之，自无始而至今劫，造生化物及死生之本矣。盼蟾子曰：

心不离性，性从其意。

火不离水，无土不息。

金木交并，沐浴溲移。

天人合发，五行归一。

良知良能，嫡指皈依。

不明至理，道何增益？

故圣经曰："知所先后，则近道矣。"此一句而全万法，所谓人心性难了，心者本之于神明，君主之位。根生于性，司职于意，秉先天为丁火，为朱鸟，为螣蛇，喜知识，悦机关，瞻视万类，韬和百谋，渐生资慴，而久习无厌，则不能与壬水化合，被尘业而贪染，欲染欲深，永无休歇，堕入后天为离，则日用消磨也。

性者本之于灵慧，使物之玄衡妙应，隔骐速，根生于情，司职于志，秉先天为壬水，为玄武，为白虎，混太和，融保和，使一点之祖炁，枢而上朝。夫失志贪求者众，染而能涤者少。夙根尘缘纵而恣，宜变为后天为坎，从容以为人道也。原夫果能情欲遁迹，万籁无声，似寂灭而实未寂灭，似将萌而实未将萌，豁然时至大动，速起开阖之机，迎之此法。非火不能摄物归原而溯水，自然铅来投汞，徘徊瞻眺，则二物相吸，离与坎交，遂元炁尽返先天，鼓动巽风，扇开炉韝。斯时乾坤复还原本，是真诀焉。除此之外，尽属旁门。夫莫不由大德感遇深指，凡三教中得其真命脉者，今有几哉？故吾假道一篇，凡圣之辨，处尘出尘皆可学之。圣智人事，一目了然。反复揣度，密察人心，自浅而入深，知远而达近，物格而后慧自生矣。

敲蹻云：

空谷传声候虚灵，不识峨眉误有朋。

起巽塞兑元物现，鼓动失时枉聪明。

又云：

子息之中空不空，归根复命知止从。

四个往来须口受，日培天德神慧生。

夫人之心，儒曰灵台，释曰灵山，道曰灵关，在体为离，在用如龙，在脏腑为君，主魂魄之宰令，司精气神之动静，和身心性命之混合，放之则弥六合，卷之则退藏于密，大可以包天地，小则入微尘，可集造化超凡入圣，可入鸿蒙而归溟涬，可处卑污而荣贵尊，可居幽静而极高明，可以突尔灵通，可以逃避轮回，皆心役其性，性役其神，神役其意。心为性之宅舍，性为心之枢机；性无心而无存，心无性而无用。心统四端而兼万善，则性在其中矣。若能临深履薄，方有妙合而凝，感而遂通，则仙圣之阶级必进也。凡欲进此道，坚却涤除喜怒哀乐爱恶欲，由所障之故有视听言动于外以接物，爱憎取舍于内以自私。夫惟先知知觉者，心源洞澈，性海澄清，能作能述，维持世教，亦可补造化之基耳。若夫舍道从俗，即尘缘之未尽，须理人事之人爵尔。秉中正孝悌格天，死后为神，必有小乘之果位。或儒或释或道，各有接引实证实验。

《上古列传准绳》云：若夫忠良之性，冰心赤胆以事一人，为国为民，忘家忘私，鞠躬尽瘁，死而后已无悔。若夫孝子之心，顺亲以悦色，甘脂以承欢，无违命，毋不敬，造次颠沛，每怀无二。若夫正大之心，知孝悌忠信礼义廉耻之行，识诗书之滋味，守名节之堤防，敬以事上，宽以待下。若夫严恪之性，祗祗威威，修身以俟，常存三省三畏，箴四勿，遵四毋，守三戒，慎九思，而不苟也。若夫慈顺之性，动容周旋，应对进退，济世为怀，力行功德，退思补过。若夫才勇之性，片言折狱，解疑释结，果敢而前，受劳而不辞，任怨而不悔。若夫豪杰之性，委身以处大事，倾囊以济危困，审度众务，筹划万全，临事不惧，临危不急。若夫中正之性，见义而为，见善而行，处家庭而不悔，教子孙以克绳，待人宽恕，居己谦和，责人轻，责己重。若夫洞达之心，贫无谄，富不骄，知天识命，通权达变，闻喜不喜，闻忧不忧。若夫高尚之心，衣食淡泊，倜傥不群，藐珠宝如砂石，视金镪如瓦砾，与世途若无言，逢知己而畅达。若夫刚直之心，为己无二，遇公则一，奉命命行，临民民悦，不避斧钺，亦无偏颇乖戾。若夫守分之心，听天命之自然，顺时务之过去，无食而食，无衣而衣，不出怨声，不动妄念。若夫大雅之性，神清潇洒，超迈群俗，喜精博艺，不恋繁华，读奇书而不倦，迎高士而不恢，室多悬古，几无俗韵。若夫好慧之心，器宇轩昂，形容俊雅，遇人灾危，必忠信以济扶，逢人困苦，定慷慨以解囊。若夫谨慎之心，言词温和，举止端详，欲行行正，作事事密，不妄言，不妄交，大度之资，旧恶不念，小善必嘉，从人之德，成人之美。若夫成立之心，知益而进，见损而退，不趋势力，不压孤贫，不入华丽，不嫌淡泊，近君子，远小人。若夫持家之心，友于兄弟，和睦族邻，不听妇言，不谈淫词，教子弟以诗书，督耕耨于勤劳，男不令其逸，女不令其闲，习学皆正艺，往来尽高人。若夫重厚之心，视身履冰，守口如瓶，不贪求，不苟得，内不损己，外不损人。若夫绳墨之性，不履邪径，不出恶言，静则惟诗书，动则执规矩。若夫平和之性，寡言寡合，好古好礼，言不妄发，行不妄为，谦恭以接物，中正以居己。若夫操守之性，不以利动，不以情通，执准绳而不乱，履冰霜而不惧。若夫书痴之性，平生只知读书，不体格物世务，神慧全然罔觉，而不究生由何来，死由何去，且云书中自有千钟粟、书中自有颜如玉，只自徘徊，妄自高傲。若夫利苦之心，沐风栉雨，披星戴月，纷纷劳苦，登蹊涉险，知有图谋，而不知其有命。若夫经营之心，精神龙马，心肠虎狼，深思远虑，饰志笼愚，鸡鸣可起，昏夕可劳，亿①无不中，谋无不遂。若夫贪婪之心，好敛货财，尤尚奢侈，行为狼戾，罔顾名节，伪忠伪义，诱取良朋。若夫才华之心，气象棱角，雄谈高论，藐人夸己，好异矜奇，傲物自逞，惑真最易。若夫偏僻之心，执滞不通，刚愎自用，处物不情，加人不恕，率己弊谬，任人之怨而不自知。若夫大奸之心，用谄而似忠，用诈而似真，逢迎于上，酷烈于下，恃才笼众，假诚慧济而诱善良。若夫奸佞之心，以曲而言直，以是而言非，内多机巧，口如簧流。若夫诡谲之心，虚而为盈，妄而为有，害人不意，陷人不备。若夫无情之心，穷困则依人，通达则背人，受大恩而怀小怨，挟私隙而悖公义。若夫厉狠之心，外若丈夫气概，内实豺狼肝膈，良善被其滚剥，乡愚被其武断，食人之膏，吸人之脂。若夫悖逆之心，天良尽丧，罔顾伦常，不忠于上，不顺于亲，弟兄视如仇敌，朋友视如草芥。若夫鄙啬之心，视财如命，视情如水，卑躬狭隘，绝人逃世。若夫败家之心，喜行邪径，酷好艳冶，友非其人，行非其事，执其傲僻之性，不入正途。若夫懵懂之心，愚而好自用，贱而好自专，受侮不少，死而无悔。若夫无志之心，曾读诗书，一旦贫寒，不顾其节，不守其廉，艺耕无能，良心顿改，斯文扫地。若夫模糊之心，目不识丁，口难吐奇，身着绮罗而内快，步履摇摆以自雄，不谙世道，不达人情。若夫懈惰之心，庭室不扫，几席不净，诗书不恭，子弟不训，服饰不洁，器皿不明，交不以道，接不以礼。若夫不通之心，言不能剖事，笔不能达情，举止猖狂，行为颠倒，呼牛而作马也。若夫废人之心，习业无恒，做事无终，静则多睡魔，动则多乖忤，天昏地暗，蒙昧无知。

————————————

① 亿：通"臆"。臆测，揣测。

盼蟾子曰：大抵尘世幻境，风波之中，因缘恰遇，原体之于人道，皆本之于心性。君子也，小人也，智愚善恶而然也。夫性之造化系乎心，心之造化系乎身，见解知识由于心哉！思虑念想，心役其性；举动应酬，意使其神。语默视听，性累其心。夫性有气质之性，有天赋之性，君子原本天赋之性，克去气质之性，何也？天赋之性，乃虚灵之性，智而善，贤而明；气质之性，即本体之性，愚而恶，疾而浊。古圣曰："性相近，习相远"者，是也。君子小人，有诸内必形诸外，善规人者，如见其肺肝然，欲掩不善而著其善，其可乎而矣。

一气合说

夫气有先天炁，有后天气。《崔公人籥镜》云："先天炁，后天气。得之者，心常醉。"先天炁乃自身元阳之祖炁，即父母之根种也。后天气即天地氤氲之气，始生之时，团的一声，呼吸亦接其气，入而有存，各归一所。祖炁主于丹田，而宗气处于胸中，助养脏腑。夫修养之士，使宗气而伏祖炁。古圣曰："动静知宗祖，无事可寻谁。"又云："祖宗之地用工夫，知止而后防火足。"刘锡纯曰："火候时敲待初爻，空谷传声巽风调。静极而动识真物，大忌尘念起分毫。"又云："阳合自有家乡处，须用灵觉引太湖。铁笛横吹炉中炼，化作先天后天无。"

夫原体即无根之树，全凭气息以为根蒂，得之者生，失之者死。依二气混融于一身，志者密炼潜修，必须成性存存，道义之门。夫气即神之母，色之父，周流于脏腑百骸，资于毛发之间，发运皮肤之内。动则为风为气，分清浊之亏盈；定则为容为色，极而散之达乎九窍，通诸孔之经络。望之有形，接之无迹矣。欲观人之发声，气出于丹田，其息深发原必厚，亦如钟鼓声震，有音有韵，能继祖炁。凡小人之声，出于舌端，其来疾，其气浅，如猴呼鼠啸，无音无韵，发原不能结续祖炁，则由宗气而出。故庄子周所谓"常人之息以喉，真人之息以踵。"踵者，深深之义。古云："归根复命，待时而机动，知其老嫩而采之。"夫气不在刚健震鸣，最喜宽实清和。山有实则谷响，人有实则气清。然其气宽可以容物，和可以接物，刚可以制物，清可以表物，不宽则溢，不和则戾，不刚则懦，不清则浊。视其气之浅深，察其色之躁静，君子小人，云水相亲，一目了然而无误焉。苟非深观细悟，神而察之，方可领会形象之真伪也。

盼蟾子曰：

> 凡圣同处宇宙间，贤愚各类细悟参。
>
> 天人一合原无二，在尔培植遇有缘。

又云：

> 后天形质无中有，欲学先天有中无。
>
> 炼己筑基神还虚，呼吸分明返太初。

医圣有云："一呼一吸为一息。"此谓大有深指，亦恐俗医未能潜究，苟非至道，其可明乎？盖呼吸之中，内有生杀沐浴刑德，停息升降在焉。况蛰之中，内含子息之用。盖常人论呼吸往来之间为子息，非也。尔欲得真息之理，须感遇恩师指明，方知息嘘有四个往来，即真人之息，必能希圣希天，则阶级不远也。余微通一线，尽将凡圣之学书于纸帛，使仁人君子同观而得悟，亦不枉儒之养气、释之修性、道之炼命，则三教分纷，其说不一，究殊未得真传，实不能万法归一无二者也。敲蹻所云：

> 天道一贯合玄机，不悟身前总是迷。
>
> 本来面目真父母，乾坤颠倒坎澨离。

夫形者质也，气所以充乎质，质因气而充，气充则神安，神安则气静，故慕道至修者，以神驭气，留戊而就己，回光返照，止于丘隅。二六时中，如鸡抱卵，如龙养珠，毋为七情缠扰，方得炼精化炁，炼炁还神，炼神合虚无。内有移炉换鼎、过关服食诸节次第之功法在焉，非一朝一夕而果证，亦非诸等旁门及妄人之口耳。故孟子曰："其为气也，至大至刚，以直养而无害，则塞于天地之间，持其志无暴其气，即是以养浩然之炁也。"夫得失不足以暴其气，喜怒不足以惊其神。凡遇德而从德，有容有量，处事重厚，宽然大度，可步于道。

大抵择人之要，观乎形体，骨格为先。有肉不如有骨，有骨不如有气，有气不如有神，神即灯，气即油，油满则灯明，气充则神旺，旺则必生。神生炁，炁生精，精养神。夫神澈者寿，气充而神和者寿，气实而神旺者寿，气明而神清者寿，气衰而神滞者夭，气清而神短者夭，气昏而神寒者夭，气乱而神惊者夭，气短而神枯者夭，气粗而神少者夭。凡丈夫之气，欲其刚毅，主高位；女子之气，欲其和媚，主清贵。夫气宜坚向滋润而和畅，不宜震鸣急促焦破，所以内蕴则和，外施则畅。有清中之浊者，则内轻而外重，亦有浊中之清者，则内蔽而外明。

盖气之一字，乃中和之理，秉育阴阳造化，能仁之体成也者，极其美哉！如阴阳即而山川秀，日月现而天地明，风雨和而万物泰，此乃神气之谓欤？若夫神滞者八年，气滞者五年，色滞者三年，但看驿马发之如何。驿马未发，则滞易开；已发，则滞难开。主人百事不顺，多至灾厄。但看子宫有无阴骘纹见（在泪堂，或法令纹入海，或掌中纹上五指，或乾宫象眼、十字，或头上直纹贯顶者皆是），生此纹者，默中有德，为此可度。若有多者，凶中化吉，故数曰：形滞之人行必重，神滞之人眉不开，气滞之人言必懒，色滞之人面尘埃。譬如气之在天，成云成雨成霓霞；气之在人，成神成色成声音。夫精斯学道者，亟宜究详。此谓天人合发之理，不可忽诸而也。

精气神说

《易》曰："神也者，妙万物而为言者也。"日月星辰、风云雷雨、景星庆云，天之精神也；河岳山川、草木花卉、珠宝金玉，地之精神也；眉耳眼鼻、骨肉皮毛、视听言动、行住坐卧、奇纹异痣，人之精神也。天无精神，日月不见，星辰不烂，风云雷雨失时，景星庆云不现，阴霾气象；地无精神，河岳不明，山川不秀，草木花卉凋零，珠宝金玉不出，凄凉光景；人无精神，眉目混杂，耳鼻颧额不正，下停消薄，骨少肉多，皮毛粗涩，视不明，听不聪，言语气滞，动举歪斜，行住不定，坐卧不安，纹痣不美，皆贫愚奸诈寿夭之人也。

夫神易见，在人二目，眼为神之门户，神为眼之精华。盖人身之精气，日日发生，世人不知翕聚，以致感而化为诸身之气，则精随气而并行，故世俗用之以为人道。虚化神，神化气，气复化精，亦至血络骨肉，由精气神所化而成，故曰：精气神为百润之秀。夫常人见于二目，日用则施于外，收则神合于心，昼役机，发百谋，瞻视万类；夜寐注于丹田与祖窍，翕嘘静养。若夫神足气旺精盈，近观有彩，远视有威，俯仰有力，即此三元全备。以形养血，血养气，气养神，周而复始。精实气固，神自安也。血枯气散，则神亡。神者，骨间之秀气。察神之清浊，知骨之丰厚，是以神清则骨清。夫精充于内，形显于外也。精神澄澈，如止水之渊，击之不濯，瞬之不动，乃大贵人也。神情飘逸者，自神仙中来；目媚神和者，自修行中来；神怒有威者，自精灵中来。

夫精神可畏谓之威，主有权势，亦如豪鹰搏兔，百鸟皆惊；狂虎出林，群兽自伏。若远视如五星之明，光芒不动者，上也；用则张，收则藏，左顾右盼，机行万里，凝然不动者，次也；或光上，或光下，鹰视鹖瞻，睹物如射，又其次也。神先怒而后和媚，初难交而后相得；先和媚而久似怒，初相投而久取疏。乍见有威，久无光彩，先有施为，后无结果；初见似昏，久转精神，暂处贫穷，终当富贵。神清心正，神浊心恶。太清则孤，太浊则愚。形有余而气不足者富，神有余而形不足者贵，形神俱妙者富贵双全。欲观其形，或洒然而清，朗然而明，或凝然而重，皆由神发于内，见于表也。神清而和，神明而澈，富贵中人也。

夫神之有余者，眼光清莹，顾盼不斜，眉秀目长，精神耸动，容色澄澈，举止汪洋。俨然远视，若秋月之照霜天；巍然近瞩，似和风之动春花。临事刚毅，如狂兽之涉深山；光彩迢遥，似丹凤之翔云路。其坐也如界石不动，其卧也如栖鸦不摇，其行也洋洋乎如平水之流，其立也昂昂然如孤峰独耸。言不妄发，性不妄躁，喜怒不动其心，荣辱不易其操，万态纷错于前而心常一，此谓之神有余也。神有余者，皆为上贵。古圣云："修道者骨自坚秀，养气者长自虚灵。"故时有防范，则祸患难入其身，夫常人以二目可辨。

若神之不足者，奸淫之目荡然，奸贪之目神邪偏，夭寿之目神离睫，横死之目神流牵。不醉之醉常如醉，不愁之愁常如戚，不畏之畏常如怖，不哭之哭常如涕。大抵形容昏浊，神色凄怆，失志漂泊，恍惚仓惶，言语差别，面情而似隐藏，此皆谓之神不足也。神不足者，诸事蹭蹬，凶神躔其身耳。然而精神之变迁，或因天时寒暑相侵，或因更换水土之瘴疠，或因心术变愆，或遇薄厚燥湿相错，亦有因人事喜怒哀乐熏蒸而改者，则气与色现于面目，善与恶俱发于中正，或印堂，或鼻准，或山根，或三阴三阳。两颧两额现黄光者，或阴骘纹生，则至善，此人亦可为侣矣。夫欲识真伪，必须心领神会，可见乎气之真色矣。

盖天生万物，维人最灵。凡喜怒哀乐，其色流露于面，现于颜耳。原脏腑各有所主之神明，亦在逐日涵养。觉察善必先知之，不善必先知之。色从内发而现于面容，露于掌中，皆神明所至。先知先觉之灵慧，而瞻之实在清浊之辨耳。然而君子之色多出明朗也，小人之色多发暗滞。盖色者，气之精华，神之胎息。夫神与色纳，而神能留气，气能留色。凡气之发时，安四季之分令，青发于肝，黑发于肾，赤发于心，白发于肺，黄发于脾。气色有七，乃顺七情，而应之者，便知生克祸福之验，亦无论青黄赤白黑。红紫发时，最宜光明透澈。若代黄光明亮，由天庭至鼻准、两颧、二目上下见者，财喜福德必也。惟有神光准头黄光不散者，一年内必遇神仙。若有精舍骨起，即两仙库骨如珠者，必有神仙之分，名曰道骨。大凡观人气色，最要和时当令，中气之候在尔。圆机揣度，神而明之，不可忽诸耳。

声音总论

天有雷鸣之声，地有风烈之声，山有涧泉清流之声，海有波涛浩瀚之声，人有上中下丹田之声。夫出于下田者，上也；发于中田者，次也；发于上田者，犹次也。下丹田者，根深表重，和而声润，远而圆畅，聪明达士，富贵中人；中丹田者，根浅表微，轻重不均，嘹亮无节，或成或败，先贫后富，或先富而后贫；出上田者，发于舌端，急促不和，干湿不齐，震而鸣，焦而破，必定劳苦贫贱之人。若夫清而圆，坚而亮，缓而烈，急而和，长而有力，勇而有节；大如龙吟虎啸，洪钟腾韵，鼍鼓振音；小如涧水飞鸣，琴微奏曲；或如瓮中之响，浩瀚之声；或如笙簧之韵，埙篪之声；或人小而声洪，五行合韵，皆富贵福寿之人也。若夫急而嘶，缓而涩；深而滞，浅而燥；大而散，散则破；或如破锣之声，败鼓之鸣；寒鸦哺雏，鹅雁哽咽；如病猿而求侣，孤雁失群；细如黄蜂喧吟，青蝇声惨；狂如秋蝉晚噪，蚯蚓夜吟；如犬之吠，似羊之哀；如牛之吼，马悦食而叫槽；或男带女声，身大而声小；或声未止而气先绝；或言未举而先气变，皆属下愚刑克贫夭之人也。

君子之声，详缓清澈，和畅响亮，深远宽厚，大小有力，音韵调达；小人之声，懦弱轻薄，浊硬软滞，快说无端，俗虽可听，其实贫贱。或如破锣之声，成败孤克。断续者成败而寿促，滞者阻滞，响者快利，清者清高，浊者愚鲁。女带男声，刚强再嫁；男带女声，懦而无权。人大声小，贫贱寿夭；人小声大，富贵福寿。声弱者懦弱，声薄者轻薄。破者做事无成，轻者断事无能。声硬者刚强毒害，声软者口甜心苦。声先低弱而后琅朗者，先贫后富；先琅朗而后低弱者，先富后贫。

夫声音者，人之根本，禀先后二天之原枢，始受开阖之机，是相法中一大关键，最为紧要。必须精心神慧，不然何以闻声而议君子小人之贫贱者哉！盖贤愚不一，形貌有差，着眼可辨。其形有八，清、奇、古、怪、秀、异、嫩、重是也。清者寒潭秋水，奇者耸壑乔松，古似嵯峨磐石，怪似峭壁孤峰，秀如远山奇景，异若舞凤回龙，嫩如纯金美玉，重若泰岳华嵩。亦恐五行相杂相克，不足取用，全在心领神会，元机奥妙自明。

器量直论

天地一大器耳，荡荡无涯，寥廓无际。天地一大量也，玄黄之内，覆载万物，包函万象，则无物而不容。高也则有日月星辰，旋转而焕丽焉，风云雷雨以鼓荡焉；立也则有山岳巍峨，耸列而峙深焉。润也则有江河湖海，浩瀚潋滟而不息焉。中产其人，形貌不一，则有智愚贤圣焉。纷分品汇，物物相容。如日月一器也，乌兔精华，其量光明也，普遍天下，则无物而不照；星辰一器也，辉煌烂漫，其量光远也，祥微四时，则无事而不应。风云雷雨皆器也，风烈云行，雷震雨发，其量充周也，散之蒸之，动之润之，则泽及万物；山岳皆器也，莫穷其根，莫究其止，其量宽广也，草木花卉，鸟兽昆虫，皆为归依。江河湖海皆器也，受纳万川，渺茫无竟，其量深宏也，鼋鼍蛟龙，鱼鳖虾蜂，各得其所。人亦一器也，莫不各有其量，如天地之量，圣贤帝王之所效焉；山岳江海之量，公侯卿相之所则焉。古夷齐有容人之量，孟子有浩然之炁量，范文正公有济世之德量，郭子仪有福寿之量，诸葛武侯有智量，欧阳永叔有才量，吕蒙正有度量，赵子龙有胆量，李德裕有力量。

盖三教仙佛圣贤，无量可量也。此皆远大之器，亦容忍耐二字。圣人言：君子不器，何事不能，何物不容？而妙合乎肫肫其仁，渊渊其渊，浩浩其天，是言其器量未易窥也。读《文昌帝君阴骘文》，首曰容人之过，以器量垂训于人，欲人由此扩充，为积德累仁之阶级。原夫圣贤之念，与万物平等无二，视天下一家，中国一人，老安少怀之愿，忠恕之道，不狭隘，不迁怒，敝之无憾，犯而不校，皆圣贤器量之可征也。凡人器量，由气质之性成，不免有所偏僻。人能陶镕性情，则器量自大，器量大则事物能容，事物容则诸恶不作，诸恶不作则身心安泰。身心安泰则百福骈臻，家有余庆矣。故器量大小而不同，智愚有别。如富者量大则增福，小则招祸；贵者量大则超迁，小则招嫌；智者量大则事业成，小则加过于身；愚者量大则益身心，小则祸在眉睫。至若器如斗筲，量如杯棬者，不足数耳。

凡有大人之量，能容奸邪而不能容正直；文人之量，能容万卷而不能容一言；豪强之量，能贮万镒而不能让一人；才人之量，能筹万全而不肯认一过；庸流之量，一事拂意，一言不顺，未有些小之恶，必生舌上之锋，居人上者结怨于下，抚百姓者怀隙于民。处世者多喜奉承，不肯受人之欺。贫穷族戚，不能接以礼；孤老幼稚，不能加以恤。奴仆小过，任意诃责；家人偶失，遽尔变色。或偶然得志，则以为高崇；稍获微利，则以为富丰。昂昂气概，悻悻光景，实有不可言举者也。如抱有才之人，岂无困顿之日？果若有才，则必知达乎天命，无才则嗟时之不遇。小不能忍，则乱大谋；一朝之忿，忘其身以及其亲。圣人之言，可不畏哉？

凡器之大，量之宽，世人故难。果能从忍字做起，功夫亦有何难？古今多少豪杰，能忍能让，做出许多事业。夫遇事返己，便能有容。譬如乞丐之语，谁与计较？犬之吠嚣，有何不容？俗曰："麒麟不与牛羊比蹄角，凤凰安向燕雀争上下？"故《书》曰："满招损，谦受益。"《易》曰："谦谦君子，卑以自牧。"古之圣贤，与天地合其德，与日月合其明，与四时合其序，与鬼神合其吉凶。君子素位而行，无入而不自得。大丈夫居天下之广居，立天下之正位，行天下之大道，富贵不能淫，贫贱不能移，威武不能屈，皆从器量二字中来。察其至理，观其内之根本者在此，观其外接物者在此，观其终身受用者，无不在此。咦！器量之论，盖不可忽哉！

勤敏直论

孔圣言："敏于事，敏于行。敏则有功。"屡以敏字垂教，即是先难后获之道。凡为士，为农，为工商，以至技艺、数术之流，不可始勤而终怠，朝为而夕辍。盖业精于勤，毋荒于嬉，自能进德修业。心无弛放，力无稍懈，朝乾夕惕，有自强不息之功，虽然资质愚钝，自难较乎聪俊，安可画地自限？果能人一己百，人十己千，必能愚而明，柔而强，以见其终身受用之根基，固而不拔。如承大任而不勤，则虑不能周，下不能全。治烦剧而不勤，弊窦生而不知，案牍积而莫结；处富贵而不勤，则工奴玩而不逊，积蓄广而渐亏。读不勤，则诗书之滋味莫识，而学业无成；农不勤，则耕耨之事不精，而收获不广；工不勤，则拙而不巧，器不适用；商不勤，则市价不明，亿而不中；技艺、术数不勤，则糟粕皮毛，不能参悟至精至妙。且勤敏工夫，不独在斯。事君致身，事亲竭力，非勤敏之谓欤？爱子之劳，非勤敏之谓欤？三省九思，是成德之勤敏也；洒扫应对，是小子之勤敏也。即小以观大，从微而至著，其人之已往、现在、未来，本末始终，皆可一目而得之，见其大概耳。

跋

　　余所注《性理》三函并行镌板，后附纂"医方脉诀"一集，并附"心性合说"，名曰《元汇医镜》，尽素喻先贤之心，普济浇漓之众患。凡得吾斯书者，既能济世，亦可养身预防，则功化之机，立在专诚仁纯慧意。果有此存，渐渐自得矣。

门生栗大志、宋佩璋、曹大益校阅

门再晚赵教澄、赵教希、耿教宣同校